苦手を今すぐ解消します!

小児救急の

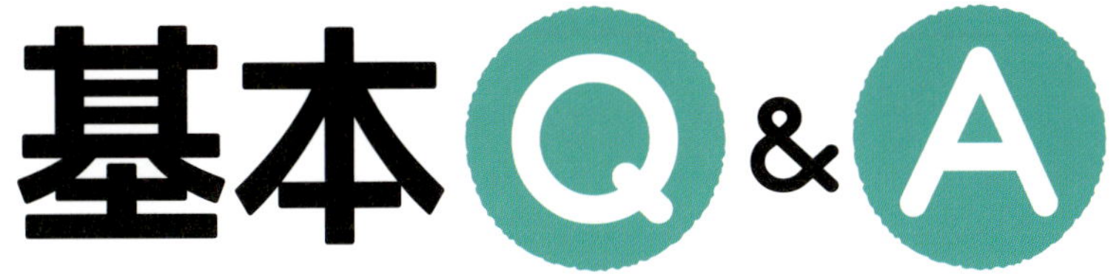

鉄原健一 編

成人との共通点・相違点をタイパよく学び、

適切な緊急度評価と対応力が身につく

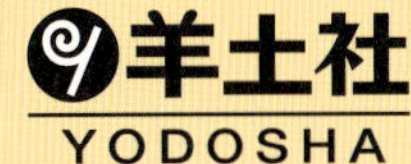

編集の序

こんにちは！ 本書を手にとってくださって本当にありがとうございます！

救急の現場では，たくさんの医療者がたくさんの小児を診てくださっています．しかし，小児救急のトレーニングを受けた医療者はまだまだ少ないのが現状です．小児は成人よりも軽症が多いものの，そのなかにごくわずかですが重症が潜んでいます．救急外来に子どもを連れてくる保護者は，わが子の具合が悪いと感じて受診していますが，医学的な重症度・緊急度を判断することは困難です．そのため，小児救急にかかわる医療者は，困っているすべての患者さんをまずは診て，判断をして，“結果的に”軽症とわかった患者さんには，安心をお届けするとともにホームケアの指導を行い，診療のバトンを渡します．一方で，軽症でない患者さんには適切な初期対応を行い適切な医療資源につなげます．そのプロセスと結果を通して，患者さんとご家族のHAPPYのために貢献することが小児救急に携わる者の使命だと僕は思っています．

本書の特徴は小児救急について**タイパよく，自分で考えることで身につける**ことにあります．また，小児救急との対比で**成人救急も学べます**．短時間で学べるように内容を細かく区切り，それぞれをＱ＆Ａ形式にしています．例えば救急車を待つ数分間に，小児救急を専門とする上級医から「これ知ってる？」と聞かれたことに読者が答えるようなイメージです．Ｑ＆Ａ形式で考えること，さらに各項目の最後の確認問題を解くことで，「知らなかったことへの気づき」と「学んだことの定着」をめざします．わからなければすぐに回答を読み，再読の際にまた考えてみてください．

本書は「タイパよく」学ぶことを重視し，鑑別疾患の詳細なリストなどをあえて省いています．本書を読んでもっと深く学びたくなった方は，他の小児救急の本も読んでみてください．本書の対象読者である，初期研修医，小児科や救急科の専攻医，小児科や救急領域の看護師はもちろんのこと，小児の救急診療に携わる機会は多いけど外因を含めた小児救急の考え方について学びたいというベテランの方にも学びがある内容と思います．

“患者さんとご家族のHAPPYのために！”

2025年4月

兵庫県立こども病院　総合診療科
鉄原健一

苦手を今すぐ解消します！
小児救急の基本Q&A

目次

第2章 緊急度の評価

第3章 よく出合う小児の症候

第4章 外因系救急

Color Atlas

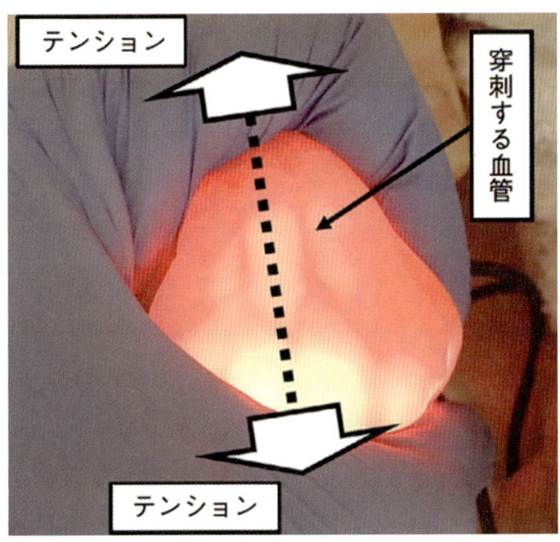

❶皮膚のテンションのかけ方（赤色LEDライト使用）
第1章-5　文献2より転載
（p.36図3参照）

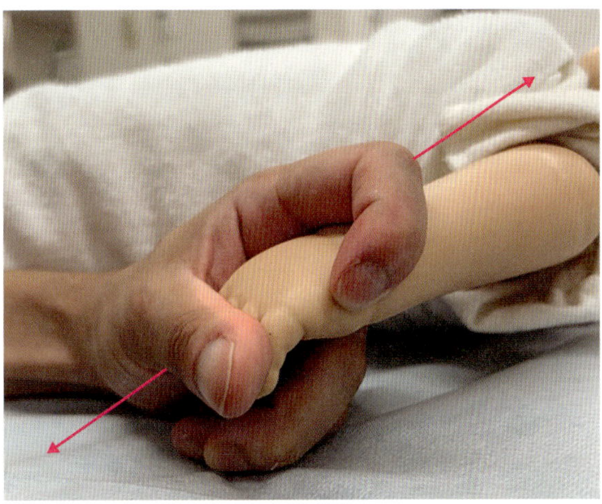

❷手の固定と皮膚の張り方の例
（p.36図4参照）

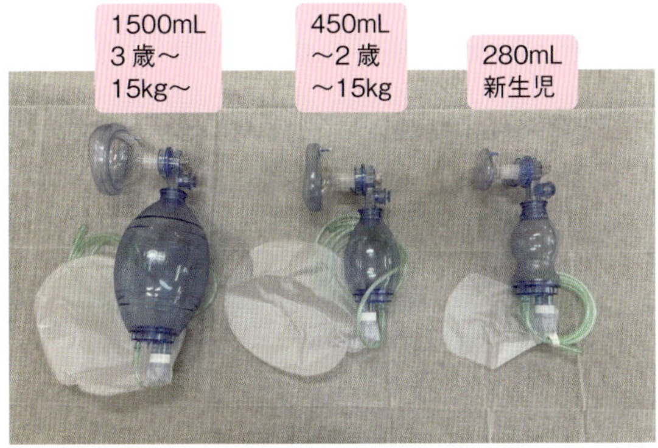

❸適切なサイズの自己膨張式バッグの例
乳児～年少児では最低でも450～500 mL以上が必要，年長児以降では成人と同様に1,000 mL以上のサイズが必要な場合もある．基本的には悩めば大きなサイズを選択する．
（p.88図6参照）

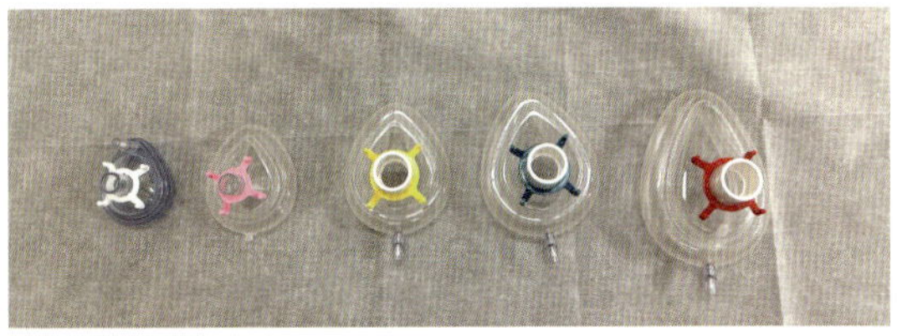

❹適切なサイズのマスク
マスクは鼻と口を覆い，目を圧迫しないものを選ぶ．鼻梁から下顎先端の部分までを覆うものを実際に当てて確認するとよい
（p.88図7参照）

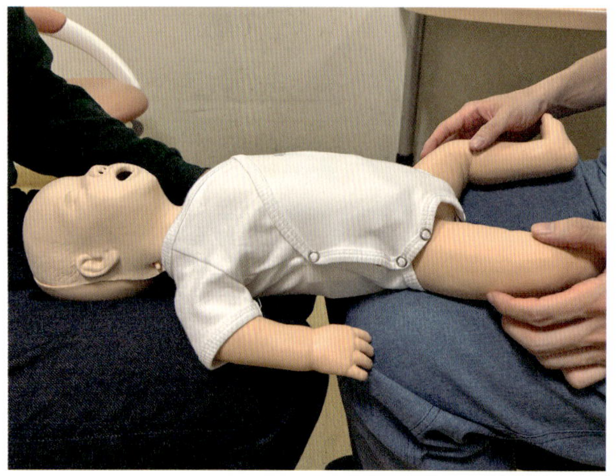

❺knee to knee position

Knee to knee position：医師と保護者が向かい合って座り，お互いの膝が触れるようにする．児を保護者の膝に前向きに座らせ，背中を保護者の胸に預ける．ゆっくりと児が仰向けになるよう滑らせ，児の頭部が保護者の脚の上にくるようにする．保護者は児の上肢を優しく固定する．自然に固定できるだけでなく，児に安心感を与えることで腹部の緊張が抑えられ，診察しやすくなる

（p.145 図1参照）

A

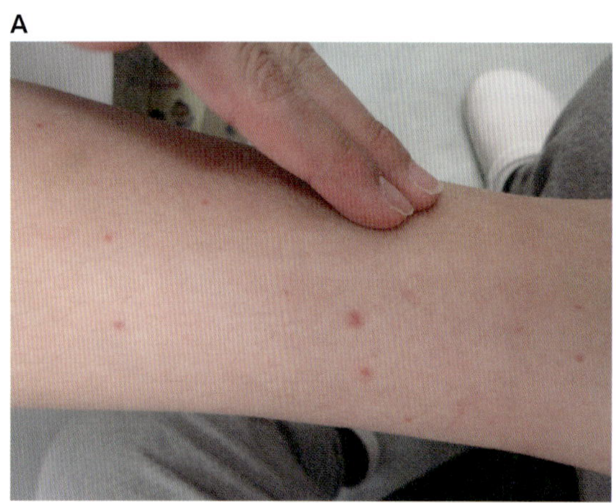

B

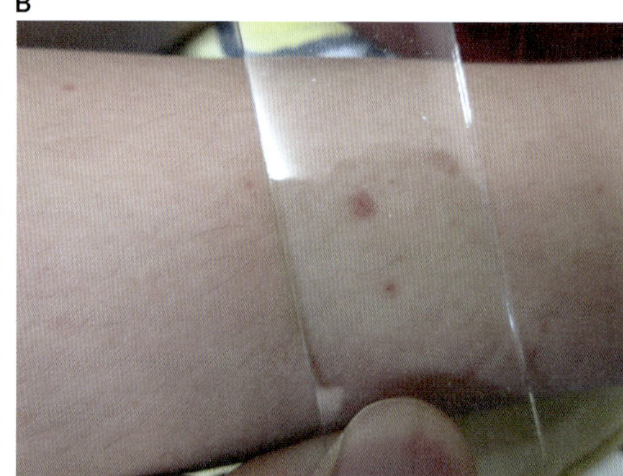

❻下肢の点状出血（硝子板法陽性）

A：みためは点状のやや盛り上がった紅斑にみえる

B：スライドグラスで圧迫しても色調が消褪しない

（p.155 図1参照）

A

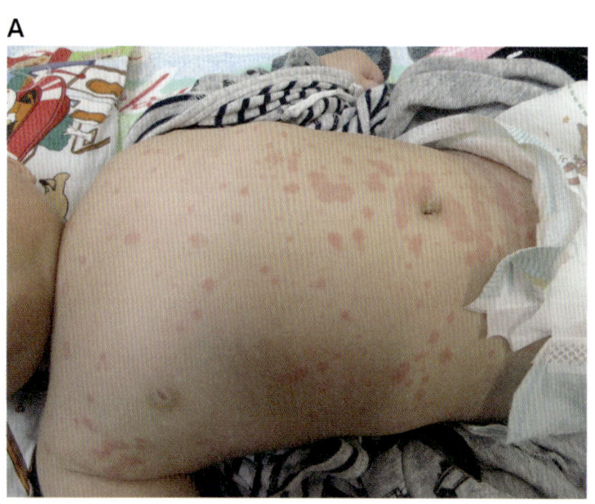

B

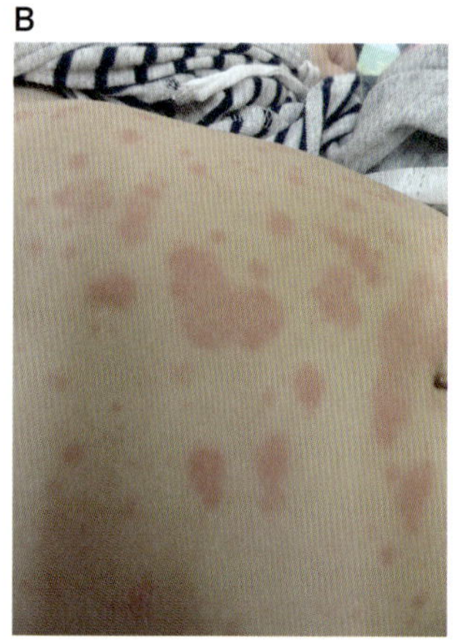

❼多形滲出性紅斑

B：拡大すると中心が白っぽい，いわゆるtarget legionがみられる

（p.155 図2参照）

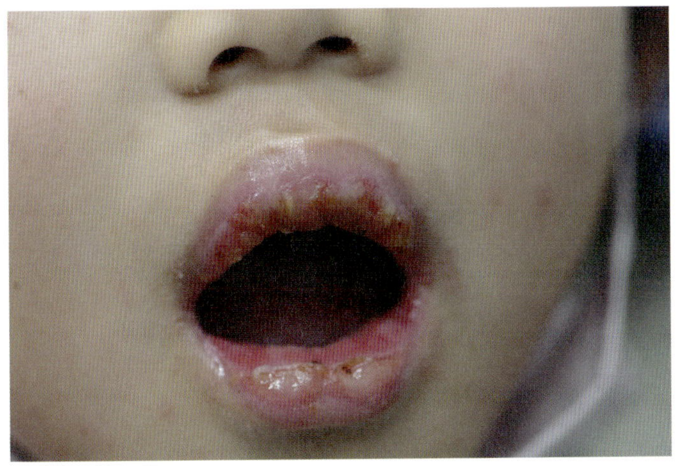

❽口唇のびらんと痂皮（❼とは別症例）
（p.156 図3参照）

A

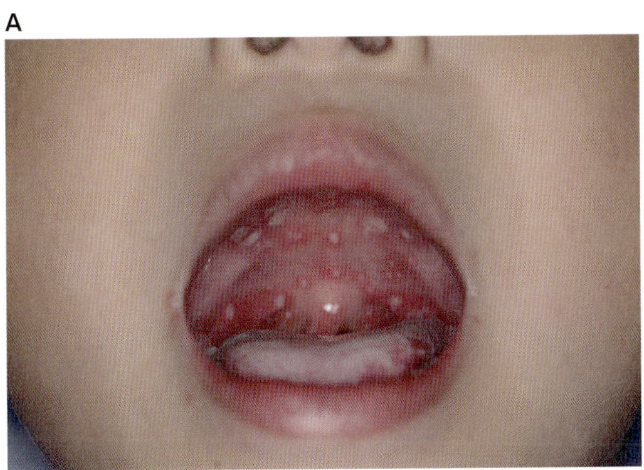

B

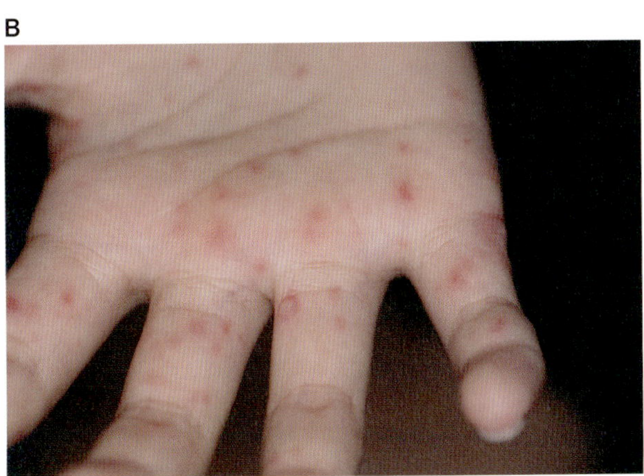

❾手足口病
A：口腔内の水疱
B：水疱は通常つぶれにくい
（p.157 図4参照）

執筆者一覧

●編集

鉄原健一　兵庫県立こども病院　総合診療科

●執筆（掲載順）

井上信明　埼玉医科大学総合医療センター　小児科

上村克徳　兵庫県立尼崎総合医療センター　小児科・小児総合診療科

児玉和彦　こだま小児科

小橋孝介　鴨川市立国保病院

安田真人　あいち小児保健医療総合センター　救急科

石川順一　大阪市立総合医療センター　小児救命救急センター

加藤宏樹　国立成育医療研究センター　集中治療科

手塚宜行　岐阜大学大学院医学系研究科　感染症寄附講座

鉄原健一　兵庫県立こども病院　総合診療科

伊原崇晃　兵庫県立尼崎総合医療センター　小児科・小児救命救急センター

大西理史　兵庫県立こども病院　救急科

野澤正寛　滋賀県立総合病院　救急科・小児救急科

森脇太郎　国立成育医療研究センター　救急診療部

瀧口　舞　福岡市立こども病院　集中治療科

関根一朗　湘南鎌倉総合病院　湘南ER

石原唯史　順天堂大学医学部附属浦安病院　高度救命救急センター・こども救急センター

岸部　峻　東京都立小児総合医療センター　救命救急科

苦手を今すぐ解消します！

小児救急の基本Q&A

成人との共通点・相違点をタイパよく学び、
適切な緊急度評価と対応力が身につく

1 小児救急医とは？

井上信明

症例（ある若手医師の場合）

- 小児科の専攻医として研鑽を積んでいる若手医師
- 小児科のサブスペシャリティとして，小児救急という分野が北米など諸外国にあることを知る
- 日本では，その専門性がどのようにとらえられているのか知りたくて，少し調べてみることにした

Q1 小児救急医とは，どのような医師？

A1 子どもと保護者に寄り添いながら，外因性疾患・内因性疾患，時間内・時間外，軽症・重症を問わず，子どもの緊急事態に経験と知識をもって対応できる医師

1）小児救急医とは，どのような医師であるのか？

筆者が米国で小児救急の専門研修を受けていたとき，指導医からたびたび聞かされた「小児救急医に求められる専門性」とは，「**危機管理（マネジメント）の専門家**」であった．これは救急外来という時間や情報，また診療を提供する人という資源が圧倒的に限られた環境で，多くの患者が受診する救急外来を安全に運営し，最大限の努力を尽くして患者と家族に対して根拠のある安全と安心を提供できる医師であることを意味している．そのために受診したすべての患者の緊急度を判定し，病歴や身体診察の情報をもとに起こりうる危機的な状況を除外し，根拠をもって患者の安全を確保する一連のプロセスが含まれている．研修期間中は，一人の例外もなく，ひたすらこのプロセスを遅滞なく行えるようにくり返し叩き込まれた．**救急外来を受診する子どもとその家族に，根拠に基づいた安全と安心を，全力を尽くして提供する**，これこそ小児救急医のアイデンティティであると言っても過言ではない．

2）小児救急医の果たす役割

ところで，小児救急医療発祥の地である米国において，小児科のサブスペシャリティ領域の連携を目的に設置されているCouncil of Pediatric Subspecialtyでは，小児救急医の果たす役割について，次のように紹介している[1]．

「小児救急の研修を受けた医師（小児救急医）は，臨床，アドヴォカシー，教育，研究，政策策定など，さまざまな分野でその役割を果たすことができる．小児救急医は，単純なものから非常に複雑なものまで，さまざまな症状で救急科に来るすべての子どもの初期治療を担当する．例えば自動車にはねられた子ども，治療に反応しない代謝障害の患者，喘息発作を起こした子ども，虐待の被害者，発熱を伴

う黄疸のある新生児，溺れかけた後の低体温の子ども，また精神的な問題を抱える子どもなども治療することがある．

臨床の領域を超えて，小児救急医は病院や地域社会のなかで，救急医療を必要とする子どもたちのために複数の役割を果たすこともある．その役割には，研修医，医学生またはその他の医療系学生，救急隊員，または地域社会のメンバーが，よりよい小児救急医療を提供することができるようになることをめざした教育への貢献が含まれる．さらに小児救急医療の質を調査する病院内委員会に参加したり，地域や国の政治家と協力して，救急医療体制の改善や事故の予防活動など，子どもをとり巻くさまざまな救急医療に関する課題の解決をめざして議論したりすることもある」

日本において，小児救急医のイメージを示しているのは，日本小児救急医学会が2019年に改訂した「小児救急医療の教育・研修目標」[2)]である．この教育・研修目標のなかで，学会として「子どもと保護者に寄り添いながら，外因性疾患・内因性疾患，時間内・時間外，軽症・重症を問わず，子どもの緊急事態に経験と知識をもって対応できる医師」を小児救急医とすることが，明記されている．一般的に実践されている小児救急医療は，内因性疾患に偏っていたり，軽症や重症に偏っていたりするが，どのような状況にも対応できるよう備えていることが求められていると言えるだろう．

米国で実践されている小児救急医像と日本で求められている小児救急医像を比較してみると，臨床分野における役割に大きな違いはない．いずれにしても，夜間や休日に主に内因系疾患の子どもに対応するいわゆる「小児科救急」とは異なっており，あらゆる医学的問題を対象に，困っているすべての子どもたちとその家族を無条件で受け入れる，本来の「小児救急」を実践する医師像とも言えるだろう．

なお，子どもたちに最善を尽くしたいという点において，保護者も私たち医療者も共通の目標を有している．したがって，深夜に救急外来を軽微な症状であっても，不安に駆られて受診する保護者に対し，否定的な態度で接することは避けたほうがよいだろう．遅い時間であってもわが子を大切に思い，わざわざ救急外来を受診してくれたことに対し，感謝の気持ちで接することができるようになれば，真の小児救急医療を体現できるようになったと言えるのではないだろうか．

Q2 日本の小児救急医に求められる能力（コアコンピテンシー）にはどのようなものがある？

A2 子どもの救急医，プロフェッショナル，子どもと地域の代弁者，学識・研究者，協働・連携者，リーダー，教育者があげられている（これらは「～となることができる者」「～をすることができる者」と読み替えてもよい）

Q1で紹介した，米国の小児救急医の役割には，臨床分野以外にも幅広く実践されているものがあった．では，日本の小児救急医に求められる能力には，臨床以外の領域はないのだろうか？

「改訂版小児救急医療の教育・研修目標」[2)]では，理想とする小児救急医に求められる能力について，救急外来に子どもを連れて受診した保護者たち，救急外来に勤務する看護師たち，小児科医からコンサルトを受ける複数の診療科の医師たち，また小児救急医療に従事する小児科医や研修医たち約120人を対象に，アンケート調査を実施している．その結果，理想とする小児救急医が兼ね備えるべき能力のコアとなる要素として，**1）子どもの救急医，2）プロフェッショナル，3）子どもと地域の代弁者，4）学識・研究者，5）協働・連携者，6）リーダー，7）教育者**を挙げている．これらコアコンピテンシーは，

「～となることができる者」「～をすることができる者」と読み替えると理解しやすいだろう．つまり，日本においても臨床分野の他に，教育や研究，子どもたちの代弁者としての役割が求められていることがわかっている．

なおこの「改訂版小児救急医療の教育・研修目標」[2]は，医学教育における世界の潮流を踏まえて，コンピテンシー基盤型カリキュラムの形式をとっている．またコアコンピテンシーや後述する到達目標を完成させる際には，特定の個人の意見が強く反映されることを避け，国内のさまざまな地域の施設にて小児救急医療に従事する医師たちの意見が適切に反映されるようにするため，修正デルファイ法と呼ばれる手法を用いている．

Q3 日本の小児救急医に求められる能力のうち，「子どもの救急医」とはどのような能力を意味している？

A3 子どもの救急医としての能力を発揮できていることを具体的に表すため，8項目からなる到達目標が定められている

「改訂版小児救急医療の教育・研修目標」[2]では，「子どもの救急医」の能力をより具体的に表すため，以下に挙げる到達目標を定めている．

①救急医療を必要とするすべての子どもを受け入れ，あらゆる問題に対応する
②すべての小児救急患者に対して緊急度および重症度を判定し，初期診療を開始する
③初期診療後の継続的な医療のための診療方針を決定する
④重篤小児に対して，子どもの生理学的・解剖学的特徴に配慮して評価し，必要とされる蘇生治療を行う
⑤病院前（および病院間），初期対応，専門医療（終末期医療を含む）へ切れ目のない診療を統一された診療方針のもと行う
⑥子どもの特性を理解し，科学的根拠に基づき質の高い救急医療を提供する
⑦子どもの特性を理解し，安全な病院前救護，施設間搬送の実施に貢献する
⑧災害時要支援者である子どもの特性を理解し，院内，地域内の子どもの災害医療に貢献する

これらの項目を実践できるようにめざすことが，日本の小児救急医には求められていると言える．

なお，先述した2）プロフェッショナル，3）子どもと地域の代弁者，4）学識・研究者，5）協働・連携者，6）リーダー，7）教育者にも，それぞれ到達目標が定められている．それぞれの目標は，日本小児救急医学会ホームページ[2]で確認できるため，ぜひ自身の研修にもとり入れ，研修の指針として参照していただきたい．

Point

- **日本小児救急医学会による「改訂版小児救急医療の教育・研修目標」は，一般市民や看護師などが求める理想の小児救急医像をもとに作成されたコンピテンシー基盤型カリキュラムの形式をとっている**
- **日本小児救急医学会は，「子どもと保護者に寄り添いながら，外因性疾患・内因性疾患，時間内・**

時間外，軽症・重症を問わず，子どもの緊急事態に経験と知識をもって対応できる医師」を小児救急医として明示している

memo

- 「改訂版小児救急医療の教育・研修目標」では，定められたコアコンピテンシーをイメージしやすくするため，コンピテンシーフレームワークを作成している（**図**）
- 7つのコアコンピテンシーのうち，中核である「こどもの救急医」を中心に据え，その他のコアコンピテンシーをバランスよく配置している．この図案は，古来日本において子どもの成長を祈り，神事などに用いられてきた「麻の葉」をイメージしている

第1章 総論

Q4 小児救急医として専門性を高めるために，どのようにするのがよい？

A4 「改訂版小児救急医療の教育・研修目標」を参考に，必要であれば複数の施設で研鑽を積むこと

現在の日本では，小児救急は専門医機構が定めるサブスペシャリティ分野に認定されていない．したがって，日本国内では資格取得を目的に小児救急専門医をめざすことはできない．ただし「改訂版小児救急医療の教育・研修目標」[2]には，小児救急医として自立するために習得すべき症候，疾患，外傷や手技について挙げている（**表**）．これらは1つの施設の研修ですべてを経験することは困難な場合あるため，必要に応じて複数の施設での研修を行うことやシミュレーション等も含めることが推奨されている．さらに「改訂版小児救急医療の教育・研修目標」には，知識や技術の習得を具体的にどのような方法で行うとよいか（研修方略），また研修の進捗状況を確認するための評価ツールも提示している．これらを活

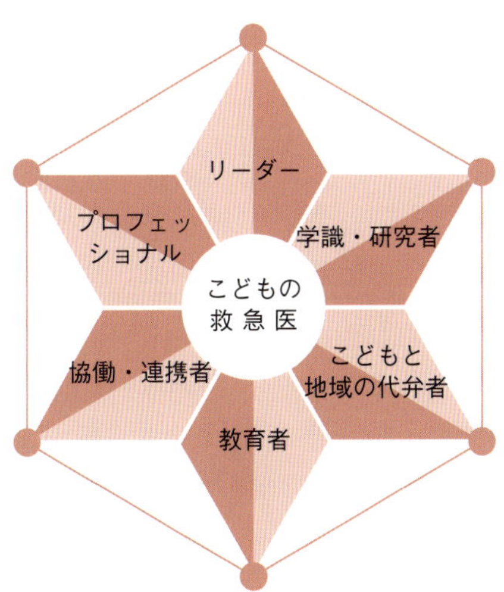

図　小児救急医に求められる能力を示すコンピテンシーフレームワーク
文献1より引用

表　小児救急医が習得すべき症候・疾患・手技

習得すべき症候	習得すべき疾患・外傷	習得すべき手技
異常臭 陰嚢痛・腫脹 運動失調 黄疸 嘔吐 咳嗽 顔色不良 関節痛 肝脾腫 吸気性喘鳴 頸部腫瘤 けいれん 月経異常 下痢 血尿 呼気性喘鳴 意識障害 消化管出血 失神 鼠径部腫瘤 帯下 体重減少 チアノーゼ 無呼吸 跛行 発熱 鼻汁 頻尿 不機嫌 腹部腫瘤 浮腫 発疹 めまい	**蘇生** ・呼吸不全/呼吸停止 ・循環不全 ・心肺停止 ・新生児蘇生 **外傷** ・多発外傷 ・神経外傷 ・顔面外傷 ・体幹外傷 ・四肢外傷 **内因系救急疾患** ・アレルギー性疾患（アナフィラキシーなど） ・循環器疾患（先天性心疾患，不整脈，心筋炎など） ・皮膚疾患（薬疹，膿痂疹，ヘルペス感染症など） ・内分泌疾患（糖尿病性ケトアシドーシス，低血糖，副腎不全など） ・消化器疾患（肝障害，急性膵炎，肛門周囲膿瘍など） ・血液疾患（貧血，血小板減少性紫斑病，先天性凝固異常症など） ・感染症（敗血症，髄膜炎，扁桃周囲膿瘍など） ・代謝性疾患（先天性代謝異常症，糖原病など） ・神経疾患（てんかん，けいれん重積，小脳失調症など） ・腫瘍関連（治療に伴う合併症，白血病など） ・呼吸器疾患（気管支喘息，肺水腫など） ・腎疾患（ネフローゼ症候群，急性腎不全など） **外科系/外因系救急疾患** ・消化器外科（虫垂炎，鼠径ヘルニア，中腸軸捻転，虫垂炎など） ・歯科（歯牙損傷など） ・眼科（麦粒腫など） ・泌尿器科（急性陰嚢症など） ・産科・婦人科（異所性妊娠，不正性器出血など） ・整形外科（大体骨頭すべり症，単純性股関節炎など） ・脳外科（水頭症，もやもや病など） **中毒** **熱傷など**	一次救命処置 気管挿管 気道困難症への対応 中心静脈路確保 骨髄路確保 電気ショック 心臓ペーシング 外科的気道確保 緊急開胸 処置のための鎮静と鎮痛 眼科的処置（異物除去など） 耳鼻科的処置（異物除去など） 歯科処置（破折歯の管理など） 循環器関連手技（心嚢穿刺など） 呼吸器関連手技（胸腔穿刺など） 消化器関連手技（鼠径ヘルニア整復など） 整形外科関連手技（骨折後の整復・固定など） マイナーエマージェンシー（縫合，皮下異物除去など） 超音波検査（POCUS：Point-of-Care Ultrasoundなど）

文献1を元に作成

用することで，異なる施設で研修を受けたとしても共通の評価基準で達成度を評価できるように設計されている．もちろん状況が許されるようであれば，小児救急医を専門分野として認め，専門医資格を認定している他国での研修も検討してよいだろう．

個人的には，軽症患者が多く受診すると考えてしまいがちな日々の救急診療において，すべての患者に対して根拠をもって「重症ではない」ことを確認する訓練を積むことが，真の小児救急医として成長するために最も効果的であると考えている．「重症ではない」根拠とは，病歴やバイタルサインや末梢循環を含む全身状態の評価であり，一人を丁寧に診察して全身状態の評価を重ねることが，見逃してはいけない重症患者を的確に見抜く秘訣である．

確認問題

❶小児救急医とは，どのような医師か？

❷日本の小児救急医に求められる能力には，どのような能力があるか？

❸日本の小児救急医に求められる能力のうち，「子どもの救急医」とはどのような能力か？

❹小児救急医としての専門性を高めるために，どのようにするのがよいか？

第1章 総論

解答

❶日本小児救急医学会が策定した「改訂版小児救急医療の教育・研修目標」では，「子どもと保護者に寄り添いながら，外因性疾患・内因性疾患，時間内・時間外，軽症・重症を問わず，子どもの緊急事態に経験と知識をもって対応できる医師」を小児救急医としている．

❷「改訂版小児救急医療の教育・研修目標」では，子どもの救急医，プロフェッショナル，子どもと地域の代弁者，学識・研究者，協働・連携者，リーダー，教育者が，小児救急医に求められる能力としてあげられている（この能力は，救急外来に子どもを連れて受診した保護者たち，救急外来に勤務する看護師たち，小児科医からコンサルトを受ける複数の診療科の医師たち，また小児救急医療に従事する小児科医や研修医たちにヒアリングを行った結果をもとに，協議して定められたものである）．

❸「改訂版小児救急医療の教育・研修目標」では，「救急医療を必要とするすべての子どもを受け入れ，あらゆる問題に対応する」「すべての小児救急患者に対して緊急度および重症度を判定し，初期診療を開始する」「重篤小児に対して，子どもの生理学的・解剖学的特徴に配慮して評価し，必要とされる蘇生治療を行う」「病院前（および病院間），初期対応，専門医療（終末期医療を含む）へ切れ目のない診療を統一された診療方針のもと行う」など，8つの具体的な能力を提示している[2]．

❹「改訂版小児救急医療の教育・研修目標」にあげられている，習得すべき症候，疾患，外傷や手技を学ぶことを意識して研修を行う．単独施設で習得が困難であれば，複数の施設で経験を積むことも考えてよいだろう．ただ何よりも大切なことは，一人の患者を丁寧に診療すること，根拠をもって「重症ではない」ことを除外できるよう，病歴やバイタルサインなどの情報を集め，判断する訓練を積むことであろう．

▶参考文献

1）Council of Pediatric Subspecialties：Pediatric Emergency Medicine
https://www.pedsubs.org/about-cops/subspecialty-descriptions/emergency-medicine/（2025年3月閲覧）

2）日本小児救急医学会：小児救急医療の教育・研修目標改定ワーキンググループ活動報告
https://www.convention-axcess.com/jsep/information/docs/wg/document.pdf（2025年3月閲覧）

2 病歴聴取

上村克徳

症例

- 3歳，男児，体重14 kg
- 起床時から反応が鈍く，すぐ眠り込み，食事ができなかった．午前9時頃に救急搬送された
- 救急車内でのバイタルサイン：呼吸数15回/分，脈拍数72回/分，血圧80/45 mmHg，SpO_2 100％（室内気）

Q1 そもそも，「病歴聴取」とは？

A1 「過去」に起こった出来事を「人に聴く」こと

救急外来受診後の出来事は自分もしくは同僚が直接観察し言語化・情報化できる．それ以前に起こった「過去の事象（直接観察できなかった事象）を人から聴いた間接的情報（伝聞情報）として言語化・情報化し記録すること」を病歴聴取という．よって，病歴はすべて「過去形」で記録する．また，過去の病歴のことを「既往歴」というが，厳密には「**既往症**」（過去に罹患したことがあるものの治癒している疾患）と「**併存症**」（現在も管理を受けている疾患）に分けて聴取・記録することが望ましい．救急診療において，「既往症」よりも「併存症」の方が管理上重要であることが多いためである．

Q2 救急外来での病歴聴取で常に意識しておくことは？

A2 時間的制約のなかでの効率性（聴取内容の優先順位付け，選択的病歴聴取）

入院時サマリーのような包括的病歴聴取は時間的制約が緩やかな状況下で行うべきことである．救急外来のような時間やリソースが限られた環境において，効率性（患者マネジメントに直結する情報を得る）を重視し，聴取する項目の優先順位にも細かくこだわることが自身のトレーニングにもつながる．時間的制約があるなかで常に求められることは「**絞り込み**」である．「聴取する内容を決める＝聴取しない内容を決める」ことなので，「初療の場ではいったん聴取しなくてもよい病歴は何か？」を常に意識しておくことが重要であろう．

表1　本症例におけるSAMPLE聴取の具体例

S	Signs and Symptoms	症状・症候	「いま一番心配な症状は何ですか？」
A	Allergy	食物/薬物アレルギー	「使ってはいけないと言われている薬はありますか？」
M	Medication	常用薬，家庭内にある薬物	「毎日飲んでいる薬はありますか？」 「ご家族で循環器科，糖尿病科，精神科で治療を受けている方はいらっしゃいますか？」
P	Past medical history	症状・症候に関連する重要な既往症・併存症	「定期通院している病気はありますか？」 「心臓や肺に治療中の病気はありますか？」
L	Last meal	最終経口摂取	「最後に食事（哺乳）をしたのはいつですか？」 「普段と比較してどの程度食べましたか？（飲みましたか？）」
E	Events	経過	−

Point

本症例で考える効率性（優先順位，選択的病歴）

- 「意識障害」をキーワードとした介入を開始し，ABCDへの即時介入の必要性を判断する
- 徐呼吸，徐脈傾向から副交感神経優位の状態であることを推測しつつ，型通り迅速血糖測定を行う
- 「起床時からの意識障害」からケトン性低血糖症を想起しつつ，以下の病歴をまず選択する
  - ・外傷歴〔常に外傷（この場合は頭部外傷）をまず除外する〕
  - ・常用薬（過量内服，誤飲の可能性）
  - ・最終経口摂取時間（絶食時間）

Q3 効率性に優れた病歴聴取法とは？

A3 結局は，基本に忠実なSAMPLE聴取が大事．ただし，そのなかでも優先順位がある

漏れなくダブりなく必要最低限の情報を収集するために，緊急度・重症度に関係なくすべての救急外来受診患者へのSAMPLE聴取を習慣とすべきである（**表1**）．病歴聴取前に緊急介入を行う場面（細胞外液負荷，けいれん重積に対する抗けいれん薬，ショックに対する髄膜炎量静注抗菌薬，など）を想定したとき，**最低限必要な情報は薬物アレルギー（禁忌薬物の把握）と常用薬（薬剤相互作用の認識），症候と関連する重要な併存症（心疾患など呼吸循環動態の安定性に関連する併存症）**である．つまり，SAMPLE（サンプル）の中にも優先順位があり，緊急度が高い患者はどのような症状・症候であっても**即座にAMP（アンプ）をまず聴取しておく**．

Q4 S（症状・徴候）とE（経過）を聴取するうえでこだわって聴取すべき事項は？

A4 時系列

問診表に「腹痛と嘔吐」と記載されている場合，保護者は腹痛と嘔吐を一塊の腹部症状ととらえた説明をするかもしれない．しかし，ここで必ず聴取しなければならないのが「どちらが先に出現したか」，

すなわち症状・徴候の時系列である．虫垂炎などの腹部外科疾患は腹痛→嘔吐の順で症状が出現するし（これはほぼ例外がない），逆にウイルス性胃腸炎であれば嘔吐→腹痛の時系列が多い（これはときに例外がある）．このように，細部にこだわった病歴聴取はそれだけで（身体診察に入る前に）診断を大きく絞り込めることも多い．血液検査や画像検査に大きく依存するようになった現在の診療は「話を聴く」という医療者の基本的スキルを奪っている．症状・徴候の羅列ではなく，時系列を明確にすることだけでも検査前確率の見積もりの精度がより高くなるであろう．

Q5 効率性を優先する場面でも病歴聴取時に心に留めておくルールとは？

A5 効率よく患者を診療する目的は，救急外来という「場」を管理するためであって，次の患者を早く診察するためではない．優しくあたたかな雰囲気を忘れない

時間的制約の大きい救急外来であっても「今は○○さんのための時間です」という思いが伝わるような病歴聴取を行いたい．そのためには画面ばかり見ながらキーボードを叩く病歴聴取は避けるべきである．体の正面を患者・保護者に向け，アイコンタクトを保ちながら，病歴の「優先順位」と「選択」を意識しつつ，メモをとりながら（それも最小限にしたい）病歴聴取を行う．どのような場面でも，落ち着いたあたたかい雰囲気で接することは重要なスキルの1つである．

小児医療者が日常的に経験する熱性けいれんを例にあげると，私たちが「よくある疾患だ」とルーチン対応的診療を行っている一方で，保護者は（短時間であったとしても）「子どもが死ぬかもしれない」という恐れを抱いた状態で救急外来を受診していることがある．このような保護者の「恐怖」や「罪悪感」（もっと早く連れてくればよかった，あのときの対応が悪かったからこうなってしまったのではないか，など）は患者管理上は必要ない情報かもしれないが，あえてこちらから気にかける「優しさ」が小児救急には必要である．

医療者の役割の1つは患者・家族に「安心してもらうこと」であり，医療者の診療姿勢や態度を見て親は落ち着くことが多いことを肝に銘じるべきである．常にdisease（疾患：医学的・客観的な異常）とillness（病い：患者・家族の主観的捉え方）の違いに配慮できていなければ，診療は完結したとはいえない．また，これらの「恐怖」や「罪悪感」は病歴聴取時に表面に現れていないことも多いので，その場合は「一般論化」した会話のなかで保護者のillnessを確認する（**表2**）．

Q6 いわゆる「不安が強い保護者」にどう対応するか？

A6 患者解釈モデル（表3）を使用することで「なぜ不安が強いのか」を聴取する

研修医・専攻医のプレゼンテーションで「母親の不安が強いので…」というフレーズをよく耳にするが，その不安がどこからくるかが考察されていることは少ない．単に「心配しすぎる保護者」とラベリングしてしまうと医療者-保護者関係にある種の陰性感情（子どもの症状は安定しつつあるのに，母の不安が強いので訪室したときの説明に時間がかかってたいへん．あまり訪室したくない…，など）が生じることがある．医療者は「不安が強いのには訳がある」という前提〔例：新生児期にNICUで気管挿管されたことがありその状況にまたならないか心配（memo参照），親戚の子どもが同じような症状で

表2　熱性けいれんで救急搬送されたときの保護者対応例

・保護者が「恐怖」を言語化できている場合

保護者：「急に白目をむいて顔色が真っ青になったので，このまま死ぬかもしれない，と思いました」
担当医：「そうですね，多くの親御さんはそのようにおっしゃいます．怖い出来事でしたね」
「顔色が悪く呼吸が止まっているように見えても，それだけですぐに死に至ることはないので安心してください．熱性けいれんは一度きりではないかもしれないので，次に起こったときの対処や観察の方法を相談しましょう」

・保護者が「恐怖」を言語化できていない場合

保護者：（不安げな表情で流涙しながら子どもを抱いてあやしている）
担当医：「はじめてけいれんを見た親御さんのなかには，このまま子どもが死んでしまうのではないか，とおっしゃる方もいらっしゃるのですが，どのように感じましたか？」
「熱が出はじめたときに早く受診したらけいれんが予防できたかも，と後悔されているご家族もいらっしゃいます．しかし，実際はけいれんが起こるか起こらないかは受診や治療内容と無関係なので，私たち小児科医でも予測するのは困難です．診察中に目の前でけいれんがはじまったりすることもあります．起こったときにどう対処するかが大事ですので，これからその話をさせていただきます」

第1章　総論

表3　患者解釈モデル

解釈	今の状況・症状・病状をどのように理解しているか？
期待	どのようになってほしいか？　今回の受診に何を望んでいるか？
感情	どんな気持ちか？
影響	疾患や今回の受診が日常生活に及ぼす影響は？

頭文字から「かきかえ」のゴロで覚えられる

救急搬送され後遺症を残している，ママ友が「熱性けいれんをくり返すとてんかんになる」と言っていた，など〕のもと，特に母体妊娠歴・新生児期～早期乳児期の病歴を重点的に評価しながら，保護者の解釈や感情を考察する必要がある．不安になる背景が明らかとなった場合は，その心情を肯定（「それは心配ですね」「そのような姿を見るのはつらいことですよね」など）するとともに，現時点での評価やアセスメント・正確な医学的情報を伝えればよい．それでも理解が得られない場合は母の特性（精神心理学的問題）の可能性を考慮することがある．くり返しになるが，医療者の役割は「疾患を診断し治療する」だけではなく，患者・家族に「安心してもらう」ことである．

memo

Vulnerable Child Syndrome（VCS：脆弱児症候群）

- 子どもの急性疾患に対する保護者の反応は，保護者に長期にわたる心理的悪影響を及ぼす可能性がある
- 保護者が過去の子どもの急性疾患罹患やその重篤化の経験，あるいは周囲でそのような状態の児がいたと知ることなどが，以後の保護者に現実（児の重症度）とは不釣り合いの反応や思考（過度の不安や混乱など）をもたらすことがあり，VCSとよばれている
- VCSのリスク因子として，保護者側の要因（不妊治療歴，習慣性流産既往，母体妊娠合併症，分娩合併症，保護者の精神疾患など），新生児期の医療介入（早産，NICUでの治療歴，先天性疾患，など），早期乳児期の体験（入院，夜泣きがひどかった，など）があげられる

Q7 成人の病歴聴取との違いは？

A7 「誰から聴取するか」と「環境によって聴取しやすさが変わる」こと

成人から発育・発達歴，ワクチン接種歴（コロナ禍でやや変化した感はあるが）を聴取することは少ないが，このあたりの相違は枝葉の議論である．小児と成人の病歴聴取の最も大きな違いは，**本人から聴取しないことが多い**ことと，**診療環境によって聴取内容の質が影響を受けること**である．乳児，幼児の病歴は保護者から聴取せざるを得ないが，小さな子どもにも話してもらおうとする姿勢が保護者とのコミュニケーションをよくする（子どもの声を尊重してくれる医療者だと思ってもらえる）ことがある．4～5歳になると自分の症状を伝えることができる子どもも多く，正確な情報は得られないことを織り込みずみで子どもに話しかけてみる．成人はどのような環境であっても自分にとって必要だと思うことは話をするであろうが，子どもは場の雰囲気によって話しやすさが大きく変わることが多い．診察室の机の上のおもちゃや壁のキャラクターはそれなりの意味があるのである．

確認問題

❶病歴とは（　）の（　）である
❷既往歴は（　）と（　）に分けて聴取することが望ましい
❸SAMPLE病歴とは，（　）（　）（　）（　）（　）を定型的に聴取することを指す
❹外科的腹部疾患ではほぼ例外なく（　）→（　）の時系列で症状が出現する
❺「不安が強い親」で終わらせずに（　）を利用することで親の気持ちの背景に迫る
❻保護者自身の過去の体験や児の新生児期・乳児期の既往症がその後の保護者の心理的状態に影響を及ぼすことがあり，（　）とよばれている

解答

❶過去の出来事，伝聞情報
❷既往症，併存症
❸症状・症候，食物/薬物アレルギー，内服薬，最終経口摂取時間，経過
❹腹痛，嘔吐
❺患者解釈モデル
❻脆弱児症候群

3 身体診察

児玉和彦

症例

ある日の午後10時，救急外来にウォークインで小児の患者さんが家族に連れられてやってきた

- 2歳0カ月，男児，体重13 kg
- 午後9時から5回嘔吐した．体温は37.5℃だった
- 保育所で胃腸炎が流行っているので吐き気止めが欲しい

Q1 小児の身体診察を行う際に，小児と家族にどのような工夫やアプローチが有効？

A1 プレパレーションと同様のアプローチを使うとよい

小児は医療機関で何をされるのか疑問と不安をもって受診するものと考えておく．そして，救急受診する場合には体調が悪いことでさらに落ち着きがなくなることが多い．家族も重病ではないかという恐れや，対処法がわからないことに動揺を抱えている可能性が高い．そのような背景を考え，筆者は予防接種のときによく用いられる**プレパレーション**の手法を応用している．プレパレーションは，本来は，予防接種や手術に臨む前の心理的な準備支援のことであり，その方法として5段階を提唱している論文[1]（memo参照）を参考にしている．

●プレパレーションのやり方

まず，第1段階として入室前に性別や年齢，発達状況などの情報をカルテや事前の問診から収集しておく．言語理解や表出がどの程度可能か，感覚の過敏さや衝動性がどの程度なのか，などを考慮してイメージしておく．前回受診時の様子も記載されていれば参考になる．救急外来では親からの情報収集は次の段階で行う．

第2段階の初期にて，家族から小児が集団生活をしているか，していればどこに通っているかをたずねておいて，家族と医療スタッフが仲がよいという印象を小児に与えて安心させながら，今後の対応のヒントとなる情報を得ておく．

第2段階と第3段階のメインは方法の説明と選択である．「ぽんぽんの音を聴くよ．ちょっと冷たいよ，どんな音がするかな？」「耳の中をみるよ，宝物あるかなあ？」など小児にもわかる言葉で説明しながら診察をする．もし人形をもってくれば人形を先に診察するとうまくいくこともある．予防接種のときは図や絵で説明することも多いが，救急外来の身体診察ではそうはいかないことが多い．しかし，余裕が

あれば，診察の手順を絵カードにしておくことは有効であろう．通常は咽頭所見の観察や痛みのある部位の観察は最後に行うことで泣いてしまって診察困難になるのを予防する．

第4段階は，気をそらせながら診察する工夫である．例えば，家族に保持してもらうときの体位にも，向かい合わせ，前向きで足をはさんでもらう，膝の上に寝転ぶなどがあるし，ベッドに横になるときも，家族に一緒に寝転んでもらう，タブレットなどを見せるなどの工夫がある（comfort position[2]）．小児科特有の診察として腹膜刺激症状をみるためにジャンプしてもらうのもよいし，聴診のときに風車を吹いてもらったり，ろうそくに見立てたペンライトを吹いてもらったりする（吹くとライトが消える）などなどの無数の工夫ができる．

最後に，がんばって協力してくれたことをほめることや家族と成長を喜ぶことも第5段階である．

memo

プレパレーションの５段階[1]

ステージ1：病院に来る前（親からの情報）

ステージ2：入院・処置のオリエンテーション．遊びのなかでの観察・技術と方法の選択

ステージ3：プレパレーション・真実に基づく説明．励ましながら安心感を与える

ステージ4：処置中の気を紛らわせるような遊びの介入（ディストラクション）

ステージ5：処置の後・退院後の遊び（post procedure play）…プレイセラピー的効果・外来・自宅での支援

症例の評価

意識清明．第一印象はよさそうにみえる．呼吸数40回/分，脈拍数120回/分，SpO_2＝100％（室内気）．咽頭所見，呼吸音聴診，腹部診察に特に異常はなかった．安定しているのでドンペリドン坐剤を出して帰宅させようと思う．

Q2 小児の身体診察は何をどの順番で行うのがよい？

A2 緊急度と重症度を決めるバイタルサインを中心とした全身状態の評価を行った後，異常がある臓器システムにフォーカスした診察をする

小児救急外来は忙しい．全員を頭からつま先まで診察したいが，時間管理上そうはいかない．緊急度と重症度を決める診察を優先して行い，全身状態の安定化を最優先に行う．安定している小児では，「病歴聴取」（**第1章-2**参照）と「第一印象とABCDE」（**第2章-1**参照）から異常がある臓器システムを予想して診察する（**表1**）．

例えば，呼吸困難を起こしている小児は，まず呼吸器システムにかかわる呼吸様式や呼吸音を評価するのがよい．その際に，視診と聴診や触診，情報収集を同時に行うことで効率化をめざす．聴診は小児の協力が得られる診察前半に行う．咽頭を先にみるべきか，ベッドに寝かせた腹部診察を優先すべきかについてはケースバイケースである．筆者は，小児が泣いていてもある程度腹部所見がわかるので，咽

表1　異常が疑われる臓器システムを意識した身体診察（一部初期評価と重複あり）

臓器システム	考えられる病態	狙ってとる身体診察
循環器	心不全など	末梢冷感，冷汗，頻脈/徐脈，聴診所見（心雑音，過剰心音など），肝腫大など
呼吸器	呼吸不全など	多呼吸，聴診所見〔喘鳴（吸気と呼気），crackles，など〕，呼吸補助筋の使用など
消化器	腸閉塞など	腹膜刺激症状〔muscle rigidity/guarding，tapping pain（rebound tendernessは省略できることが多い）など〕，腹部圧痛，腹部腫瘤触知，腸雑音の低下や亢進，打診と触診により腹部ガスの局在異常など
神経	けいれんなど	意識状態，人形の目反射，項部硬直，対光反射，筋力低下，感覚障害，腱反射，錐体路徴候，小脳症状など

頭所見で一発診断できそうな疾患である溶連菌咽頭炎や手足口病などが予想されるときは口を先にみることが多い．逆に，熱も咽頭痛もない小児では咽頭所見は最後に行うのが基本である．迷ったときは「**体の中心から遠いところをはじめにみる**」．つまり，顔や体幹ではなく，四肢の末端から診察をはじめる．

症例の経過

指導医とともに診察にいったところ，意識清明であるが，再び嘔吐がはじまって顔色不良であった．「胃腸炎は確かに嘔吐からはじまるけれど，下痢はあるのだろうか？　腹部所見はどんな所見だった？」と尋ねられた．「下痢はありません．腹部所見は泣いていてよくわかりませんでしたけれど，硬くはありませんでした」と答えた．

Q3　病歴聴取が示唆する初期診断を覆すくらい「パワーのある」身体所見がある急性疾患には何がある？

A3　急性中耳炎，急性肺炎，髄膜炎，虫垂炎，腸重積，心不全，川崎病，急性喉頭蓋炎，麻疹，溶連菌性咽頭炎，精巣捻転，DKA（糖尿病性ケトアシドーシス），鎖骨骨折など

病歴聴取により得られた情報から示唆される初期診断にこだわって誤診した経験がない臨床家はいないだろう．われわれは最初に思い浮かんだアイデアに固執する心理的傾向がある．それを補正して正しい診断に方向づけしてくれるのが身体診察である．

筆者が思う「パワーがある」身体所見とは，「特異度が高い」所見である．例えば，不明熱で紹介されてきた小児の咽頭をみたところ，軟口蓋に燃えるような紅斑の所見があり迅速検査により溶連菌性咽頭炎と確定診断できることがある．この所見に気づかず，あるいは身体所見をとらずに血液検査をしてしまうと，炎症反応が異常に高い不明熱として膨大な検査が追加される危険がある．身体診察は，臨床推論の偏りを正してくれる強力なツールであることを確認したい．

パワフルな身体所見を表2に示すが，特異度100％（あれば絶対にそれが原因であると言い切れる）という身体診察は存在しないこと，また，診察者の力量に依存することが多い（鼓膜所見の評価は小児科医と耳鼻科医でかなり違う）こと，疾患を想定しながら診察しないと見逃すことが多いことに留意してあたってほしい．

表2　臨床推論の偏りを正してくれる強力なツールとしての身体所見

パワフルな身体所見	可能性が高い疾患	臨床推論のコツ
鼓膜の膨隆と強い発赤	急性中耳炎	鼓膜の発赤があるからそれが熱源であるとは言えない
呼吸音聴診でcrackles ＋打診で濁音（dullness）	急性肺炎	乳児には咳のない肺炎が稀ではないことを知っておく
項部硬直	髄膜炎	項部硬直の出現頻度は低い分，陽性であれば疑わしい
右下腹部圧痛と腹膜刺激症状の組み合わせ	急性虫垂炎	腹膜刺激症状にはtapping painや，psoas sign，obturator signが含まれる．すべての所見をとって総合的に判断
右側腹部の柔らかい腫瘤	腸重積症	嘔吐や血便がないケースもある．腹部診察を省かない
Ⅰ音の減弱，Ⅲ音・Ⅳ音の聴取	心不全	喘鳴がひどくて喘息ではないかと治療したが改善が乏しいときに注意．全身状態が悪い
眼脂を伴わない結膜充血，BCG発赤，イチゴ舌など	川崎病	どの所見も単独では非特異的であるが，「言われればある」という症例に注意
流涎と吸気性喘鳴の組み合わせ	急性喉頭蓋炎	クループ症候群も吸気性喘鳴をきたすが，流涎があり全身状態が悪いものが喉頭蓋炎
Koplik斑	麻疹	頬粘膜の歯茎の付け根から噛み合わせの間に小白斑を探す
軟口蓋粘膜の燃えるような発赤，口蓋垂炎	溶連菌性咽頭炎	体幹の細かい「サンドペーパー様」の発疹で受診することもある
精巣圧痛＋精巣挙筋反射消失	精巣捻転（精索捻転）	嘔吐を主訴にして受診する．深夜の受診が多いことも特徴
ケトン臭	DKA（糖尿病性ケトアシドーシス）	病歴聴取では嘔吐＋多尿で疑う．圧痛の乏しい腹痛．臭いも重要な身体所見
腋窩を支持して抱き上げると泣く乳幼児	鎖骨骨折	腫脹や圧痛が明らかでない症例も多い．熱があれば髄膜炎を疑わなければいけないのがピットフォール

症例の転帰

指導医が保護者の膝の上に乗せたまま触診をすると右側腹部に腫瘤を触れ，その部位を押すと痛そうに泣くことがわかった．また，右下腹部の触診で空虚な感じ（Dance徴候）があるという．腹部エコーを施行したところ回腸―結腸型の腸重積であった．その後もう一度診察しても腫瘤はわからなかったが，下腹部の所見はなんとなくわかった．整復のために鎮痛鎮静をかけたところ腹部腫瘤を触れることができた．

Point

永遠に診察技術を磨き続ける

- どうやったら身体診察がうまくなるのだろうか？ 身体診察を上手にとれるようになりたい！ と常々思っている．筆者は数えきれないくらいの小児をみてきたが，まだまだ，修行が足りない．先日，毎回聴診しているはずの小児に先天性心疾患が見つかった．身体診察は，五感を使うので疲れていたりストレスを感じていたりしても精度は下がる．多忙は誤診のリスクである．
- うまくなる方法をアドバイスすると，まず毎回身体診察をとってから検査をするようにする．身体診察から検査結果の予想をする．そして，結果がわかってからもう一度診察する．ベッドサイドエコーは身体診察の精度をあげる最高の相棒である（今度はエコーのスキルが必要であるが…）．
- もう1つの方法は，「上手な人から学ぶこと」である．筆者はHAPPY（子どもの病歴聴取と身体診察を学ぶワークショップ）に定期的に参加して仲間と技術を磨いている[3]．教えあうことで上達していけるのを実感している．ぜひ皆さんも仲間になっていただきたい．

Q4 成人の身体所見との違いは？

A4 加齢や生活習慣による変化により以下のような身体所見の解釈に注意が必要

- **血圧**：小児で収縮期血圧が90 mmHg台でも驚かないが，中年以降の成人では普段の血圧より明らかに低ければショックバイタルである可能性がある．逆に，乳幼児の収縮期血圧が130 mmHg台であれば高血圧である．
- 脈拍や呼吸数は小児が圧倒的に多い（**第2章-1** 参照）
- **頭蓋内圧亢進症状**：成人では眼底検査でうっ血乳頭を探しにいくが，乳児では大泉門膨隆がないか確認しないといけない．
- **痛みを訴える方法**：成人は痛い場所を伝えられることが多いが，乳幼児は「動かさない（仮性麻痺と呼ぶ）」，「動かしたり圧迫したりすると泣く」ところが痛みを感じている場所である
- **意識状態を評価するとき**：小児では発達状況（発達障害）を考慮し，成人では認知機能（認知症）を考慮する．
- **外陰部の診察**：一般的に小児が得意な専門家が多くないので，小児科医が外陰部の診察を行わなければいけないときは，必ず親に診察の理由と説明をして，他のスタッフが同席するなどプライバシーと安心感を確保し，法的リスクを軽減する．成人は産婦人科医や泌尿器科医に診察を依頼してもよい．

確認問題

❶身体診察をするときなどに子どもを安心させるために選択する体位を（　）と呼ぶ
❷全身状態の評価には（　）とABCDEが重要である
❸身体診察の順序として，体の中心から（　）ところからはじめるのが原則である
❹臨床診断に大きな影響を及ぼす身体診察の診断特性は（　）が高い所見である
❺腸重積の患者にときに見受けられる右下腹部（回盲部）の空虚な触診所見を（　）徴候と呼ぶ

解答

❶comfort position
❷第一印象
❸遠い（離れた）
❹特異度
❺Dance

参考文献・参考になるワークショップ

1) 田中恭子：プレパレーションの5段階について．小児保健研究，68：173-176，2009
2) Meg Foundation：Comfort Positions A Guide for Parents and Healthcare Professionals. 2023
https://www.megfoundationforpain.org/wp-content/uploads/2023/03/MegFoundation_ChildLifeOnCall_Comfort_Positions.pdf
（2025年3月閲覧）
3) HAPPY（子どもの病歴聴取と身体診察を学ぶワークショップ）
http://kodomonomikata.luna.weblife.me/happy.html（2025年3月閲覧）

4 成長，発達

小橋孝介

症例

- 3歳，男児，体重15 kg
- 2日前からの発熱．近医で風邪と言われていたが，熱は続いており，夕方から嘔吐が出現し受診．有意語を認めず，自閉スペクトラム症の診断で療育施設に通所している

Q1 成長の評価はどうする？

A1 まず現在の身長と体重が年齢相当であるかを評価する

通常子どもの成長の評価は横断的標準成長曲線を用いて行う．横断的標準成長曲線とは，ある年度を定めてさまざまな年齢の子どもを男女別に多数集めて身長を測定し，年齢別の平均値を曲線でつないで作成したものである．現在は2000年の計測データに基づくものが作成，利用されている．日本では平均値に対して，標準偏差を用いて評価している．標準偏差では，－2SDから＋2SDの間にその年齢の子どもの約95％が含まれることになる（**図1**）．

横断的標準成長曲線は，身長と体重に対して作成されており，乳幼児においては頭囲についても評価することがある．しかしながら時間的，環境的な制約がある救急の現場では，毎回成長曲線を作成し成長を評価するのは現実的ではない．救急の現場では，ひとまず**その時点での身長，体重が年齢相当かどうか**を評価する．ある一時点における計測値の評価の場合，±2SDの範囲外であれば，少なくともその年代の上下2.5％に含まれていることになり，何らかの医学的精査を考慮する必要がある．

もし受診時の計測値の評価で±2SDの範囲外であったり，明らかにネグレクトを疑うような子どもの場合は成長曲線を作成し計測値の推移（成長速度）の評価も行う．その場合，計測値が±2SDの範囲内にあっても，プロットした成長曲線が2本以上の標準偏差曲線と交差して推移している場合は異常と捉え精査が勧められる（**図2**）．

身長と体重のバランスが保たれている成長障害の場合，ぱっと見には成長障害があることに気がつけないことがある．年齢ごとのだいたいの標準身長や体重は覚えておくとよい．

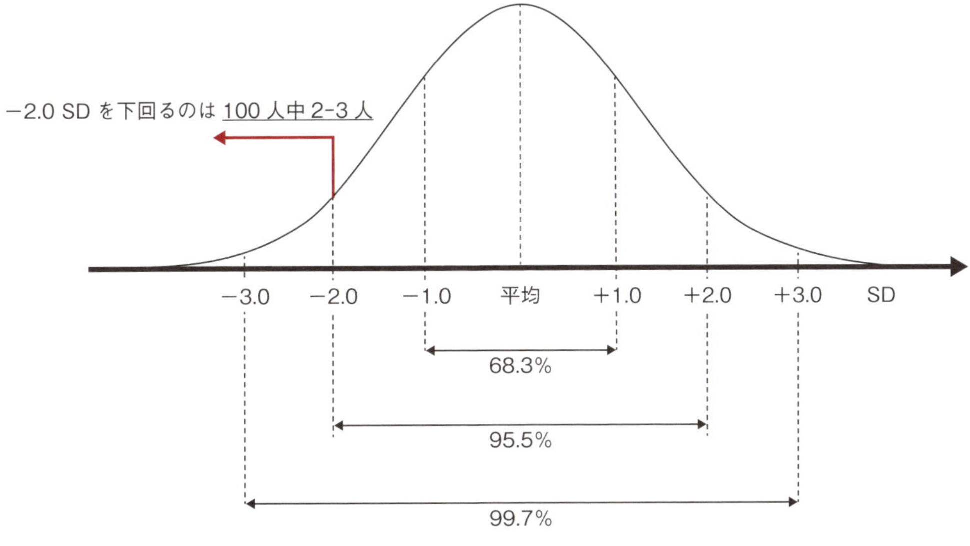

図1　標準偏差の考え方

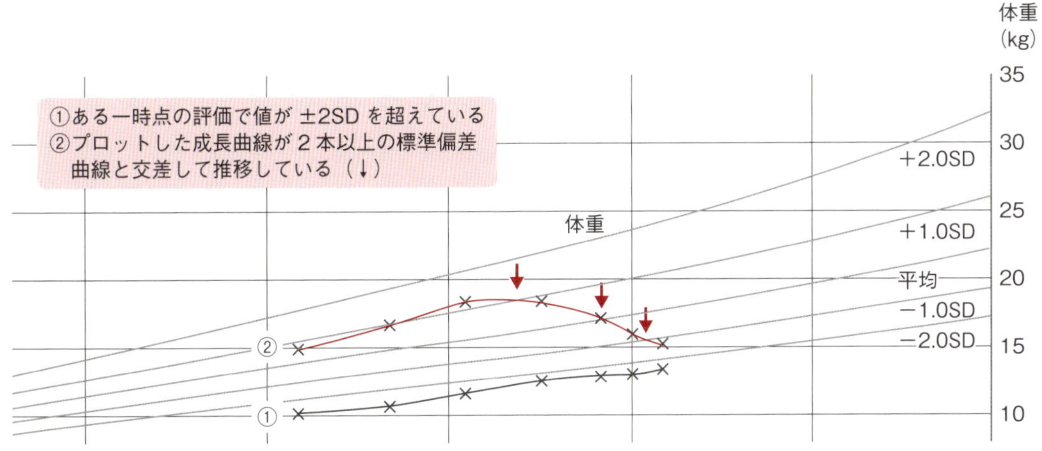

図2　成長曲線の評価

Q2 発達の評価はどうする？

A2 母子手帳等を見ながら基本的なマイルストーンの確認を行う

子どもの発達段階を評価するマイルストーンがある．救急の現場ではすべての子どもに遠城寺式乳幼児分析的発達検査などの発達評価を毎回行うことは現実的ではない．保護者からの問診のなかで既往歴などと一緒に発達歴を確認するなかで大まかな発達経過を確認することになる．その際には**母子手帳**も非常に役に立つ．

発達の評価は大きく分けて，運動発達，言語発達，社会性の発達の3つの軸があるが，発達歴のなかで確認するのは運動発達，言語発達のマイルストーンが多い．**表1**に代表的な項目と獲得月/年齢を示す．

運動発達の評価の際にはその言葉の定義を覚えておく必要があり，保護者に確認する際にも具体的に

表1　発達のマイルストーン

定義			獲得月/年齢（割合）
運動発達	頸定	引き起こしで45°を超えて頭がついてきて，座位の形でも保持ができる	4カ月（90％）
	寝返り	仰向けからうつ伏せ，うつ伏せから仰向けの両方ができる	6～7カ月（95％）
	座位	支持なしで，手をつかずに背を伸ばして座れる	8～9カ月（90％）
	立位保持	つかまらずに立った状態を維持できる	1歳（90％）
	独歩	つかまらずに前に足を出して歩く	1歳6カ月（99％）
言語発達	初語		1歳（50％）
	単語3つ		1歳6カ月（99％）
	二語文		1歳8カ月（50％）
	姓名が言える		3歳1カ月～2カ月（94％）

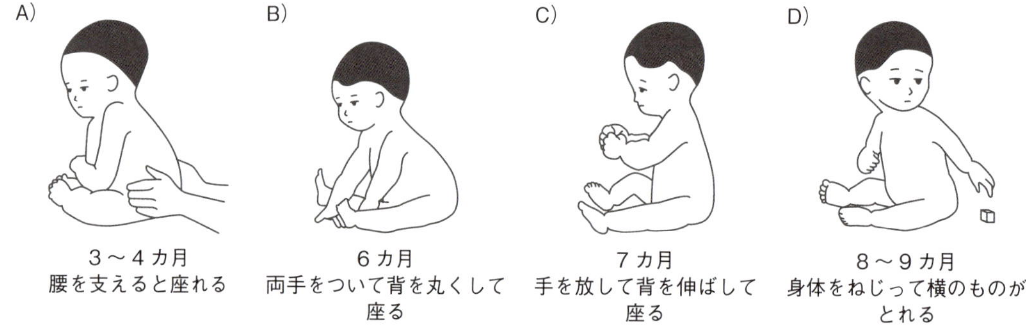

図3　座位の発達

子どものできていることを評価する必要がある．例えば，「お座りできるようになったのはいつですか？」では，**図3**に示す座位の発達経過のどの段階を「座った」と保護者が捉えているかわからない．**図3B**を「座った」と捉えていれば，誤った評価をすることになってしまう．そのため，「どのように」座っているのかを具体的に確認する．

言語発達の評価においては，1歳までには50％の子どもで初語を認めるが，どのような単語を話しているかも確認するとよい．日本人で多い初期表出語はマンマ，バイバイ，パパ，ママなどだが，社会性の発達の課題を抱える子どもの場合，「トウカイドウシンカンセン」「エスカレーター」など初期表出語としては非典型的な単語を認めたり，エコラリア（オウム返し）として表出された単語を初期表出語として捉えたりしていることがある．

社会性の発達は問診での評価が難しいことも多く，診察の際に合視（目が合う）や共同注意（他者の視線や指の指す先を見る），診察時のコミュニケーションの様子を観察する．おおよそ8カ月頃から共同注意が出現しはじめ，1歳では50％でみられるようになる．簡単に評価できるコミュニケーションの発達であるバイバイは1歳で90％以上ができるようになる．一部でみられる逆さバイバイ（手のひらを自分の方に向けてバイバイすること）については，自閉スペクトラム症など社会性の発達の課題を抱える子どもでみられることが多く，その後の発達経過を注意深く診ていく．

表2　子どもからの病歴聴取の目安

	回答出来ることが多い質問	回答が難しい質問
3～5歳	・名前，年齢，家族構成 ・誰が何をしたのか？　(Who did What) ・どこにしたのか？　(Where)（4歳未満では困難） ・1回かそれより多いか？	・身体の部位の名称や色 ・何回 ・時系列で順序立てた説明 ・いつ？　(When)
6～11歳	・氏名 ・身体の部位の名称や色 ・虐待によって起こったより詳細な状況（あざができた，血が出た，痛みの性状など） ・その時の会話や五感（匂い，味など）の情報 ・頻度（毎日，週何回か，月何回か）	・正確な日時 ・抽象的な質問 ・時間・速度・大きさ・距離に関する質問

第1章　総論

memo

定型発達の子どもの場合，3歳では現在進行形の痛みなどについて訴えることは可能であるが，その部位を答えることは難しい．同様に，過去の経験としての痛みなどの部位を示す事も困難である．4歳になるとある程度の場所についても示すことができるようになる．6歳を過ぎると身体の部位を説明できるようになり，頻度（毎日，週何回，月何回など）も答えられるようになる．しかしながら，時系列での正確な説明は小学校高学年になるまで難しい[3)]（表2）．

Q3　成長や発達で気になる子どもへの対応は？

A3　明らかな成長障害，発達遅滞は一部を除いて一般外来の受診につなげる

明らかな成長障害（受診時の計測値の評価で±2SDの範囲外）や発達遅滞（表1に示したようなマイルストーンをクリアできていない）については，基本的に翌日以降の一般外来への受診につなげればよい．しかし，以下については，入院も含めた対応を検討する．

- ネグレクトなど虐待が疑われる成長障害
- 発達の退行（できていたことができなくなる）

社会性の発達について気になる子どもについては，救急でのワンポイントの評価だけでは十分ではないことも多い．また，保護者が子どもの社会性の発達について認識していない（もしくはしているが認識したくない）ことも少なくない．そのため，カルテに気になった社会性の発達についての所見（例：目が合いにくい，逆さバイバイをしている，エコラリアが目立つ　など）を記載し，プロブレムとして「社会性の発達」を項目として挙げておき，その後の診察において社会性の発達という視点から再度アセスメントを行えるようにしておく．今後全国で5歳児健診が広がっていくことから，救急の現場で対応できなかったとしても支援につながるようになっていくと思われる．時間的余裕がある場合は，保護者に対して「何か発達について気になるところはありませんか？」や「お子さんの幼稚園/保育所/子ども園/学校で何か困っていることや悩んでいることはありませんか？」などの問いを投げかけてみて，もし何かしらの心配があるようなら外来受診や市町村の発達相談などの相談窓口を紹介すればよいだろう．

Q4 発達の遅れや神経発達症のある子どもの診察で注意すべき点は？

A4 痛みの訴えが困難であったり，痛みを感じにくかったりすることがあるため，身体所見など臨床的なアセスメントを丁寧に行い，検査の閾値を下げる必要がある

発達遅滞があり痛みの訴えが困難だったり，自閉スペクトラム症など感覚の鈍麻を認めたりする場合には，バイタルサインや身体所見を丁寧に評価し（例えば呼吸数や脈拍の上昇，腹部診察で圧痛の評価はできなくとも筋性防御は生理的な反応として認める，など），超音波等の画像検査や血液検査の閾値は通常の適応より下げて施行する．

Q5 外傷診察で発達の視点から注意すべき点は？

A5 発達段階と合わない外傷は虐待を考慮し対応する

救急での外傷診察において，家庭内での第三者（家族以外の者）による目撃のない外傷については，別項（→**第1章-8**「虐待」）で示すように**虐待を念頭に問診，診察，対応を行う**．その際に子どもの発達の評価は重要である．なぜならば，子どもの発達段階と保護者から語られた受傷機転が一致しない場合（例えば，寝返りをしていない乳幼児において「ベッドに寝かせていたら転落して受傷」など），より強く虐待を疑うことになるからである．

確認問題

冒頭の患者の診察を開始した（3歳，男児，体重15 kg，自閉スペクトラム症）．診察室では独歩で入室し，手をひらひらさせながらずっとそれを眺めながらうろうろしている．

❶診察上注意すべき点は？

解答

①自閉スペクトラム症の子どもの場合痛みの訴えが困難だったり，感覚鈍麻を認めたりする可能性がある．主観的な痛みなどの評価は難しく，バイタルサインや身体所見を丁寧にとり，客観的な所見から重症度や診断を考えていく．

Point

- **自閉スペクトラム症の子どもの場合，第一印象と重症度が一致しないことがある．第一印象がよくても早い段階でABCDEの評価を行う．**

▶参考文献

1）諸岡啓一：乳幼児健診 言語発達の診かた．小児科臨床，59：721-730，2006
2）鈴木保宏：運動発達の遅れを認める児の診かた．小児科診療，67：890-894，2004
3）Kellogg ND：Interviewing children and adolescents about suspected abuse.「Child Abuse and Neglect」（Jenny C），pp41-50, Saunders, 2010

5 手技

プレパレーション，末梢静脈路，骨髄針，腰椎穿刺

安田真人

プレパレーション

症例1

- 5歳，男児18 kg
- 公園で転倒し，石に前額部を打撲し，前額部挫創を負った
- 救急外来を受診．縫合する方針とした

Q1 プレパレーションとは？

A1 子どもの心の準備をサポートすること

今後経験すること（処置や検査など）について，子どもの発達や理解度，特性に合わせてわかりやすく説明し，子どもの心の準備のサポートをするのがプレパレーションである（**図1**）．成人では患者本人への説明は当然行われているが，子どもの診療の場合は保護者への説明が多くなるため，子どもへの説明が不十分になりがちである．

Q2 いつやるのがいいの？

A2 原則はすべての検査や処置の前に行う

プレパレーションの理想は子どもが必要とする十分な時間を確保することである．しかし，救急受診時は難しいので，処置室への移動中のわずかな時間でもいい．必要な処置が遅れることは子どもの不利益になるので，許容可能な時間内で行う．

Q3 プレパレーションを行う際に意識することは？

A3 Why（なぜやるのか），What（何が辛いか），How（どうやって対処するか）

①Why：検査や処置の必要性を伝え，理解を促す
②What：辛いこと（痛みや時間など）を隠さずに伝える
③How：子どもと一緒にどうやって辛いことに対処するかを考える

どんなかっこうがいいかな？
だっこで いっしょに
がんばるぞ！
ひとりでがんばるよ！
すわって てを だそう
ごろんと ねよう
おちないように たおるをぎゅっ

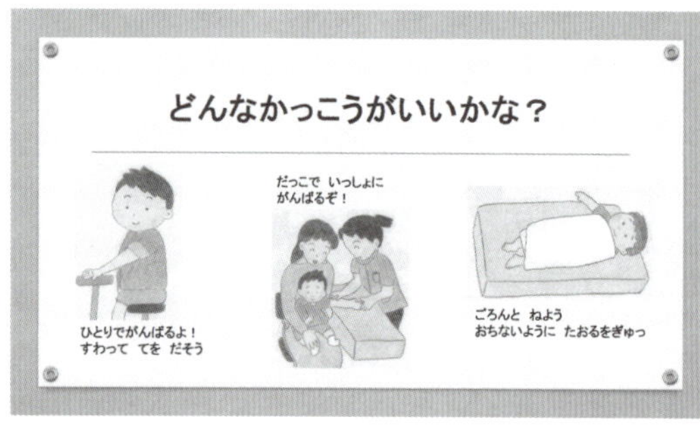

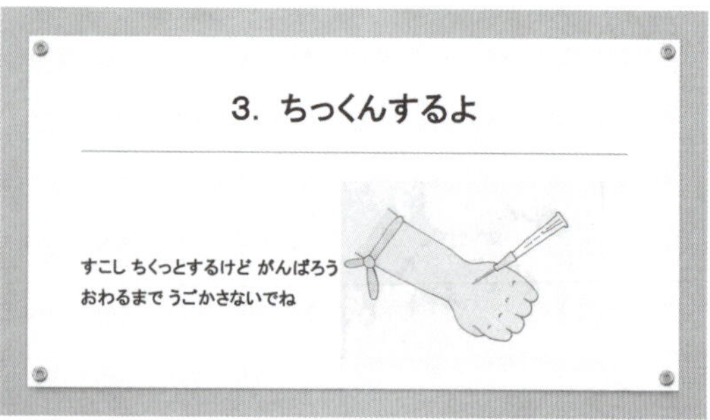

てんてきちゅうのおねがい ①
てんてきの くだを ひっぱると ぬけちゃうよ
だから ひっぱらないでね
もしも てーぷが はがれたら おしえてね

おしまい！
さいごに ばんそうこうを
はるよ
すこし おさえてね
たいへん
よくできました

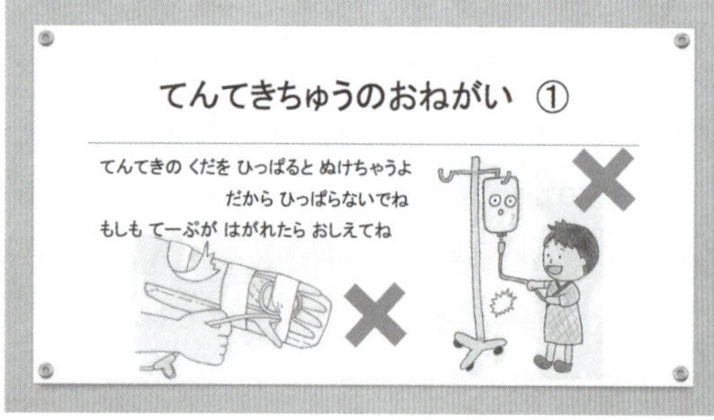

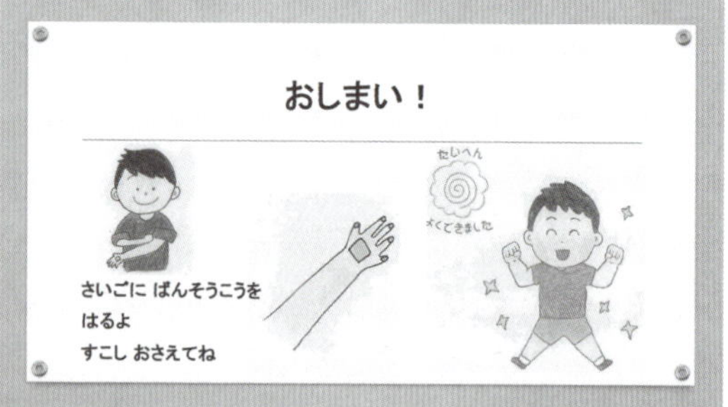

図1 プレパレーション時に使用するイラスト（あいち小児保健医療総合センター救急外来看護師作成）

Q4 何歳くらいから可能？

A4 4歳前後から可能（子どもによって差がある）

子どもの発達と特性，現在の状態（痛みの程度やぐったりしているかなど）によって，プレパレーションが可能かどうか変わる．試しにやってみるのが大事．

Q5 プレパレーションの効果がなさそうなときはどうしたらよい？

A5 ディストラクション（気を散らす）を併用する

ディストラクションとは，おもちゃや動画，絵本などで子どもの気を散らし，意識を処置以外のことに向けさせることである．スマートフォンやタブレットで子どもの好みに合わせてYouTubeを用意するだけでもいいので，どこでも，0歳からでも実施可能であり，時間もかからない．4歳ごろからは動画を見ながらであれば怖がらずに縫合処置が可能なことが多い．

末梢静脈路

症例2

- 2歳，女児，体重12 kg
- 2時間前から10回以上嘔吐し，ぐったりして，顔色が悪いため，救急外来を受診した

Q1 末梢静脈路を確保するのはいつ？

A1 輸液や静注薬が必要なとき，血液検査の結果しだいで静脈路が必要になる可能性があるとき

成人では救急搬送後，とりあえず末梢静脈路を確保することが多いが，小児では人手も時間もかかるため，安易に確保できない．本当に必要かを検討する．また，痛い処置は可能な限り回数を減らしたい．血液検査を行うときに，その結果しだいで末梢静脈路が必要になる場合は，最初から末梢静脈路を確保することも考慮する．

Q2 本人，保護者へ何を伝える？

A2 末梢静脈路の必要性と抑制について

必ず保護者（可能なら本人も）に末梢静脈路の必要性を説明し，同意を得てから処置を行う．手技自体が難しそうな場合（力強く動く場合，過去に何度も穿刺されている場合）は，処置に時間を要する可能性についても事前に伝える．抑制が必要な場合は抑制の方法も伝える．

Q3 子どもが泣いて保護者から離れない．保護者同席の方がよい？

A3 自信がないなら，必ず保護者に退室していただく

どんな熟練者でも視線を感じると手技に集中できなくなる．自信がない場合は保護者に退室してもらう．処置の成功率を上げ，迅速に処置を終えることは，子どもにとってもよい．一方で，保護者の存在が子どもの安静に寄与する場合もある．自信があれば保護者同席も可能である．

Q4 何Gの留置針を使うべき？

A4 できるだけ太い針を選択する

小児科といっても0歳から15歳までと体格に大きな違いがある．小児科では24 Gが頻用されているが，**留置針が細いほど急速静注が困難**で，急変対応に遅れが生じるリスクがある．筆者は20 kg以上の患者には22 G以上の留置針を使用するよう注意している．

Q5 どのような血管を選ぶべき？

A5 太く，見えやすく，真っ直ぐな血管

どの血管を選ぶかで難易度が大きく変わる．時間をかけても，最も留置しやすそうな血管を探す．一回穿刺するまでは患者に動かずに血管を探させてもらえることが多い．

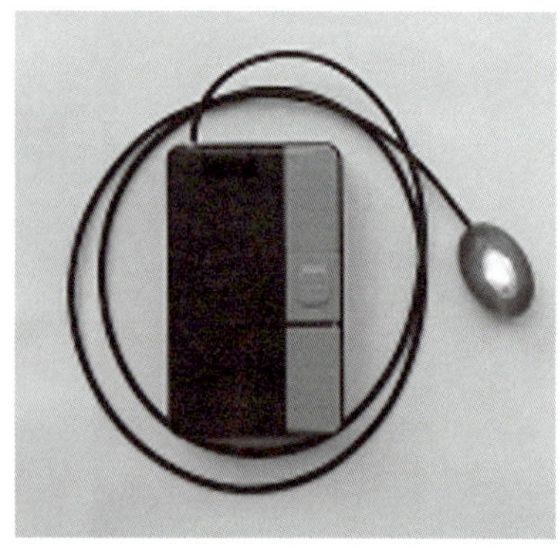

図2　赤色LEDライト
イーエスユー有限責任事業組合（ESULLP）より許可を得て掲載

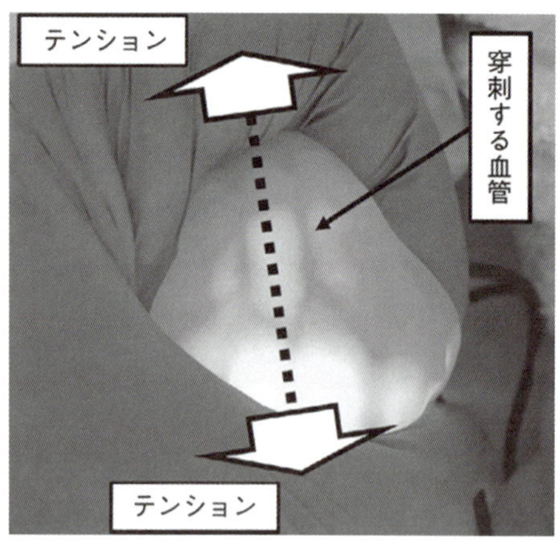

図3　皮膚のテンションのかけ方（赤色LEDライト使用）
文献2より転載
（Color Atlas❶）

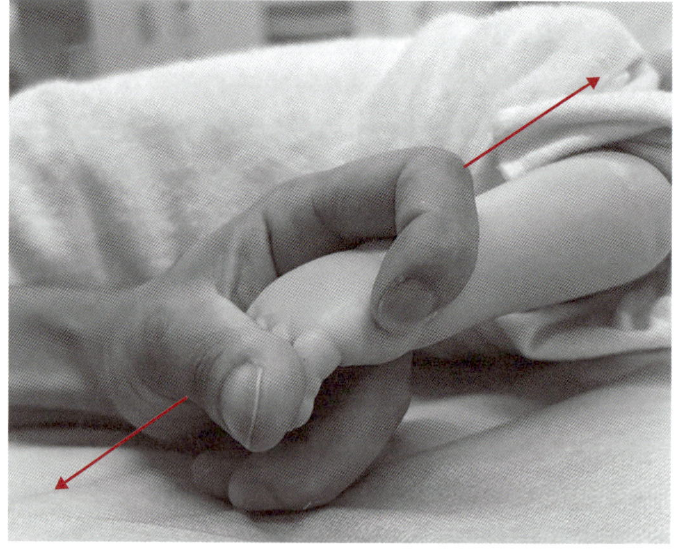

図4　手の固定と皮膚の張り方の例
（Color Atlas❷）

Q6 末梢血管が見えにくい場合の対処法は？

A6 赤色LEDライトの使用，手足を温める

赤色LEDライト（図2）は皮下脂肪が厚いと見えにくいので，皮下脂肪が厚い乳児では血管が十分に見えないこともある．そのような場合は皮下脂肪が薄い場所（指や手関節など）を探す．

Q7 アルコール綿で拭いて，いざ穿刺！ 一番注意することは？

A7 固定！（前後の関節を抑える，皮膚を強く張る）

子どもの皮膚軟部組織は柔らかく，針の動きだけで血管が動いて血管壁を貫けない．血管が動かないように固定する手で皮膚を強く張り（図3，4），介助者と協力して穿刺部位の前後の関節を抑える．必

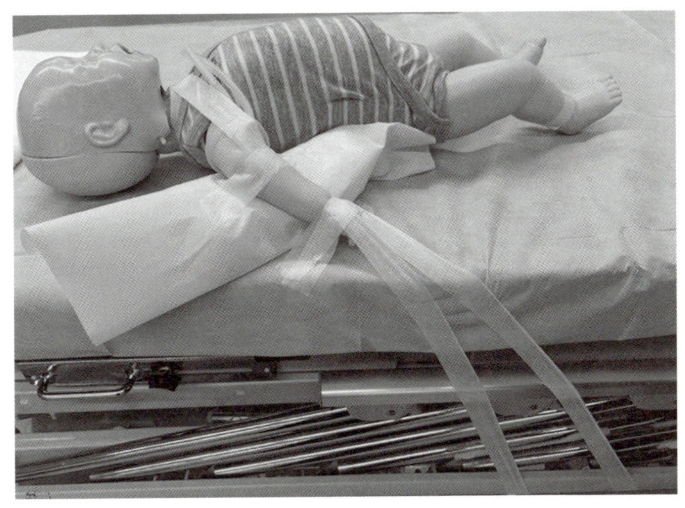

図5　テープを使用した固定法（皮膚を強く張っている）

要時はタオルや固定具を使用する．

Q8 穿刺して進める深さは？

A8 新生児はごく浅く，乳児は深め，小学生から徐々に成人に近く（表1）

表1　穿刺の深さ

	新生児（1カ月未満）	乳児	幼児〜
特徴	・皮膚が薄い ・血管が浮き出て見える ・血管が細い	・皮下脂肪が多く，血管が思ったより深い ・手汗が多いため，固定の手は滑りやすく，保護剤の固定も難しい	・徐々に血管が太く，皮下脂肪が薄くなる ・小学生以降なら前腕に血管が見えるようになる
注意点	・血管の真上からできるだけ浅い角度で穿刺する ・穿刺してすぐに逆血がある ・血管と平行に数mm進める	・固定に注力する ・逆血を確認するまではやや針を深めに進める ・逆血を確認したら，寝かせて数mm進める	・血管の見えやすさで深さを考えて，穿刺角度を調整する ・年齢とともに血管が太くなるので，逆血確認後に進める長さも長くする

Q9 見えない血管を穿刺するには？

A9 エコーガイド下血管穿刺

小児でもエコーガイド下末梢静脈路確保が可能である．手技自体は成人のエコーガイド下中心静脈穿刺と全く同じである．しかし，小児の末梢血管は細く，体動が激しいため，固定と皮膚の張りが特に重要である（図5）．

骨髄針

症例3

- 2カ月，男児，5 kg
- 保護者の起床時に，息をしていない患児を発見し救急要請
- 心肺停止で救急外来へ搬送

Q1 骨髄針の適応は？

A1 心肺停止や低血圧性ショック，他の手段で輸液路を確保できないとき

心肺停止や低血圧性ショック時の小児の末梢静脈路確保は非常に難しい．最初から骨髄針を使用し，一秒でも早く治療を開始する．小児のショックは，まず頻脈からはじまり，徐脈や低血圧に至るため，低血圧性ショックの場合は心肺停止間近である．

Q2 骨髄針にはどんな種類がある？

A2 手動式と電動式がある

①イリノイ骨髄穿刺針（手動）（**図6**）

②EZ-IO（電動）（**図7**）

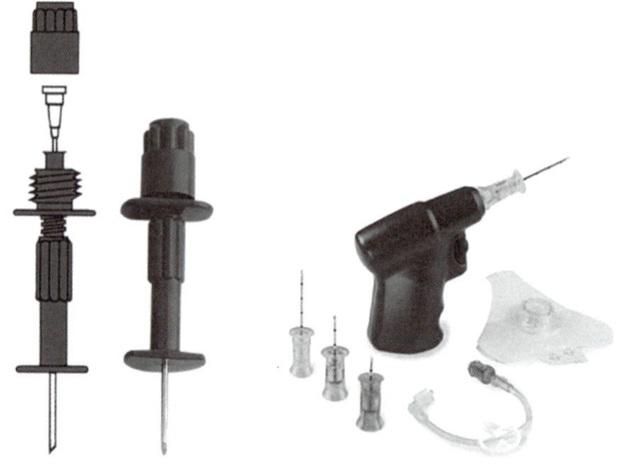

図6 イリノイ骨髄穿刺針
株式会社メディコンより許可を得て掲載

図7 EZ-IO
テレフレックスメディカルジャパン株式会社より許可を得て掲載

Q3 骨髄針の絶対禁忌は？

A3 骨折しているまたはすでに穿刺した骨

骨折や穿刺部位から薬液が漏出する可能性がある.

相対禁忌

①穿刺する部位の周囲に外傷または感染徴候がある場合（感染のリスク）

②骨系統疾患（骨形成不全症や大理石病など）の患者（骨折のリスク）

③右左シャントのある患者（脳血管の脂肪塞栓や骨髄塞栓のリスク）

Q4 準備物品は何か？

A4 次の通り

- 消毒液
- 丸めたタオル（穿刺部の背側に敷いて，穿刺部を固定）
- 骨髄針（イリノイ針またはEZ-IO）
- 10 mLシリンジ（血液吸引用）
- 生食で満たした10 mLシリンジ（穿刺後確認用）
- 1％キシロカイン®（必要時）
- 固定用物品（必要時）

骨髄針は時間の猶予がないときや心停止中に使用することが多いので，局所麻酔や固定用物品を使用しない場合が多い.

Q5 穿刺部位の第一選択はどこ？

A5 脛骨近位（表2）

小児の上腕骨近位は骨成熟が未熟で骨髄腔が狭く，挿入しにくいので，骨成熟の進んだ思春期以降から選択できる．大腿骨近位は小児のみ（成人では骨髄まで距離があり，挿入しにくい）.

Q6 手動式（イリノイ針）の場合の手技は？

A6 次の通り

①穿刺部位の背側にタオルを敷き，穿刺部位が動かず，まっすぐ挿入すれば骨の中心（骨髄）に入っていくように肢位を調整する．脛骨近位であれば股関節をやや外旋し，膝関節をやや屈曲する（図11）.

表2 穿刺部位

	乳幼児	学童期	思春期～成人
第一選択	脛骨近位（図8）		
その他	脛骨遠位（図9），大腿骨遠位（図10）	脛骨遠位	上腕骨近位，脛骨遠位

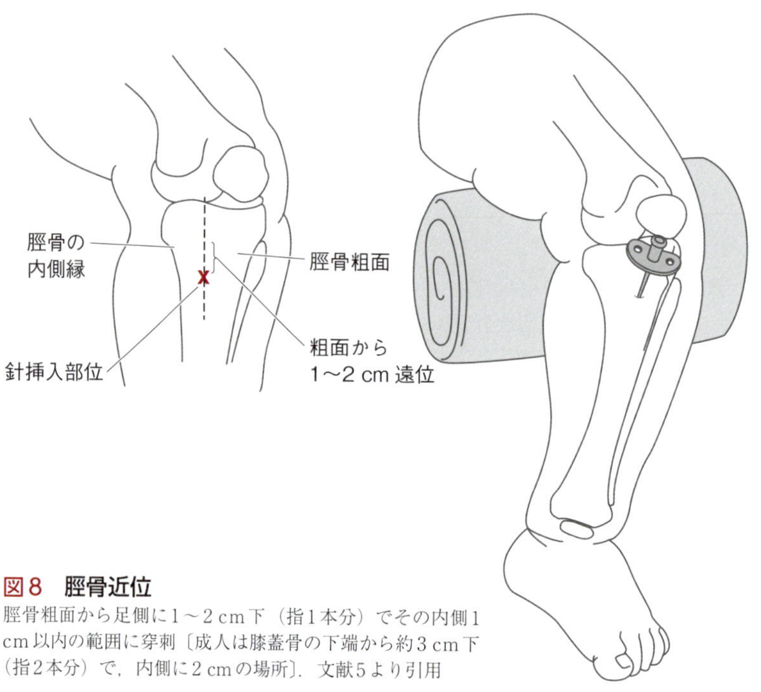

図8　脛骨近位

脛骨粗面から足側に1～2 cm下（指1本分）でその内側1 cm以内の範囲に穿刺〔成人は膝蓋骨の下端から約3 cm下（指2本分）で，内側に2 cmの場所〕．文献5より引用

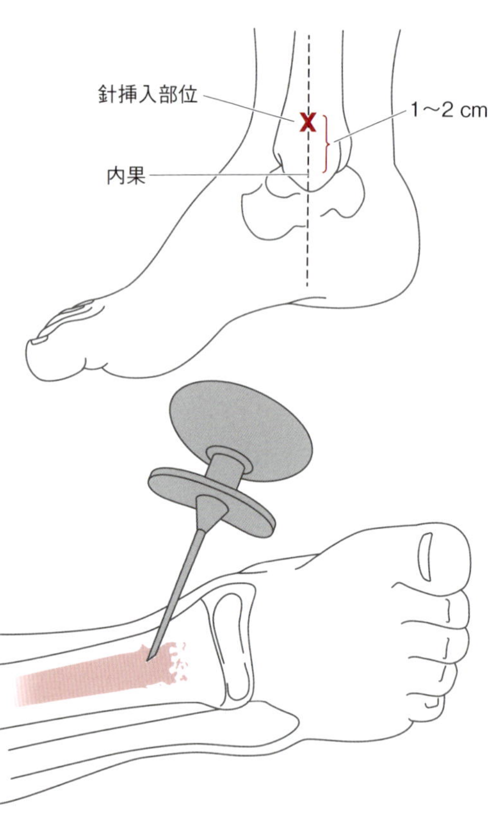

図9　脛骨遠位

骨の軸に沿って内果の1～2 cm上．文献5より引用

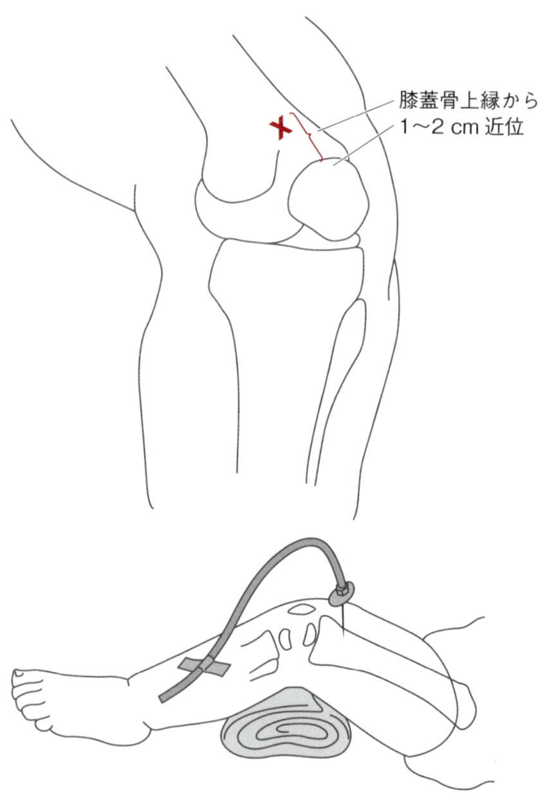

図10　大腿骨遠位

膝蓋骨の上縁から約1～2 cm上の中央．文献5より引用

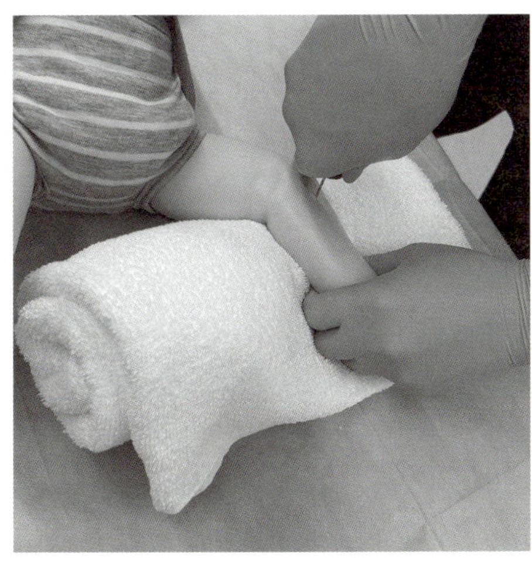

図11　骨髄針挿入時の固定

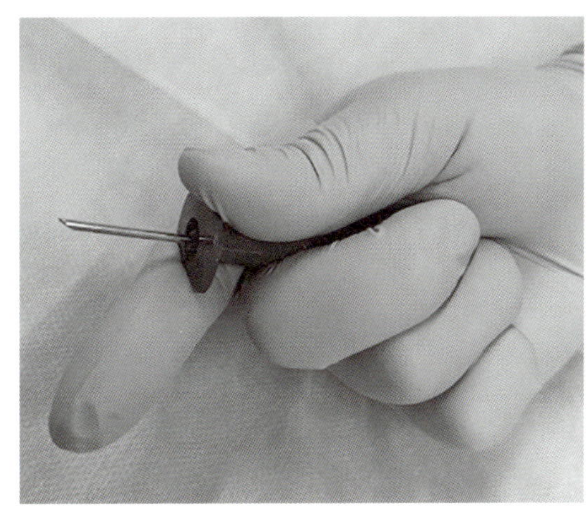

図12　イリノイ針の持ち方

②非利き手で穿刺部位より遠位（自分の手に針が刺さらない距離で）を押さえる．
③利き手で骨髄針を皮膚・皮下組織に穿刺し，骨表面に当てる（皮膚・皮下組織と骨を一気に刺さず，別々で刺すのがコツ）（図12）．
④関節から遠ざかるように針が進むように10°傾けて骨に挿入していく．針をぐりぐりと回しながらまっすぐ進める．
⑤抵抗が急に減ったところ（骨髄腔）で止める．数mmだけ進める．
⑥スクリューキャップを外し，スタイレットを抜く．
⑦正しく挿入できているか確認する（Q8）．
⑧テープで固定する．デプスガードを回すとガードの高さが調節できるので，固定しやすくなる．

Q7 電動式（EZ-IO）で注意することは？

A7 針の深さを確認する，付属のルート内を生食で満たす

手技の違いはイリノイ針の手順⑤でぐりぐりする場面がスイッチを押すことに変わるだけである．EZ-IOの機械と針はマグネットで接着している（図13）．

Q8 骨髄針が正しく留置できたかの確認はどうやる？

A8 次の通り

①骨髄針が自立して，ぐらぐらしない．
②シリンジで骨髄液が引ける（必ずしも引けない）．
③生食を注入しても漏出している徴候がない（骨髄腔なので，静脈より注入時の抵抗が強い．局所の腫脹で判断する）．

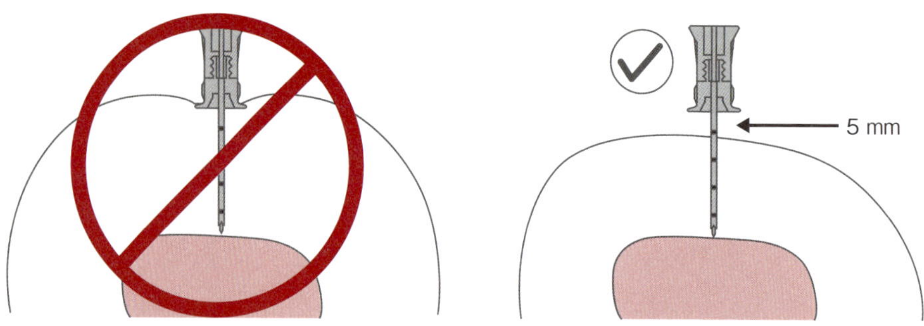

図13　電動式での注意
一番根本の黒ライン（5 mmライン）が見えない状態では使用禁止（皮膚と針の柄が擦れて同心円状の傷ができる）．より長い針またはイリノイ針へ変更するか，穿刺部位を変更する．皮下脂肪が厚いことが多い小児では短い15 mm針（赤い針）の出番は少なく，25 mm針（青い針）を使用することが多い．文献6より引用

Q9 骨髄針の合併症は？

A9 薬剤の皮下漏出（皮膚壊死），コンパートメント症候群，骨折，骨髄炎，皮下膿瘍など

重大な合併症の発生率は1％未満である．しかし，緊迫した状況で使用されるので，皮下漏出の発見が遅れやすい．漏出がないかくり返し確認し，できるだけ早く静脈路に変更する．

Q10 使用可能な期間は？

A10 できるだけ早く抜く

骨髄針は緊急の一時的な薬剤投与経路である．24時間以上経過すると骨髄炎のリスクが高まる．

Q11 骨髄針の抜去のしかたは？

A11 ロック付きシリンジを付けて，シリンジごと針を把持して抜く

そのまま抜こうとすると，把持できる部分が少なく，針刺しの危険性がある．

腰椎穿刺

症例4

- 日齢10，体重2.8 kg，女児
- 39.2℃に発熱したため，救急外来を受診．新生児発熱として腰椎穿刺を行う方針とした

Q1 腰椎穿刺の適応は？

A1 髄膜炎，脳炎，ギランバレー症候群など

Q2 腰椎穿刺の絶対的禁忌は？

A2 ない．相対的禁忌は以下の通り（表3）

表3 腰椎穿刺の相対的禁忌

相対的禁忌	理由
頭蓋内圧亢進	脳ヘルニアを起こす
ABCが安定していない	手技に伴う生命の危険
凝固異常や出血性素因がある	脊髄血腫の形成
穿刺部の局所感染	髄膜炎や硬膜外膿瘍の原因

Q3 患者説明時に伝えたほうがよいことは？

A3 検体を採取できない可能性

時間を空けて再検査することや他の検査結果で代用することもあるので，事前にうまくいかない可能性を説明しておく．

Q4 準備物品は？

A4 局所麻酔薬（1％キシロカイン®），消毒薬，滅菌グッズ（手袋，穴あきドレープ，ドレープ），スパイナル針，滅菌容器，モニター

Q5 成功率を上げる体位は？

A5 腰背部を術者側に突き出し，背中（肩と腰）をベッドに対し垂直にする

子どもは絶えず動く．**介助者の体位調節が処置成功に最重要**である．背中を丸めて棘突起間を開くことを意識する（図14，15）．

Q6 穿刺部位をどうやって確認するか？

A6 左右の後腸骨稜を結んだ線（Jacoby線）がL4椎体の高さで，触診でその前後の椎間（L3/4，L4/5）を確認する

小児では脊椎の変形があることが少ないので，体位調節ができれば，穿刺部位の確認はしやすい．しかし，絶えず動くので，常に体位が適切かを確認する．体格が小さければ，エコーでの椎間の位置の確認やエコーガイド下穿刺も可能である．

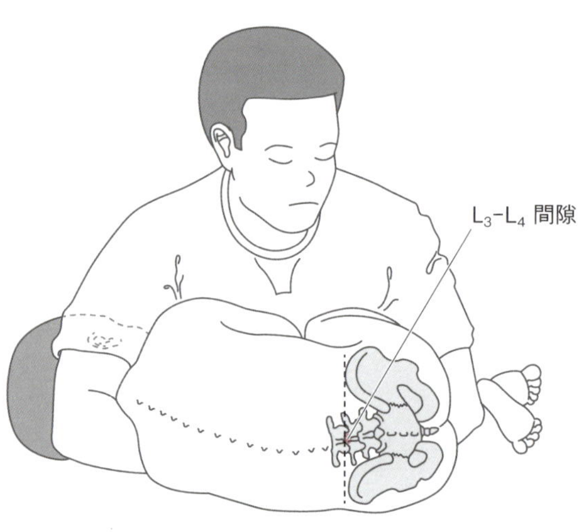

図14　小児の体位調節
片腕を子どもの後頸部に回し，もう片方の腕を膝の下に置いて頸部を優しく屈曲させる．文献5より引用

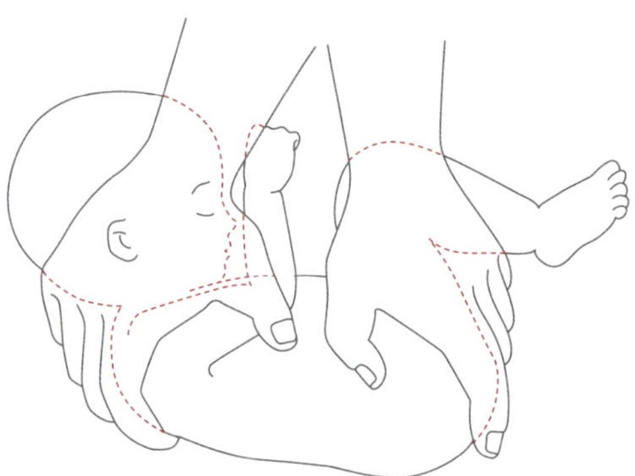

図15　新生児の体位調節
片手で両脚を持ち，頸部を屈曲させないようにしながら上背部を屈曲させる．新生児で頸部を屈曲すると気道閉塞の可能性がある．文献7より引用

Q7 滅菌手袋を着用し，穿刺部を中心に消毒し，穴開きドレープをかけた．麻酔は必要か？

A7 新生児であっても必ず局所麻酔を行う．静脈麻酔は必要性とリスクを比較して行うか決める

局所麻酔薬による鎮痛は穿刺時の啼泣や体動を防ぐ．処置中の体位は気道が閉塞しやすいので，できれば静脈麻酔の使用を避けたいが，体動があると，結局処置を失敗する．患者の処置中にABC不安定化リスクが低く，安全に麻酔と処置が行えるような人員と物品が用意できるのであれば静脈麻酔も使用可能である．

Q8 スパイナル針の持ち方は？

A8 片手法と両手法の2種類

どちらを選ぶかは好みである．患者が体を捻ると穿刺部位がずれてしまうので，筆者は片手法を使用することが多い．スパイナル針は長くて細いので，片手法で進みにくければ両手法で行う（**図16**）．

Q9 穿刺の角度は？

A9 垂直に真っ直ぐ

椎体の変形がないことが多いので，適切な体位で椎間が空いていれば，垂直に真っ直ぐ挿入すればよい．30°まで傾けてもよい．

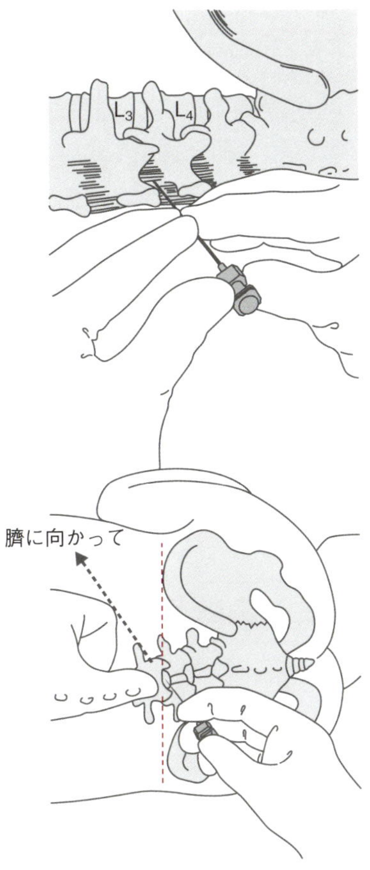

図16　腰椎穿刺の片手法と両手法
片手法：左手の母指で穿刺部の左側の棘突起を触れつつ，右手で針を穿刺する．
両手法：両手の母指と示指で針を支える．
文献5より引用

Q10 穿刺する深さは？

A10 髄液の流出が確認できるまで

硬膜を貫く感覚はないことも多い．少しずつ針を進め，その都度内筒を抜いて髄液の流出を確認する．皮膚から脊髄腔までの距離の目安は，新生児で1 cm，1歳で2.5 cm，5歳で3 cm，15歳で4 cm，成人で5 cmである．皮下脂肪の厚さや体位で距離は容易に変わるので，不安であればエコーで確認するとよい．

Q11 髄液が流出した．次にやることは？

A11 可能であれば圧測定．値が信頼できない場合は圧測定を省略して，検体採取（1本1 mLで計3本．髄液培養，細胞数や生化学，保存用）

スタイレットを抜いた状態で三方活栓と圧測定計（マノメーター）を装着する（図17）．体動や啼泣があるときは圧が容易に変動するので，正確な測定は不可能である．

Q12 抜針時はスタイレットを外筒に戻した方がよいの？

A12 現時点でメリットは不明

腰椎穿刺後頭痛を予防するためにスタイレットを戻して抜針したほうがよいと言われてきたが，現時点ではその効果を研究で確認できていない．

Q13 腰椎穿刺後頭痛の頻度と関係あるのは針の何？

A13 形状とサイズ，穿刺の向き

①針の形状

スパイナル針にはペンシルポイントとクインキーポイントの2種類の針がある（図18）．ペンシルポイントの方が硬膜の穿刺孔が小さくなって，髄液の漏出が減り，穿刺後頭痛の頻度が少ない．

②針のサイズ

より細い経の針の方が穿刺後頭痛の頻度が少ない．しかし，細ければ細いほど，針のコシがなくなって，針を進めにくくなる．年齢とともに皮膚から硬膜までの距離が長くなり，高齢になると石灰化や骨の変形の可能性がある．患者ごとに適切なサイズを選択する．

③針の向き

クインキーポイントの針を使う場合に，針先の斜面を脊椎の長軸に対して平行にして穿刺したほうが，横にして穿刺するより頭痛が起きにくい．

Q14 腰椎穿刺後の床上安静は必要？

A14 必要とは言えない

昔から安静臥床を推奨され，現在でも指示されることが多い．しかし，安静臥床が頭痛を予防できるというエビデンスはない．

確認問題

❶プレパレーションとディストラクションは何歳頃から可能か？
❷末梢静脈路確保の穿刺時に最も大事な手順は何か？
❸骨髄針の穿刺部位の第一選択はどこか？

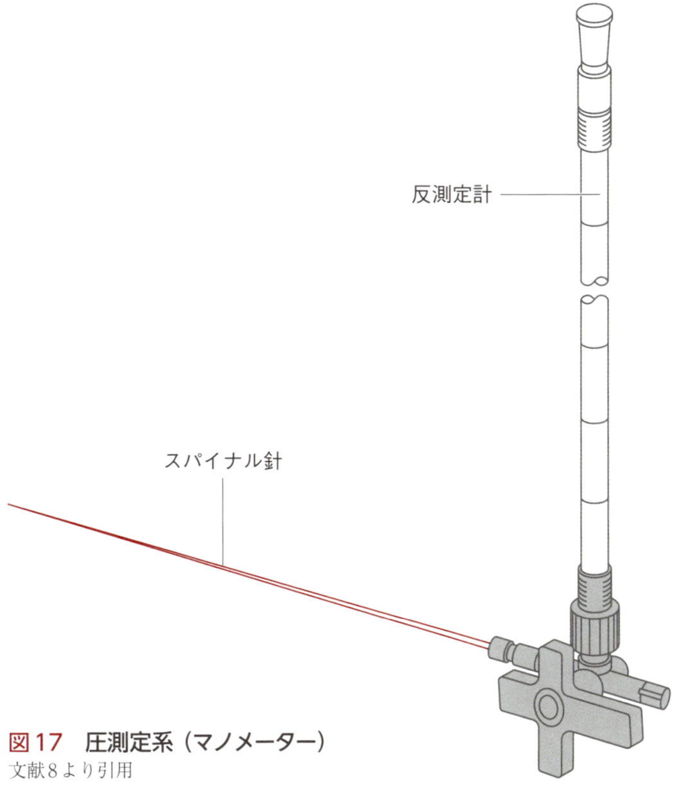

図17　圧測定系（マノメーター）
文献8より引用

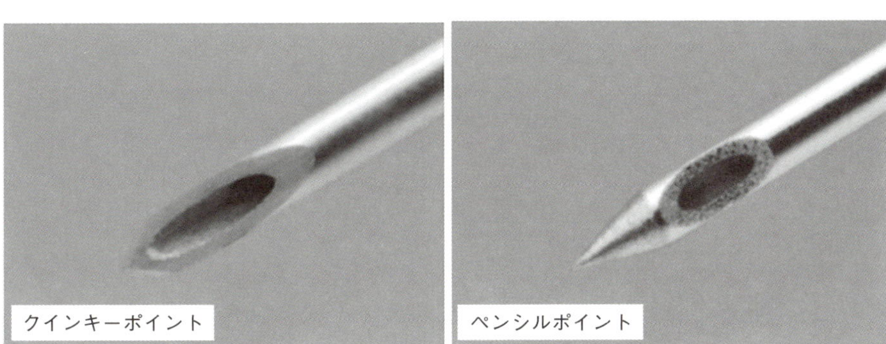

図18　スパイナル針の種類
株式会社トップより許可を得て掲載

❹腰椎穿刺を成功させるのに最も大事な手順は何か？

解答

❶プレパレーションは4歳ごろから，ディストラクションは0歳から可能である.
❷固定（穿刺する部位の前後の固定と皮膚を強く張ること）
❸脛骨近位
❹介助者による患者の体位調節

参考文献

1）イーエスユー有限責任事業組合
https://redlight.jp/index.html（2025年3月閲覧）
2）赤松智久：末梢静脈路確保．小児内科，53：512-516，2021
3）Illinois sternal and iliac bone marrow aspiration needles
https://www.bd.com/en-us/products-and-solutions/products/product-families/illinois-sternal-iliac-bone-marrow-aspiration-needles（2025年3月閲覧）
4）Arrow EZ-IO骨髄穿刺システム
https://www.teleflex.com/japan/jp/clinical-resources/ez-io/index.html（2025年3月閲覧）
5）「Textbook of pediatric emergency procedures 2nd ed」（Christopher K & Fred MH, eds），Lippincott Williams & Wilkins, 2007
6）2017 The Science and Fundamentals of Intraosseous Vascular Access
https://www.teleflex.com/global/clinical-resources/documents/EZ-IO_Science_Fundamentals_MC-003266-Rev1-1.pdf（2025年3月閲覧）
7）小林正久：腰椎穿刺．周産期医学，50：414-416，2020
8）木実谷貴久：腰椎穿刺．小児科診療，82：178-182，2019
9）トップ麻酔関連製品　総合カタログ
https://www.top-tokyo.co.jp/app/themes/adop-top-corporate/pdf/catalog/Anesthesia_Catalogue_ISO80369-6_3.pdf（2025年3月閲覧）
10）「今すぐ身につけたい もっと自信がもてる 新 子どもの救急手技マニュアル」（井上信明/編），診断と治療社，2024

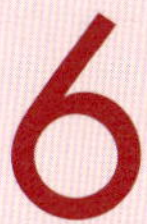

6 処置鎮静

準備とモニタリングの重要性，および薬剤の選択

石川順一

症例

8歳男児，小学校で鉄棒から落下して右上腕骨顆上骨折を受傷して搬送された．開放創や神経障害はないため，透視下に徒手整復とギプス固定を整形外科医師が行うために鎮静と鎮痛処置を依頼された．

Q1 どのような児に鎮静処置を行うの？

A1 すべての児に何らかの鎮静は必要，鎮痛は状況に応じて追加する

一般に採血や静脈路確保の際には鎮静鎮痛は行われていないように見えるが，声かけをはじめとする**ディストラクション**は行われており，広義には鎮痛鎮静に該当する．ディストラクションとは処置や痛みだけに意識を集中させないように，五感を刺激して児の注意と関心を逸らす非薬理学的介入の手段の1つである．すべての児に**プレパレーション**を含む薬剤以外の手技を含む鎮静を行う．プレパレーションとは治療や検査を受ける児に対し，その児の認知発達に応じた方法で検査その他の処置について説明を行い，児や親の対処能力を引き出すような環境および機会を与えることである．痛みを伴う処置の場合には鎮痛を追加する．鎮痛としては経静脈の鎮痛薬だけでなく，表面麻酔または局所麻酔の併用も検討する（**表1**）．

Q2 鎮静前に薬剤以外にどんな準備が必要？

A2 リスクの評価，人員と物品の準備，説明と同意を得る

鎮静処置前にABCDEアプローチで児の状態を評価し，事前に特に呼吸合併症の予防のために気道閉塞や呼吸抑制のリスクを評価する必要がある．また問診で年齢だけでなく体重やAMPLE（**第1章-2**）について聴取する．健常児では鎮静に伴う誤嚥の発生率は低いと思われるが，一般的には清澄水2時間前，母乳4時間前，固形物6時間前までの経口摂取制限（いわゆる2-4-6ルール）を遵守しておく方が安全である．救急外来などでは経口摂取制限の時間が不十分であっても検査処置を優先して鎮静処置をせざるを得ないこともあるため，検査や処置の必要性と，薬剤による嘔吐や気道反射の消失のバランスを考慮する必要がある．

施設や時間帯によって状況は異なるが，少なくとも処置を行う医療者と鎮静鎮痛・記録を行う医療者

表1　代表的な薬剤

薬品名	薬剤名	剤形	用量	最大投与量	効果発現・半減期	利点	欠点
ミダゾラム（歯科口腔外科領域における処置時のみ）	**ミダゾラム** **ドルミカム®**（ミダフレッサ®は鎮静の保険適応がない）	静注 持続静注	6カ月～5歳： 0.05～0.1 mg/kg 6歳～： 0.025～0.05 mg/kg	追加投与含めて5 mgまで	発現： 1～2分 半減期： 2時間程度	・短時間作用型ベンゾジアゼピン ・健忘作用がある	・鎮痛作用なし ・呼吸循環抑制があり得る ・鎮静のつもりで使うと興奮することがある
ケタミン	**ケタラール®**	静注 筋注	1～2 mg/kgを緩徐に	添付文書上は記載なし	発現： 1～2分 半減期： 4時間	・効果持続時間は10～20分 ・強い鎮痛鎮静効果 ・呼吸循環抑制を起こしづらい	・分泌物増加 ・10％程度の児に覚醒時反応がみられることがある ・添付文書上は外来患者使用禁忌 ・眼圧上昇作用あり ・麻薬施用者免許が必要
バルビツール酸	**ラボナール®** **チオペンタール** **イソゾール®** **チトゾール®** **チアミラール**	静注 注腸	静注： 3～5 mg/kg 注腸： 20～50 mg/kg	添付文書では静注の場合は成人で1 gまでとあるが，それほど必要になることはない．	発現： 数分以内 半減期： 2～8分	・作用持続時間が短い	・強アルカリなので点滴漏れで組織壊死のリスクあり ・鎮痛作用なし ・重症喘息には禁忌 ・呼吸循環抑制が強い
デクスメデトミジン	**プレセデックス®**	静注	初期負荷： （2歳以上）12 μg/kg/hで10分間（1ヵ月から2歳），9 μg/kg/hで10分間 維持量： 1.5 μg/kg/h	左記記載が最大投与量 適宜減量が必要	発現： 10分程度 半減期： 2～3時間	・呼吸抑制が少ない	・効果発現までに10分程度の時間がかかる ・一過性の徐脈や血圧上昇がありうる ・覚醒時せん妄がありうる
トリクロホスナトリウム・抱水クロラール	**トリクロリール®シロップ** **エスクレ®（坐剤・注腸用）**	内服 注腸	内服： 20～80 mg/kg 注腸： 30～50 mg/kg	20 mL（2 g）	発現： 30分～1時間程度 半減期： 約8時間	・投与に際して静脈路確保が不要	・鎮痛作用なし ・効果発現が遅く，作用持続時間も長いので外来処置時鎮静には適さない ・静脈路確保が行われずに投与されうる ・座薬はゼラチンアレルギーの児には禁忌

は別にしておくべきである．もちろん鎮静鎮痛を行う医療者はJPLS，BLS，PALSといった基本的な救命処置スキル（用手気道確保，気管挿管，バッグマスク換気など）を習得しておくべきであるし，急変時対応にはさらに人員を必要とするため，どこから応援を呼び，どこで対応するかのとり決めもしておく必要がある．

処置中に使用する鎮静薬だけでなく，モニタリング機器，緊急バックアップのために必要な機器や薬剤をすぐにアプローチできるところに用意しておく（**表2**）．児の年齢や体格に応じて複数のサイズのデバイスが必要となる．呼吸モニターとしてのパルスオキシメーターは低酸素血症をモニターできるが，特に酸素を投与している状況では酸素飽和度が下がりづらく換気（二酸化炭素）はモニタリングしていない．鎮静のときには低換気や無呼吸をモニタリングできる**カプノメーター**を使うことが推奨される．もちろん身体的所見としての胸郭の動きや呼吸音，呼吸様式，呼吸数については聴診や視診によって評価する．チアノーゼは視診でも評価できるが，酸素化の障害がある程度進んだ結果であることに留意す

表2　救急カートに望ましい物品と薬剤

静脈路確保器具	駆血帯，留置針，輸液，注射針，骨髄針，固定用テープ
基本的な気道系物品	酸素投与マスク，フェイスマスク，バッグバルブマスク 吸引器具，吸引チューブ，経口または経鼻エアウェイ
高度な気道系物品	声門上器具，気管チューブ（複数サイズ） 喉頭鏡，スタイレット
救急薬剤	アドレナリン，アトロピン硫酸塩，生理食塩水，抗ヒスタミン薬 ステロイド静注薬，筋弛緩薬，拮抗薬等

る．循環のモニターとしては心拍数や血圧の値が必要で，脈の触診や皮膚温，毛細血管再充満時間（CRT）といった身体的所見も評価する必要がある．心電図モニターは不整脈の出現のモニターとして重要で，中等度以上の鎮静深度を要する場合には必須である．内服薬や座薬による鎮静であっても覚醒するまではモニタリングするべきである．

何らかの薬剤的な介入を必要とする鎮静処置の場合，書面による説明と同意を行う．あらかじめ施設で鎮静についての同意書を作成しておくと，漏れなく説明ができる．できれば児に対してもプレパレーションの一環としてインフォームドコンセントまたはインフォームドアセントを取得しておく．

Q3 薬剤は何をどう使う？

A3 適応に応じて使い慣れた薬剤を使う．看護師と協働して希釈方法を統一しておく

代表的な薬剤については**表1**や成書を参照していただいた方がよい．鎮静をしたいのか，鎮痛を追加する必要があるのか考えて薬剤を選択すべきである．例え新生児であっても痛み刺激によるストレスは多い．希釈方法についてはそれぞれの施設で看護師とともに統一しておき，ラベルにも1 mLあたりの薬剤量を記載しておくとインシデント防止になる．

例えばミダゾラムは10 mg/2 mL製剤であり，そのままでは小児には使いづらいため生理食塩水で5倍希釈して1 mg/mLとして用いられることが多い．デクスメデトミジン（プレセデックス®）は近年集中治療領域で頻用される鎮静剤であり，2023年2月より小児の処置鎮静に対しても保険適応がある．**表1**の記載の通りローディングを10分行った後に維持量をシリンジポンプで投与することが求められており，一過性の徐脈や血圧上昇が起こり得る．呼吸抑制が少ないために使いやすいが，他の鎮静剤と同様に鎮静実施者は児の状況を適切にモニタリングする必要がある．ローディング後に効果発現があることや鎮痛作用がないことには注意が必要で，シリンジポンプが必要であることからMRI室内には持ち込めないが，予定画像検査などでは有用である．また，ケタミンは日本では静注製剤と筋注製剤が販売されており，濃度が異なる．外来などで常備する際には間違いを防ぐためにも静注製剤だけを置いておく方がよいだろう．

Q4 鎮静処置終了後にすることは何？

A4 児を褒める．説明，覚醒の確認

処置後には医療者，保護者とともに児の頑張りをねぎらい褒めるだけでなく，ご褒美シールなどを活用して児が頑張ったことを形にするとよい．処置後には保護者に合併症なく鎮静鎮痛処置が終了したこ

と検査・処置が行えたことを説明する．医療者が考えている以上に一般の方は麻酔に対する恐怖心をもっており，麻酔後に朦朧としている児を目の当たりにした保護者の不安と混乱は強い．通常通りに覚醒するまで生体監視モニターを装着し，観察室などに寝かせて何かあればすみやかに対応できるようにしておく．点滴についても緊急時処置に備えて覚醒までは留置しておく．覚醒を確認したら可能ならば水分摂取してもらい，誤嚥しないことを確認したうえで帰宅させる．「家に帰るまでが遠足です」と同様，「家に帰るまでが鎮静です」の心づもりで対応する．拮抗薬を用いて覚醒させると，拮抗薬の効果が切れてしまうと再度眠ってしまう危険性があるため避けるべきである．

帰宅する場合には最終診察時の児の状況や家族への説明内容を診療録に記載するとともに，あらかじめ施設で作成しておいた「帰宅後の注意事項」などの用紙を手渡しておくとよい．「当院の説明資料」を示す（**図**）．

（小児）検査・処置等で鎮痛薬・鎮静薬を使用した患者様への帰宅時説明書

本日あなたのお子さんは，検査・処置を安全かつ確実に行うため，眠くなる薬剤の投与を受けられました．今回，使用した薬剤は（　　　　　　　　　　）です．

(1) 投薬から検査処置開始まで

- □ 医師から特別に指示されていない限り，飲食はしないでください．
- □ 検査可能な状態になるまで，指定の場所でモニターを装着して待機してください．
- □ 薬剤のききはじめは，足元がふらついたり，意識がぼんやりしたり，逆に興奮したりすることがあります．転んだりベッドから転落したりする危険があるため，お子様から目を離さないように，必要に応じて抱っこや手つなぎなどしてください．
- □ 顔色が悪い，呼吸の様子がおかしい，興奮状態が続くなど，なにか気にかかることがあれば，ナースコールを渡されている場合はボタンを押すか，近くの医療関係者にお声かけください．

(2) 検査・処置終了後，帰宅途中から帰宅後

- □ 検査・処置終了後に全身状態を確認し，問題なく帰宅できる状態だと判断しています．まれに，時間が経過した後に薬剤の影響がみられることがあります．投与後24時間は注意が必要です．
- □ 帰宅途中も特にチャイルドシートにお子さんを乗せられる場合には注意ください．
- □ 顔色が悪い，呼吸の様子がおかしい，起こしても目を覚まさないなど，異常が発生した時は，早急に救急車を呼んでください．
- □ 帰宅後そのまま眠ってしまわれた場合，出来れば2時間以内に最低1回は，刺激を加えると短時間でも目を覚ますこと，呼吸の仕方がおかしくないことをご確認ください．
- □ 覚醒後もむせたり嘔吐したりすることがあります．水分が無理なく飲めることを確認してから，固形物を開始してください．目安として，検査終了後2時間以上あけて，通常の食事を食べさせてあげてください．
- □ 検査終了後8時間は，ひとりで入浴させないでください．
- □ 検査終了後24時間は，水泳などの危険を伴う運動，スケートボードなど手足を協調させて行う運動，自転車・バイク・自動車の運転はさけてください．
- □ その他，何か疑問点，心配な点などがありましたら，下記までご連絡ください．

説明者氏名＿＿＿＿＿＿＿＿＿＿＿＿＿＿＿＿　日付＿＿＿＿＿＿＿＿＿＿

以上，説明を受けました．
患者氏名＿＿＿＿＿＿＿＿＿＿＿＿＿＿＿＿

保護者指名＿＿＿＿＿＿＿＿＿＿＿＿＿＿＿＿　本人との関係＿＿＿＿＿＿＿＿

図　当院の説明資料

Q5 成人と小児の鎮静処置はどう違う？

A5 鎮静・鎮痛に対する基本的な考え方は同じ．準備するデバイスのサイズの幅が異なる

小児は解剖学的特徴から気道が相対的に狭く，鼻呼吸であることが多いために感冒や鎮静薬による分泌物が呼吸器系のトラブルにつながりやすい．もちろん指示に従ってくれることも少ないので，画像検査であっても鎮静処置が必要になることが多い．

成人であればCTやMRI，エコーといった画像検査で鎮静処置が必要になることはほとんどないが，一方でどういう検査をどういう目的で行うのかについては説明したうえで検査に臨むであろう．小児でも同様に児に対する説明と同意を取得するべきである．成人で鎮静を必要とする場合にモニタリングが必要であることは小児と同様である．

第1章 総論

確認問題

冒頭の患者（8歳男児，右上腕骨顆上骨折）について，すでに静脈路は確保されており，本人と両親に処置についての説明は整形外科医からなされ，同意書は取得ずみであり，透視室に生体監視モニターは揃っている．

❶問診で聴取しておくことは何か？
❷どの薬剤を使用するか？
❸徒手整復に時間がかかり，途中で心拍上昇や血圧上昇などの児が痛がる様子がみられた．必要な対処は？
❹無事徒手整復が終了した後に説明することは？

解答

❶AMPLEに加えて児の体重や水分摂取の最終時間も確認しておく
❷かなり痛みを伴う処置であるのでケタミンを選択する．健忘効果を期待してミダゾラムを少量追加してもよいかもしれない．
❸鎮静深度を評価し，児に声かけしつつケタミンの追加投与を考慮する．
❹いつごろ覚醒してくる見込みであり，覚醒するまではモニタリングを継続することを保護者に説明する．児が覚醒したら必ず診察したうえで，経口水分摂取を確認して鎮静処置終了となる．

参考文献

1)「小児の鎮静・鎮痛ガイダンス」（日本小児救急医学会 医療安全委員会ワーキンググループ/監，山本英一，他/編），中外医学社，2024
2) 日本小児科学会，他：MRI検査時の鎮静に関する共同提言（2020年2月23日改訂版）．日児誌，124：771-805，2020
3) 日本小児科学会医療安全委員会，他：小児科専門医研修施設におけるMRI検査時鎮静の現状．日児誌，121：1920-1929，2017

7 輸液，経口補水療法

加藤宏樹

症例

- 6カ月，女児，体重7 kg
- 3日前から嘔吐，2日前から水様性の下痢が出現．嘔吐症状は消失したが，下痢の回数が徐々に増加，その後から経口摂取不良となり病院を受診

Q1 救急外来で小児の脱水はどのように診断する？

A1 まずABCDEアプローチ，次に「身体所見」「病歴」から診断

成人と同様，小児の脱水の診断は難しい．画一的な診断方法はなく，「身体所見」「病歴」「バイタルサイン」の3つのポイントから総合的に判断をする．小児の救急外来の現場では，ABCDEアプローチが脱水の診断に有用である．ABCDEアプローチでCの異常を認識，二次評価で脱水に関連した「身体所見」「病歴」を確認して脱水と診断する．ABCDEから評価を行うことで，後述する代償性ショックや低血圧性ショックを早期に認識，早急に対応することもできる．

「身体所見」では，大泉門の陥凹，眼球の落ち窪み，涙の有無，口腔粘膜の乾燥，皮膚ツルゴールの低下，四肢の末梢冷感，Capillary Refill Time（CRT）を確認する[1～3]．「病歴」では水分の「Intake」と「Output」を意識して保護者から聴取する．「Intake」では何をどのくらいの量摂取しているのかできる限り詳細に確認する．「Output」では嘔吐，下痢，尿量，流涙の有無を確認する．特に「尿量の低下」は小児の脱水の初期のサインの一つであり，注意深い保護者であれば子どもの尿量低下を認知しているため必ず確認すべてき項目である[4]．

ただし，小児の軽度の脱水症（体重減少が5％以下）では身体所見で脱水所見を認めないこともあるため，ABCDEに異常がなくても小児の脱水は否定できないことを頭に入れておく．この場合はバイタルサインに異常がないため，比較的脱水の診断に時間を要しても患者の状態が悪化することは少ない．保護者から詳細な病歴聴取を行い，脱水症かどうか判断する．

Q2 輸液療法と経口補水療法の適応は？どのように判断する？

A2 脱水の重症度に応じて適応を判断する

輸液療法と経口補水療法の適応は脱水の重症度から判断する．急いで介入が必要な子どもは輸液療法，

表　脱水の重症度分類

身体所見
皮膚ツルゴールの低下
Capillary Refill Time 2秒以上
全身状態不良
涙がない
呼吸パターンの異常
口腔粘膜の乾燥
眼球の落ち窪み
橈骨動脈が触れにくい
頻脈＞150回
尿量低下

上記の項目数	脱水の重症度	体液量減少の程度
1~2	軽度	＜5％
3~6	中等度	5～10％
7~10	重度脱水	＞10％

文献3を元に作成

脱水はあるけど少し待てそうな子どもは経口補水療法を行うイメージである．まず脱水の小児患者に遭遇したときは脱水の重症度を評価する．脱水の重症度は体重減少/体液量の喪失の程度で分類され，5％未満であれば軽度，5～10％未満であれば中等度，10％以上であれば重度となる．小児の脱水の重症度は「表　脱水の重症度分類」を用いて判断する．**経口補水療法は軽度または中等度の脱水，かつ経口摂取が可能な場合に適応となる．輸液療法は中等度の脱水で経口摂取が不可能な場合，または重度の脱水が適応となる．**

体重の評価も重要であるが，小児は体重測定前後の摂取水分や排泄された尿便の影響で容易に体重が変化するため，体重の評価のみで重症度を判断してはいけない．また体重減少の程度を評価するうえで基準にすべき体重をどのように設定するかも難しい．通常は両親から聴取した体重を基準とすることが多いが，その体重がどのタイミング（水分や食事摂取前後，排便前後など），どのような格好（オムツを身につけた状態，衣服を着た状態など）で測定されたかはわからない．両親から聴取した体重を基準として体重のみで評価すると重度脱水となるが，本人は元気で身体所見やバイタルサインから脱水所見を認めないケースも臨床では時折経験する．

筆者は体重の確認も行っているが，体重よりも目の前の患者の状態を表している「身体所見」や「バイタルサイン」をより重視している．

Q3 経口補水療法では何をどのくらい飲ませる？

A3 経口補水液を50～100 mL/kgを目安に3～4時間かけてゆっくり飲ませる

経口補水療法には経口補水液（オーエスワン®）を用いる．市販のスポーツ飲料は過剰な糖濃度のため浸透圧が高く下痢を引き起こしやすく，かつナトリウム濃度が低いため低ナトリウム血症を引き起こす可能性があるため使用しない．

経口補水量の投与量は重症度から算出している．脱水の重症度が軽度～中等度の場合，体重減少は5～10％に相当することが多く，投与量として50～100 mL/kgを1つの目安としている．具体的な投与方法は1回5 mL（ペットボトルのキャップ 3/4程度）を5分ごとに投与開始，嘔吐がなければ徐々に投与間隔を短くしていき，3～4時間かけて目標量を摂取させる[5]．経口補水療法後に再度嘔吐することもあるが，嘔吐が持続的でなければ経口補水療法を継続することは可能である．下痢が持続する場合も下痢による水分喪失を補充するために適宜経口補水液を追加する．

ただし，経口補水療法開始後も嘔吐が持続する場合や本人の活気がなくなり経口摂取が困難となる場合はすみやかに輸液療法を開始する．

Q4 輸液療法を開始する前に意識すべきことは？

A4 「是正」輸液か「維持」輸液のどちらを行っているのか意識する．「是正」輸液療法では代償性ショックと低血圧性ショックを見逃さないようにする．

1）輸液のフェーズ

小児の輸液のフェーズは大きく**是正輸液**と**維持輸液**のフェーズに分けることができる（**図1**）．輸液療法を開始する前に，どちらの輸液療法を行っているのかを必ず意識する．

是正輸液と維持輸液の違いは端的にいうと「脱水があるかどうか」であり，是正輸液は**脱水のある**患者に行う輸液療法，維持輸液は**脱水のない**患者に行う輸液療法である．ちなみに初期輸液とは子どもたちに最初に行う輸液であり，通常は脱水のある子どもに輸液療法が開始されることが多いため「是正輸液≒初期輸液」となることが多い．是正輸液療法を行う際には，「低血圧性ショック」と「代償性ショック」を意識する必要がある．低血圧性ショックとは「循環不全徴候あり〔頻脈，末梢冷感，capillary refill time（CRT）の延長など〕＋低血圧の状態」，代償性ショックとは「循環不全徴候あり＋血圧が保たれている状態」である．**子どもは低血圧に至ると数分間で心停止となるため低血圧性ショックを見逃さない**

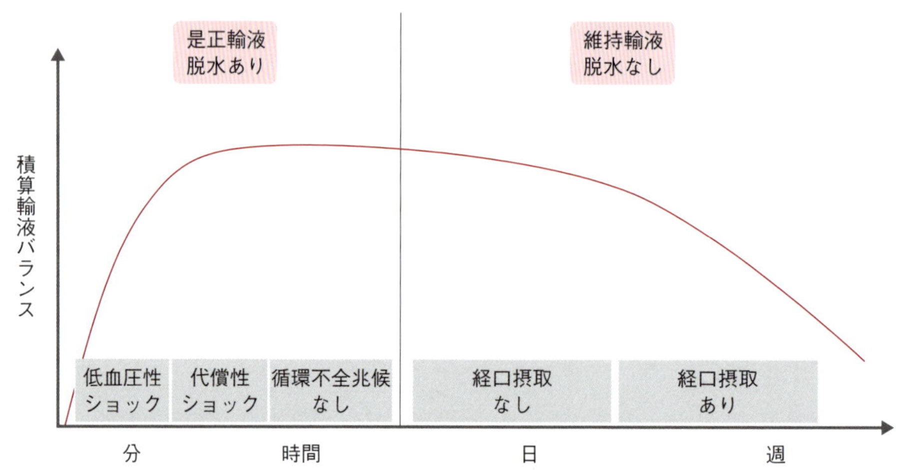

図1 小児輸液療法のフェーズ
是正輸液：現時点で不足している水・電解質を補充する療法，維持輸液：今後不足が予想される水・電解質を補充する療法

ことが重要であり，できれば低血圧性ショックの前段階である代償性ショックの状態をいち早く見つけて治療を開始することが望ましい．その一方で成人と比較して小児は血圧を測定する文化が非常に乏しく，血圧が測定されていないことも多い．具合の悪い子どもに遭遇したときにはまず「血圧は大丈夫？」と考え，血圧を測定する癖をつけてほしい．

2）重度の脱水の子どもの治療のコツ

重度の脱水の子どもの治療のコツはフェーズにあわせて時間軸を意識して治療を行うことである[6]．低血圧性ショックであれば「**分**（minutes）」，代償性ショックであれば「**時間**（hour）」，を意識して治療を行う．例えば，低血圧性ショックであれば5**分**間で輸液を投与，再評価を行う．代償性ショックであれば1**時間**後に再評価というように重症度にあわせた時間軸で輸液療法を行っていく．（維持輸液療法は重症度が低いため，「**日**（day）」を意識して輸液計画を考える）

輸液計画に迷うときほど，自分がいまどのフェーズで輸液を行っているのかわからなくなることが多い．「あれ，なぜ輸液を行うのだろう？」と迷う症例ほど，前述の**図1**のフェーズのどこに子どもがいるのか今一度確認してほしい．

Q5 救急外来で輸液を開始するときの輸液製剤は？

A5 等張液（生理食塩水またはリンゲル液）

救急外来で輸液を開始するときの輸液製剤は「等張液」，具体的には生理食塩水またはリンゲル液を選択する．

手元にある輸液製剤が「等張液」かどうかわからなければ，輸液製剤の「ナトリウム濃度」を確認する．輸液製剤のナトリウム濃度が「130～154 mEq/L」であればその製剤は等張液であり，それより低ければ低張液となる．小児でも成人同様に原則糖を含まない等張液を用いるが，小児は成人と異なり低血糖のリスクが高いため適宜低血糖の評価を行い，低血糖の補正を行う必要がある．詳細は「Q9 成人の輸液療法と小児の輸液療法の違いは？」を参考にしていただきたい．

等張液として生理食塩水とリンゲル液のどちらが有用であるかは現時点で確立したエビデンスは存在しない．他の輸液製剤と比較すると生理食塩水はCl含有量が高く，高Cl血症は腎臓の輸入細動脈を収縮，糸球体濾過量を減少させることで腎機能障害を引き起こすことが知られている[7]．その一方で，成人の大規模輸液研究でも生理食塩水の腎機能障害のリスクについてはさまざまな報告があり一定の見解はえられていないのが現状であり[7～9]，もちろん小児でも証明されていない．

私見になるが，重症脱水で大量の輸液投与（60 mL/kg以上）が必要な場合は高Cl血症のリスクが高くなるため生理食塩水よりCl濃度が低いリンゲル液が望ましいと考えるが，通常の診療で遭遇する脱水患者に対してはどちらの製剤を用いても問題ないと考えている．

Q6 救急外来で輸液を開始するときの輸液投与量と投与速度は？

A6 代償性ショックであれば10 mL/kgを1時間で投与．低血圧性ショックであれば20 mL/kgを血圧が上昇するまで急速投与

代償性ショックの子どもに対しては糖を含まない等張液（生理食塩水またはリンゲル液）を10 mL/

kg，1時間で投与し再評価する．低血圧性ショックの子どもに対しては糖を含まない等張液（生理食塩水またはリンゲル液）を20 mL/kg，低血圧が改善するまで急速に（5～10分で），くり返し投与する．体の小さな子どもに急速投与を行うことを躊躇う人もいるが，前述の通り低血圧性ショックは心停止の一歩手前であり，ここで急速投与を躊躇ってはいけない．一方，代償性ショックやショックに該当しない子どもの輸液療法については特に定まった方法はない．筆者の場合は子どもの状態や保護者とも相談の上，10～20 mL/kgの糖非含有等張液を低血糖に注意しながら2～4時間かけて投与する．

症例の続き

本人の全身状態が悪く，ABCDEアプローチで診察を開始．
C：心拍数170回，血圧90/55 mmHg，四肢の末梢冷感あり，CRT 3秒，四肢に網状チアノーゼあり，末梢の脈の触れは良好
Cで循環不全兆候（頻脈，末梢冷感，CRTの延長），二次評価で脱水所見（流涙なし，口腔粘膜乾燥あり）を確認．嘔吐，下痢，経口摂取不良，尿量低下の病歴も認めており「脱水」と診断．脱水の重症度は中等度（6項目：CRT 2秒以上，全身状態不良，涙がない，口腔粘膜乾燥の乾燥，頻脈>150回，尿量低下），代償性ショックと判断．10 mL/kgの糖なし等張液を1時間で投与開始．投与開始後，心拍数は170回から150回に低下．末梢冷感や網状チアノーゼも改善してきた．血液検査で血清Na値154 mEq/Lの高ナトリウム血症が判明した．

Q7 高ナトリウム血症が判明したら輸液製剤をすぐに変更する？

A7 原則，輸液製剤変更の必要なし

小児の脱水の治療中に高ナトリウム血症に遭遇したときは，ナトリウム濃度の補正よりもバイタルサインの安定化が優先される．例えば低血圧性ショックや代償性ショックの状態であれば高ナトリウム血症の治療よりもショックの治療が優先される．そのため輸液製剤の変更を行わずにまずはショックの是正を行っていく．理由はシンプルであり，ショックは治療が遅れると心停止となるからである．高ナトリウム血症は多少治療が遅れても心停止には至らない．高ナトリウム血症の治療はショックの是正が終わってから開始すべきであり，慌てて治療を開始する必要はない．ちなみに高ナトリウム血症の病態は体の自由水が不足している状態であるため，輸液の世界では自由水と呼ばれている5％ブドウ糖を投与することが治療することになる．下痢や尿がない状態であれば5％ブドウ糖を1 mL/kg/時で投与すると血清Na値は1日で6 mEq/L低下する換算式があるため，ショックの是正が終わっていればこの投与式を参考に高ナトリウム血症の治療を開始する．

Q8 低ナトリウム血症が判明したら輸液製剤をすぐに変更する？

A8 症候性であれば輸液製剤を3％NaClに変更．無症候性であれば原則，輸液製剤変更の必要なし

小児の脱水症の治療中に低ナトリウム血症に遭遇することもあるためここで解説する．低ナトリウム

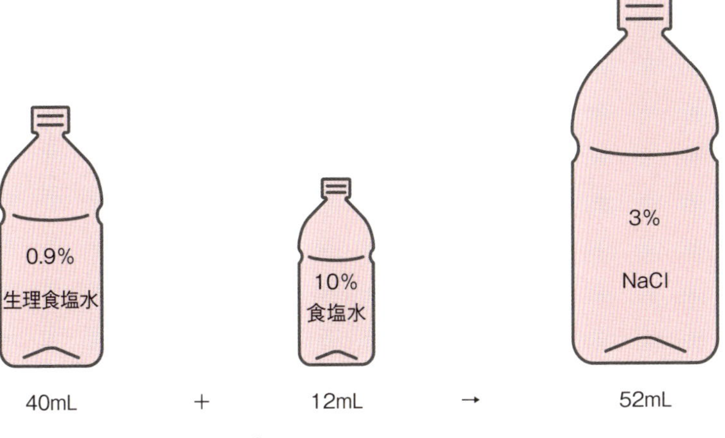

図2　3％Naclのつくり方

血症に遭遇したときも高ナトリウム血症と同様，ナトリウムの補正よりもバイタルサインの安定化が優先される．ただし，高ナトリウム血症と異なり低ナトリウム血症では症候性，つまり低ナトリウム血症によりけいれんや意識障害などの症状を認めている場合はすぐに輸液製剤を変更して症候性低ナトリウム血症の治療を開始する．具体的に症候性低ナトリウム血症では3％NaClを使用する．3％NaClは生理食塩水（0.9％）40 mLと10％NaCl 12 mLを混ぜ合わせて作成する．

1）3％NaClのつくり方（図2）

3％NaClは1 mL/kg投与すると血清ナトリウム濃度は約1 mEq/L上昇するため，症候性の低ナトリウム血症に用いられる．低ナトリウム血症による症状は血清ナトリウム値が4～6 mEq/L上昇すると消失するため，3％NaClを4～6 mL/kg/時で投与する[10)]．大事なことは3％NaClは症状が消失したらすみやかに投与を終了することである．3％NaCl使用の目的は低ナトリウム血症による症状を消失させることであり，血清ナトリウム濃度を上昇させることではないため症状消失後も漫然と使用を続けてはならない．

2）無症候性の低ナトリウム血症の場合

一方で，無症候性の低ナトリウム血症であればナトリウム濃度の補正よりもバイタルサインの安定化を優先する．小児の低ナトリウム血症の発症にはADH（antidiuretic hormone）という抗利尿ホルモンが関与している．小児は喘息や肺炎などの疾患に罹患，具合が悪くなるとさまざまな刺激によりADHの分泌が亢進されADHにより尿から自由水が再吸収されるようになり結果として低ナトリウム血症が引き起こされる．このADH分泌亢進は原疾患に対する治療が開始され（喘息なら吸入薬やステロイド，肺炎なら抗菌薬など）子どもの状態が安定するとすみやかに改善する．つまり，原疾患の治療が結果として低ナトリウム血症の治療につながるため，無症候性低ナトリウム血症の多くは追加の治療を行わずに改善することが多い．子どもの状態が改善後も低ナトリウム血症を持続的に認める場合は，水制限を検討する．

Q9 成人の輸液療法と小児の輸液療法の違いは？

A9 小児の輸液療法では低血糖に注意

輸液療法の考え方原則は，成人も小児も変わらない．ただし，小児では**低血糖**に注意が必要である．高血糖が多い成人とは逆に，小児では低血糖が問題となることが多い．小児の低血糖症状は発汗，嘔吐，傾眠，易刺激性など多岐にわたるため症状から判断することが難しく，血糖値を測定しなければ見逃す可能性が高い．低血糖の定義は血糖値が小児では60 mg/dL以下，新生児では45 mg/dL以下となる．筆者は糖を含まない等張液で低血圧性ショック，代償性ショックの子どもの輸液療法を行っており，投与中は常に低血糖には注意している．低血糖の補正量はブドウ糖0.5～1 g/kg/回，20％ブドウ糖を用いて行う場合は2.5～5 mL/kg/回を投与する．糖なしの輸液を大量に輸液負荷することは血糖値を低下させるため，輸液負荷の前の時点で低血糖の基準を満たさないが血糖値が低めの場合は事前に糖の投与も行うケースもある．

筆者が糖を含んだ輸液製剤で是正輸液を行わない理由は**医原性の高血糖**である．過剰な糖負荷により医原性の高血糖が引き起こされると，尿糖が陽性となり浸透圧利尿が引き起こされ多尿から脱水がさらに悪化する可能性がある．血糖値が180 mg/dLを超えると尿糖は陽性となり浸透圧利尿のリスクが上昇するため，注意すべきである．糖濃度が5％の輸液製剤を10 mL/kg/h以上で投与すると高血糖のリスクが上昇するため，筆者は原則代償性ショックや低血圧性ショックの子どもには糖を含んだ等張液を使用することは避けている．ただし，糖あり等張液の糖濃度の大部分が5％を占める中，本邦には1％糖濃度の輸液製剤（フィジオ®140）もあるため，こちらをうまく利用すれば医原性高血糖のリスクを抑えながら糖入りの輸液製剤を用いて治療を行うこともできる．大事なことは，自分が「糖あり」，「糖なし」どちらの等張液を用いているかを認識，それぞれを選択することでのリスク（糖なし等張液であれば低血糖，糖あり等張液であれば高血糖）を正しく認識することである．

確認問題

❶小児の脱水は（　）（　）（　）から総合的に判断する
❷代償性ショックとは（　）を認めるが（　）が保たれている状態である
❸低血圧性ショックとは（　）を認め，かつ（　）が低下している状態である
❹低血圧性ショックでは（　）を意識して代償性ショックでは（　）を意識して治療を行う
❺具合の悪い子どもをみたら必ず（　）を測定する
❻是正輸液療法中は成人と比較して小児では（　）に注意が必要である

解答

❶病歴，身体所見，バイタルサイン
❷循環不全徴候，血圧
❸循環不全徴候，血圧
❹分，時間
❺血圧
❻低血糖

第1章 総論

参考文献

1) Santillanes G & Rose E：Evaluation and Management of Dehydration in Children. Emerg Med Clin North Am, 36：259-273, 2018（PMID：29622321）
2) Steiner MJ, et al：Is this child dehydrated? JAMA, 291：2746-2754, 2004（PMID：15187057）
3) Gorelick MH, et al：Validity and reliability of clinical signs in the diagnosis of dehydration in children. Pediatrics, 99：E6, 1997（PMID：9113963）
4) Kliegman R：Maintenance and Replacement Therapy.「Nelson Textbook of Pediatrics, 22th ed」（Kliegman R & St Geme Iii JW, eds）, pp525-529, Elsevier, 2024
5)「エビデンスに基づいた子どもの腹部救急診療ガイドライン 2017」（日本小児救急医学会診療ガイドライン作成委員会/編），pp5-40, 日本小児救急医学会，2017
https://minds.jcqhc.or.jp/common/summary/pdf/c00575.pdf（2025年3月閲覧）
6) Benes J, et al：Fluid Therapy: Double-Edged Sword during Critical Care? Biomed Res Int, 2015：729075, 2015（PMID：26798642）
7) Semler MW, et al：Balanced Crystalloids versus Saline in Critically Ill Adults. N Engl J Med, 378：829-839, 2018（PMID：29485925）
8) Young P, et al：Effect of a Buffered Crystalloid Solution vs Saline on Acute Kidney Injury Among Patients in the Intensive Care Unit: The SPLIT Randomized Clinical Trial. JAMA, 314：1701-1710, 2015（PMID：26444692）
9) Zampieri FG, et al：Effect of Intravenous Fluid Treatment With a Balanced Solution vs 0.9% Saline Solution on Mortality in Critically Ill Patients: The BaSICS Randomized Clinical Trial. JAMA, 326：1-12, 2021（PMID：34375394）
10) Seay NW, et al：Diagnosis and Management of Disorders of Body Tonicity-Hyponatremia and Hypernatremia: Core Curriculum 2020. Am J Kidney Dis, 75：272-286, 2020（PMID：31606238）

8 虐待

小橋孝介

症例

- 3歳2カ月，男児，体重15 kg
- 上気道症状で受診したが，頬部に皮下出血を疑う皮膚変色を認めた
- 子どもの第一印象はよく，笑って壁のアンパンマンを指さしている

Q1 どんなときに虐待を疑う？

A1 子どもの安全・安心が守られていないとき

小児救急の現場では，**常に鑑別疾患として**虐待をあげて診療をする．子ども家庭庁が公開している子ども虐待対応の手引き（令和6年4月改正版）[1)]では「保護者の意図の如何によらず，子どもの立場から，子どもの安全と健全な育成が図られているかどうかに着目して」子どもの安全と健全な育成が図られていなければ虐待として捉え対応する必要があることが明記されている．このなかには，緊急的に保護者から分離して保護が必要な要保護児童[*1]だけでなく，地域での多機関多職種による支援が必要と考えられる要支援児童[*2]や特定妊婦[*3]も含まれる．

実際の臨床においては，家庭内での事故（転落や誤飲など），原因不明の傷害，原因不明の成長障害（るいそうなど）などに加え，かかわる誰かがその子どもや保護者について「気になる」「心配」と感じたときにはその懸念を放置せずに虐待対応につなげるためのアクションを起こす必要がある．

＊1　保護者のない児童または保護者に監護させることが不適当であると認められる児童

＊2　保護者の養育を支援することが特に必要と認められる児童

＊3　出産後の養育について出産前において支援を行うことが特に必要と認められる妊婦

Q2 虐待を疑ったとき，どのように対応する？

A2 Child Protection Team（CPT）に連絡する

全国の小児科入院施設をもつ医療機関ではCPTの設置が進んでおり，基本的に虐待を疑ったときはCPTに連絡する．CPTは医療機関内で虐待を含む子ども家庭福祉にかかわる対応を担う多職種チームである．ただし，CPTは設置されているが十分機能していない医療機関も多数存在することが報告されている．CPTが自施設に設置されていない場合やCPTが十分に機能していない場合は病院のソーシャル

ワーカーに連絡して対応を相談するのがよいだろう．

医療機関における虐待への対応としては，要保護児童に関する「通告」（義務）と要支援児童や特定妊婦に関する「情報提供」（努力義務）が法律に基づき求められている．

「通告」は要保護児童に関して行うもので，一義的な通告窓口とされているのは市町村である＊4．しかし医療機関から通告する場合，緊急性が高く，一時保護などの措置を要することも多いため直接児童相談所に通告をすることが多い．基本的に**迷ったら児童相談所に通告**する．通告に際して保護者の同意を得なくとも刑法の守秘義務違反や個人情報保護法の違反にはあたらないことが明示されている．

「情報提供」は要支援児童や特定妊婦に関して行うもので，情報提供窓口は市町村である＊4．通告と同様に情報提供に際しても保護者の同意を得なくとも刑法の守秘義務違反や個人情報保護法の違反にはあたらないことが明示されている．「支援が必要そう」と思われる親子がいたら，同意の有無にかかわらず，少なくとも市町村へ情報提供は行う．

＊4　市町村の窓口は令和6年から設置が進められている「子ども家庭センター」が担うことが多いが，自治体によって名称が異なるため，自身の地域の窓口はあらかじめ確認しておくとよい

memo

・虐待を減らすためには，「ちょっと気になる」「支援が必要かも」という要支援児童や特定妊婦の段階で地域の支援機関につなげることが重要

・家庭内での事故で，救急外来では何も気にならない親子だったとしても，実際に情報提供を行うと2～3割はすでに「気になる」と他機関から情報提供が行われている．家庭内で事故が起こる時点で，何か支援が必要な状態である可能性が一定程度あると考え行動する

Q3 虐待を疑ったときにどのように診察する？

A3 保護者と子どもを分離して診察する

虐待を疑った時点で，できるだけ早期に保護者と子どもは分離して診察を行う．医療機関であれば，例えば身体計測や創傷処置等のためなど理由をつけて分離するとよいだろう．分離する理由は，子どもから正確な事実を聴きとるためである．虐待を受けている場合，保護者の前で子どもが本当の事実を話すことは難しい．また，子どもの前で保護者が創傷等の受傷機転について説明した場合，その後子どもは保護者の行ったとおりに説明するようになってしまうことがある．

皮膚所見については，カメラで記録する．カメラで撮影の際は以下の点に注意する．

- 定規やメジャーなどスケールをあてて撮影する
- 誰の皮膚所見かわかるよう顔と皮膚所見の両方が入る写真を1枚は撮影する
- 1つの皮膚所見に対して遠近，多方向から複数枚撮影する

Q4 どのように話を聴く？

A4 開いた質問で，聞きすぎない

子ども，保護者に話を聞く際には，「このきずどうしたの？」など，開いた質問で行う．そのうえで得

られた情報は，**逐語的に（話された言葉通りに）**診療録に記録する．医療者は患者の言葉を診療録に記載する際に省略や要約してしまうことが多いため，注意を要する．これは虐待の臨床において，その内容が時間とともに変化することも虐待の一つの所見であり，後に保護者や子どもがそのときどのように話していたのかが重要になるからである．

子どもに話を聞く際，開いた質問に何か答えた場合，「もう少し詳しく聞かせてくれる？」など，さらに開いた質問で詳細を確認し，子どもが話し終えたら，それ以上は聞かない．特に，「いつ？」などの時系列について正確に答えることは困難であることが多く，その後の面接の信用性を保つためにも聞いてはならない．また，何も話さなかったとしても「ころんだの？」や「パパから叩かれたの？」など，誘導するような質問をしてしまうと，子どもは「この人はそう答えてほしいのかな」とそのように答えるようになってしまい，その後の面接の信用性を落としてしまうことにつながるため，このような質問もしない．何も答えない，「わからない」と答えたりした場合は，その旨を記録すればよい．

保護者に話を聞く際，「ぶつけたんですか？」や「ベッドから落ちたのでしょうか？」など受傷機転について質問すると，それが言い訳のヒントになってしまうこともあり，このような質問はしない．また「叩いたんですか？」など虐待を直接疑っていることを示すような質問ももちろん避ける必要がある．

Q5 身体診察はどのように行う？

A5 頭の先から足の先まで丁寧に外表所見を観察する

身体診察では，主に皮下出血や熱傷などの皮膚所見を中心に全身を丁寧に診察する．虐待による皮下出血の好発部位を**図1**[2)]に示す．通常子どもの転倒などによって起こる皮下出血は前額部，肘や膝，下腿伸側などに多い．腹部，背部，臀部などの被服部位や耳，頸などに皮下出血を認める場合は子ども虐待の可能性が高くなる．4歳未満の皮下出血について，子ども虐待を疑う皮下出血をスクリーニングする臨床判断基準として，**TEN-4-FACESp**がある．これは4歳未満の子どもにTEN領域（体幹torso，耳ear，頸neck）やFACES（唇小帯frenulum，下顎角angle of jaw，頬cheek，眼瞼eye lid，結膜下subconjunctivae）の皮下出血，パターン痕（patterned，**図2**）[3)]を認めたり，4カ月以下の子どもに皮下出血を認める場合，子ども虐待に対する感度は95.6％，特異度は98.8％で子ども虐待を診断できると報告されている[4)]．特にFACESは虐待による頭部外傷のおよそ1/4に先行して認めるとされる警告的損傷（sentinel injury）にあたる見逃されやすい皮下出血である[5)]．微細な皮下出血にであっても見逃さずに対応につなげることが重要である．

Q6 子どもの安全を確保するために入院させたい．保護者にどう説明する？

A6 医学的な問題に焦点をあて，精査するために入院することを伝える

Q5に示したような皮下出血を呈する子どもは一見元気なことが多い．しかしながら，それをそのまま自宅に帰してしまうと，重篤化しまた救急外来に戻ってくることになってしまう．子ども虐待対応を行うためにも，そこで入院させて子どもの安全をまず確保する必要がある．そのためには保護者に対して入院が必要であることを説明する必要がある．この際には子ども虐待を疑っていることを伝えるので

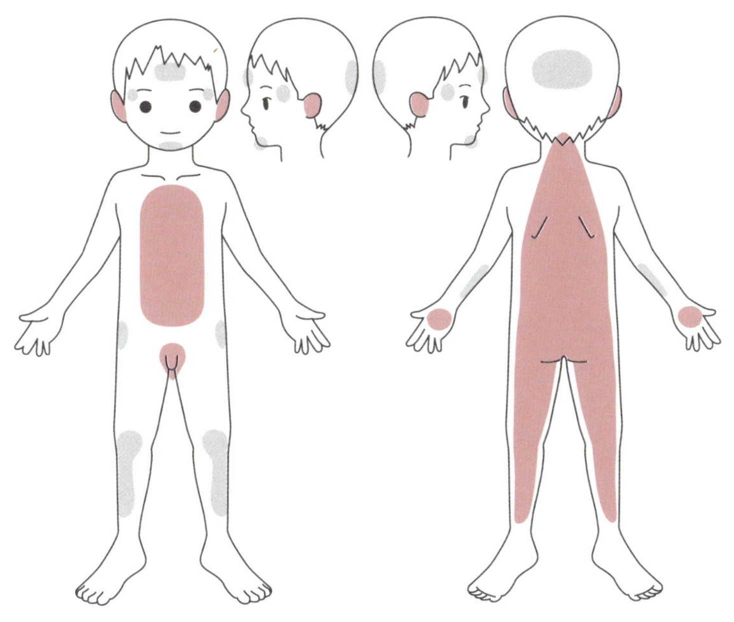

図1　身体症状から子ども虐待を疑う
文献2より転載

はなく，医学的な問題に焦点をあて，その精査のために入院を要することを説明する．その一例を**表1**[2]に示す．

Q7　なぜ虐待が起こる？

A7　虐待は保護者，子ども，養育環境の要因が絡み合って発生する

子ども虐待は**表2**に示すような保護者，子ども，養育環境の要因が絡み合って発生する．**虐待対応は犯人捜しではなく**，さまざまな要因によって虐待せざるを得なくなってしまったその状況に支援の手を差し伸べ，子どもだけでなく保護者にとっても安全・安心な環境を整える入り口となる．

Q8　高齢者虐待との違いは？

A8　基本的な構造は子ども虐待と同質である

主体となる者の「安全・安心が阻害される行為」という点において，主体が高齢者であるか子どもであるかの違いであり，同質の事象である．ともに生活していくうえで家族や保護者に依存せざるを得ない状況のなかで虐待は発生し，自分からSOSの声を上げられないことが多い．対応においては，高齢者虐待の通告窓口は市町村の地域包括支援センター等の窓口であるが，子ども虐待は市町村の子ども家庭センター等だけでなく，都道府県や中核市に設置される児童相談所も通告を受け付けている．なお，一時保護などの措置権限をもつのは児童相談所である．

Ⅰ. 手による挫傷：最も身近な"道具"で，頻度が高い．

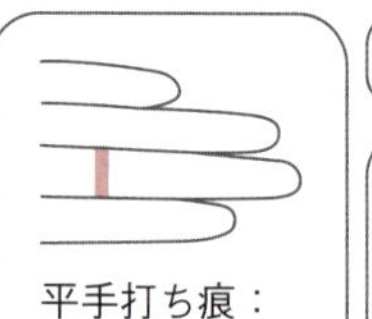

平手打ち痕：少しぼやけた，指の大きさの直線状の2-3本の縞状痕．指輪痕を認めることもある

つねり痕：三日月状の一対の挫傷

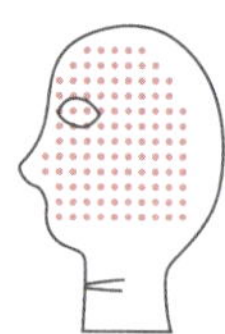

絞頸：頸部の挫傷と，上眼瞼や顔面の点状出血．時に眼球結膜充血も伴う

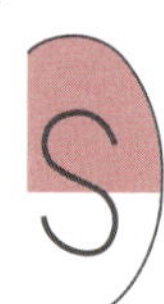

耳介内出血：肩・頭蓋等に守られる為，偶発外傷であることは稀

指尖痕・手拳痕・握り痕：等間隔の卵型挫傷．
指爪により時に皮膚の裂傷が併存する．
時に重篤な顔面びまん性挫傷，眼窩貫通外傷を伴う

Ⅱ. 道具による挫傷：身近な生活用具が用いられることが多い．
＊警察等と協力し，家庭内捜索で，成傷器を同定する必要も．
＊損傷と器具の両方の写真を撮影することが重要

ベルトや革紐：平行面がある．体の輪郭に沿い曲線を形成

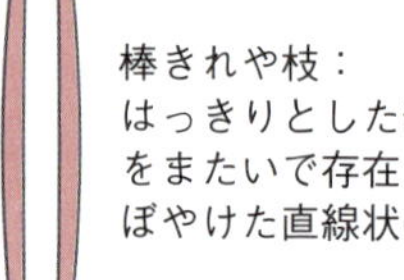

棒きれや枝：はっきりとした部位をまたいで存在する，ぼやけた直線状の痕

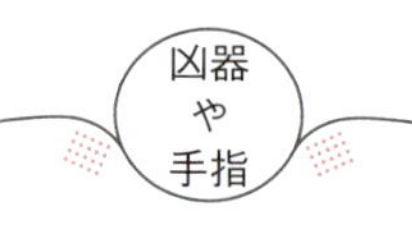

辺縁に二重線形成（二重条痕という）

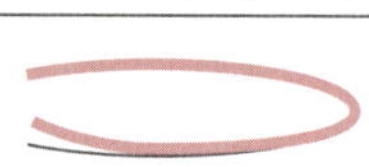

ループコード痕：細い直線状の，片側が開いた楕円状の痕．多発傾向あり

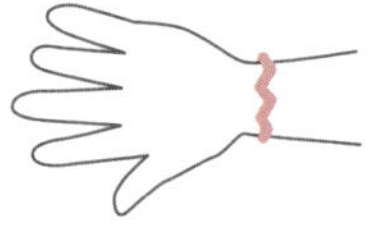

緊縛痕：紐・帯による四肢やペニス周囲の円周性の帯状痕．ペニスは毛髪の事も．

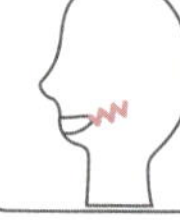

猿ぐつわ痕：口角部位の擦過傷

ヘアブラシ痕：等間隔の挫傷・擦過傷

図2　パターン痕
文献3より転載

表1　虐待を疑う症候と入院を要する鑑別

症状・徴候	虐待と鑑別すべき疾患として説明する事項
多発性の出血斑	出血傾向等血液疾患の精査，頭蓋内出血合併の防止
繰り返す骨折	くる病や骨形成不全症など病的骨折の精査
頭部外傷	頭蓋内出血の有無の精査，中枢神経障害合併の精査
腹部外傷	内臓損傷合併の精査
やせ，体重増加不良	脱水症の治療，成長ホルモンの分泌検査
発達の遅れ	神経・筋疾患や代謝性疾患などの原因疾患の精査
無気力，異食	代謝性疾患の疑い
家出，放浪，乱暴	注意欠陥多動性障害等の精査と治療

文献2より転載

表2　虐待の要因

保護者	育児不安，逆境的小児期体験（ACE），病気・障害，精神疾患　等
子ども	育てにくさ（かんしゃく，こだわりなど），病気・障害，等
養育環境	夫婦関係の不和（DVなど），ひとり親，経済的不安，孤立（孤育て）　等

確認問題

冒頭の患者を診察した（3歳2カ月，男児，体重10 kg）.

❶まず何をする？

❷問診の際は（開いた・閉じた）質問で行う

❸皮膚所見の写真撮影の際に注意すべき点は？

解答

❶まず保護者と分離する．保護者と分離する際は「子どもの身体計測や処置を行う」，「保護者に書類作成を依頼し子どもを預かる」など，それぞれの現場でどのように分離するかあらかじめシミュレーションをしておくとよい．また定型発達であれば，3歳を過ぎると「誰が」「何をした」は答えられる．低年齢であっても分離して話を聞く努力をする．

❷開いた

❸スケールを当てる，顔と皮膚所見を入れて撮影する，遠近・多方向から撮影する

参考文献

1）こども家庭庁支援局虐待防止対策課：子ども虐待対応の手引き（令和6年4月改正版）
https://www.cfa.go.jp/assets/contents/node/basic_page/field_ref_resources/c0a1daf8-6309-48b7-8ba7-3a697b-b3e13a/0635895f/20240422_policies_jidougyakutai_hourei-tsuuchi_taiou_tebiki_22.pdf

2）日本子ども虐待医学会：一般医療機関における子ども虐待対応ガイド
https://jamscan.jp/dl/download.cgi?name=ippan_manual.pdf（2025年3月閲覧）

3）山田不二子：子ども虐待対応医師のための子ども虐待対応・医学診断ガイド．厚生労働科学研究 子どもの心の診療に関する診療体制確保，専門的人材育成に関する研究 2010年度報告書（研究代表者：奥山眞紀子），p133，2010
https://mhlw-grants.niph.go.jp/system/files/2010/103011/201018005B/201018005B0007.pdf（2025年3月閲覧）

4）Pierce MC, et al：Validation of a Clinical Decision Rule to Predict Abuse in Young Children Based on Bruising Characteristics. JAMA Netw Open, 4：e215832, 2021（PMID：33852003）

5）Sheets LK, et al：Sentinel injuries in infants evaluated for child physical abuse. Pediatrics, 131：701-707, 2013（PMID：23478861）

9 薬剤の使い方

抗菌薬を中心に

手塚宜行

症例1

ある日の午後8時，救急外来にウォークインで小児の患者さんが保護者に連れられてやってきた．

- 4歳，男児，体重16 kg
- 3日前から鼻水，せき，夕方から熱

Q1 小児に薬剤を処方するときに，聴取すべき情報は？

A1 年齢と体重！ 基礎疾患がある場合は腎機能！

小児の場合，薬物の吸収や分布，代謝，排泄が年齢とともに変化し，用量と投与間隔が異なってくることから，年齢も重要な因子である．

年齢を踏まえたうえで，小児の薬剤は一般的に体重によって処方量が決められる．しかし実際に処方しようとすると，キリのよい量にならず，なんとなくもやもやすることも多い．細粒やドライシロップの剤形がある場合はキリが悪くても（例えば216 mgでも）よいが，錠剤の粉砕や脱カプセルが必要になる場合は，準備してくれる薬剤師さんの負担と薬品のロスも考えて，**キリがよくなるように処方量の調整を検討する**．また投与量は成人量を超えないのが原則である．

成人と違い，小児では腎機能に異常がない場合がほとんどであるが，基礎疾患のある児では腎機能を確認する習慣をつける．また長期臥床の児などでは，血清クレアチニン値が腎機能の指標とならない場合が多い．検査値に異常がないから問題ないのではなく，目の前の児の状態を踏まえると，その検査結果の値はどうなのか，その都度評価する姿勢をもつ．

Q2 小児に薬剤を処方するときに，参照すべき情報源は？

A2 その薬剤の添付文書やインタビューフォーム，UpToDate Lexidrugなど

信頼のおける情報源を参照するのがきわめて重要である．インターネットを介してPMDAのホームページより各薬剤の添付文書やインタビューフォームを参照することで，この薬剤が小児に適応があるのか，また適応がある場合は年齢や体重に応じた投与量を閲覧することができる[1)]．また「UpToDate Lexidrug」は有料であるが世界中の医療機関で利用されているオンライン医薬品情報リソースである（UpToDateで検索する際に，薬剤名を入力すれば検索可能）．小児の薬剤に関する書籍では「Harriet

Lane Handbook」，抗菌薬に関する書籍では，「レジデントのための小児感染症診療マニュアル」や「小児感染症のトリセツ REMAKE」などが参考になる．

Q3 救急外来で小児に使う抗菌薬は？

A3 アモキシシリン，アモキシシリン/クラブラン酸，セファレキシンを使いこなせ！

感染症診療では，病歴から患者背景を考え，身体所見から感染臓器とその感染臓器で問題になりうる原因微生物を想定し，適切な抗菌薬を選択する．これは小児救急の場でも同様である．

救急外来で小児に使う抗菌薬はそんなに多くない．内服ならアモキシシリンとアモキシシリン/クラブラン酸，セファレキシン，アジスロマイシン，静注ならセフトリアキソンを使いこなせれば十分である．

Point

小児に「使える」内服抗菌薬

- 生物学的利用能が高い
- 目標臓器への移行性がよい
- 想定する原因微生物と抗菌薬のスペクトラムが一致する
- その感染症での治療実績がある

Point

「小児」に使える内服抗菌薬

- 内服可能な年齢である（3カ月以降）
- 内服可能な剤形がある
- 小児特有の副作用がない

これらのポイントを踏まえた小児救急で使える内服抗菌薬は**表1**の通りである．

また小児救急でよく使う抗菌薬の投与量は**表2**の通りである．

Q4 救急外来で内服抗菌薬を出すのはどんなとき？

A4 外来治療が可能な細菌感染症＋児の状態で，児の内服に問題がないとき

いくつかの前提条件がある．

まずは患者のバイタルサインが安定しており，外来治療が可能な状態であることは言うまでもない．バイタルサインが不安定な状態で，帰宅させることはできない．さらに内服抗菌薬での治療が可能な疾患であること．これらを満たす場合に外来治療が検討される．

そのうえで内服抗菌薬を処方する場合，嘔吐やひどい下痢がないこと，吸収不全をきたす病態がないこと，嚥下障害がないこと，意識レベルの低下がないことなど，内服の障害になる状態がないことを確認する．そのうえで前述の「小児」に「使える」内服抗菌薬のポイントを確認し，適切な内服抗菌薬を選択する．

表1　小児救急で使える内服抗菌薬の一覧

薬剤名	生物学的利用能（%）	日本での剤形
ペニシリン系		
アモキシシリン	80	細粒，錠剤，カプセル
アモキシシリン/クラブラン酸	80/30～98	ドライシロップ，錠剤
セフェム系		
セファレキシン	90	顆粒，錠剤，カプセル，ドライシロップ
マクロライド系		
クラリスロマイシン	50	ドライシロップ，錠剤
アジスロマイシン	37	細粒，錠剤，カプセル
リンコマイシン系		
クリンダマイシン	90	カプセル
葉酸代謝拮抗薬		
スルファメトキサゾール/トリメトプリム（ST合剤）	85	顆粒，錠剤，注射薬

文献1，2を元に作成

表2　小児救急でよく使う抗菌薬とその投与量

感染症	頻度が高い原因微生物	抗菌薬	投与量	投与回数
溶連菌性咽頭炎	A群β溶連菌	アモキシシリン	50 mg/kg/日	分1～2
中耳炎，副鼻腔炎	肺炎球菌，インフルエンザ菌	アモキシシリン	80～90 mg/kg/日	分3
		アモキシシリン/クラブラン酸	90 mg/kg/日（アモキシシリン量）	分2
細菌性肺炎	肺炎球菌，インフルエンザ菌	アモキシシリン	90 mg/kg/日	分3
	肺炎マイコプラズマ	アジスロマイシン	10 mg/kg/日	分1
皮膚軟部組織感染症（丹毒・蜂窩織炎）	黄色ブドウ球菌・A群β溶連菌	セファレキシン	50 mg/kg/日	分3～4
	MRSA	ST合剤	8～12 mg/kg/日（トリメトプリム量）	分2
		クリンダマイシン	30～40 mg/kg/日	分3

Point

救急外来で内服抗菌薬を出すときのポイント

- バイタルサインが安定していること
- 内服できる状態にあること（嘔吐がない，吸収が障害されていない，嚥下障害がないなど）
- 内服治療が可能な疾患であること

症例2

- 8歳，女児，体重26 kg
- 今朝から咽頭痛があり，夕方から39℃の発熱があり，救急外来を受診
- 口蓋垂の発赤と軟口蓋の点状出血，前頸部リンパ節の腫脹あり
- A群β溶血性連鎖球菌迅速抗原検査陽性

Q5 溶連菌性咽頭炎で処方する内服抗菌薬は？

A5 アモキシシリン　50 mg/kg/日（最大量1 g/日）分1～2　10日間

溶連菌性咽頭炎は高熱をきたすことが多いため，救急外来でよく遭遇する疾患の一つで，治療反応性がよく，治療開始後翌日から3日以内に発熱や咽頭痛など症状の改善を得ることが多い．

治療の目的は，解熱を含む症状の改善とリウマチ熱の予防である[3]．**リウマチ熱の予防のため治療期間を遵守するよう指導する**ことが最も重要である．溶連菌は3歳未満での保菌はあるが罹患は稀とされ，さらに発症してもリウマチ熱をきたさないと言われているので，3歳未満での診断と治療には慎重な姿勢が必要である．

治療によりリウマチ熱は予防できるが，**急性腎炎は予防できない**ため，血尿，浮腫などの急性腎炎を疑う症状を認めた場合は再診を指導する．

A群β溶連菌の保菌者は治療する必要がない．溶連菌性咽頭炎を疑う咽頭所見のない患者で不要な検査を行ってはならない．

第一治療薬はアモキシシリン，10日間である[4]．

症例2の経過

- 体重26 kg，カプセルの内服可能だったため，アモキシシリン250 mgカプセル　1回2カプセル 1日2回（1,000 mg/日） 2日分を処方
- 状態が落ち着いていれば，明日もしくは明後日にかかりつけ医を受診し，処方継続を含め経過観察してもらうよう説明

症例3

- 1歳，男児，体重10 kg
- 1週間前から鼻汁，咳嗽，夜間から38℃の発熱と耳痛があり，救急外来を受診
- 両側鼓膜の一部発赤と部分的な膨隆あり

Q6 中耳炎や副鼻腔炎で処方する内服抗菌薬は？

A6 アモキシシリン　80～90 mg/kg/日（最大量3 g/日）　分2～3

中耳炎も副鼻腔炎も適切な診断と重症度分類に応じたマネジメントが重要である．詳細はガイドラインを参照[5]．軽症であれば抗菌薬非投与で3日間の経過観察が推奨されている．

新生児や早期乳児で中耳炎をきたすことは稀なので，その場合は小児科医，耳鼻咽喉科医にコンサルトする．

乳児期以降で中耳炎の治療が必要な場合は，肺炎球菌やインフルエンザ菌を想定し，非重症の場合の第一選択薬は高用量アモキシシリンである[4]．症状や所見の定期的な経過観察のうえで治療期間を決定する．

症例3の経過

- 重症の中耳炎と診断，鼓膜切開も念頭に入れつつ，内服抗菌薬を処方することにした
- 細粒なら内服可能だったため，アモキシシリン1回300 mg　1日3回　1日分を処方
- 状態が落ち着いていれば，翌日にかかりつけ耳鼻咽喉科へ受診を勧めた

症例4

- 3歳，女児，15 kg
- 1週間前から鼻汁，咳嗽があり，2日前から39℃の発熱と咳嗽の悪化あり，夜間眠れず救急外来を受診
- 診察では右肺野にcoarse crackleを聴取し，胸部X線検査で，右中肺野の濃度上昇あり

Q7 細菌性肺炎で処方する内服抗菌薬は？

**A7 アモキシシリン　40 mg/kg/日（最大量1 g/日）分3　5日間.
マイコプラズマ肺炎の場合は，アジスロマイシン　10 mg/kg/日（最大量500 mg/日）3日間**

細菌性肺炎の主な原因微生物は肺炎球菌やインフルエンザ菌であるため，第一選択薬はアモキシシリンである[6]．小児の市中肺炎に対して常用量（35～50 mg/kg/日）と高用量（70～90 mg/kg/日）で有意差がなかったとする報告から[7]，日本のガイドラインでは保険適用の常用量である20～40 mg/kg/日での治療が推奨されている[6]．

学童期に近づくにつれて肺炎マイコプラズマの頻度が高くなり，乾性咳嗽や呼吸音の減弱，頭痛，咽頭痛が目立ち，皮疹を伴うこともある．しかしこれらの所見は非特異的であり，肺炎マイコプラズマが原因と診断できるものではない．肺炎マイコプラズマに対してβラクタム系抗菌薬は無効であるため，マイコプラズマ肺炎の場合の第一選択薬はアジスロマイシンなどのマクロライド系である[6]．

症例4の経過

- 細菌性肺炎と診断，呼吸状態は保たれていたため，外来で内服抗菌薬を処方することとした
- 細粒なら内服可能だったため，アモキシシリン1回200 mg　1日3回　2日分を処方
- 状態が落ち着いていれば，明日もしくは明後日にかかりつけ医の受診を勧めた

症例5

- 6歳，男児，体重21 kg
- 3日前に右前腕を蚊に刺され，かきむしっていたところ，発赤の範囲が拡大し，今日の夜間から38℃の発熱
- 診察では右上肢の可動制限はないが，虫刺痕を中心に長径15 cm楕円状の発赤と熱感，腫脹，圧痛あり

Q8 蜂窩織炎で処方する内服抗菌薬は？

A8 セファレキシン 50 mg/kg/日（最大量1 g/日） 分3～4

皮膚軟部組織感染症の主な原因微生物はA群β溶血性連鎖球菌と黄色ブドウ球菌である．内服抗菌薬の第一選択薬はセファレキシンである[8]．濃厚な医療曝露がある場合や治療経過がよくない場合はメチシリン耐性黄色ブドウ球菌を想定して，第二選択薬としてST合剤やクリンダマイシンを使用する[8]．

症例5の経過

- 全身状態は安定していたため，外来経過観察が妥当と判断し，内服抗菌薬を処方することとした
- 細粒なら内服可能だったため，セファレキシン 1回250 mg 1日4回 2日分を処方
- 状態が落ち着いていれば，明日もしくは明後日にかかりつけ医の受診を勧めた

Q9 救急外来で静注抗菌薬を出すのはどんなとき？

A9 外来で経過観察が可能だが内服困難な場合

児の状態から考えると外来で経過観察ができそうで，感染症の種類としても内服抗菌薬での治療が可能であるが，年齢などの要因により内服困難な場合がこれに該当する．その場合は，経静脈的な抗菌薬の投与を検討することになる．しかし投与することができるのは入院での治療と異なり，1日1回もしくは2回が限度であろう．必然的に，半減期の長い抗菌薬を選択することが求められる．その代表が，**セフトリアキソン**である．また，アジスロマイシンは内服不可の場合は点滴静注も可能である．

Point

よく使う静注抗菌薬の投与量を覚えよう

- セフトリアキソン 1日1回50 mg/kg（最大量2 g）
- アジスロマイシン 1日1回10 mg/kg（最大量500 mg）

Q10 静注抗菌薬はワンショット？ 点滴静注？

A10 点滴静注！

抗菌薬は細菌の最小発育阻止濃度（MIC）と臨床的な効果から，推奨薬が定まっている．抗菌薬は，その細菌のMICを超える血中濃度まで上昇させることで細菌に対する効果を発揮する．ワンショットすると，瞬間的に高い血中濃度を達成できるが，すぐに代謝され，MICを超える血中濃度を達成できる時間が短くなり，細菌へ作用する時間も短くなる．そのため，**静注抗菌薬は30～1時間程度で点滴静注する**のが一般的である．

Q11 成人に薬剤を処方するときと，小児に処方するときの違いは？

A11 小児には「使わない方がよい」薬剤がある！

成人と小児では疾患や原因微生物の頻度が異なっており，また小児では使用可能な抗菌薬に制限がある．そのため小児をみる場合は少し思考回路を切り替えておく必要がある．

年齢で考えると，3カ月未満で抗菌薬が必要な状態は，基本的に小児科医へコンサルトが必要な状態である．この年齢層で抗菌薬が必要かも？ と思ったら遠慮なく小児科医へ相談する．

また，**テトラサイクリン系（特にミノサイクリン）は不可逆的な歯牙黄染などが生じる**ため，8歳未満での使用は原則禁忌とされている．またフルオロキノロン系は幼若動物実験モデルで軟骨障害がみられたことから，小児への使用は原則として避ける必要がある．

Point

内服抗菌薬の「使わない方がよい」を覚えよう

- 3カ月未満
- テトラサイクリン系（特にミノサイクリン）
- フルオロキノロン系

確認問題

❶薬剤を処方するなら，すべての患者さんで（　）と（　）を確認する
❷溶連菌性咽頭炎であれば，（　）が第一選択薬である
❸抗菌薬治療が必要な中耳炎や学童期未満の細菌性肺炎であれば，（　）が第一選択薬である
❹救急外来で使える静注抗菌薬は，（　）と（　）である
❺小児に「使わない方がよい」抗菌薬の代表は，（　）系と（　）系である

解答

❶年齢，体重
❷アモキシシリン
❸アモキシシリン

❹セフトリアキソン，アジスロマイシン
❺テトラサイクリン，フルオロキノロン

参考文献

1) 医薬品医療機器総合機構（PMDA）
https://www.pmda.go.jp/（2024年10月現在）
2)「日本語版　サンフォード感染症治療ガイド2024（第54版）」（Gilbert DN，他／編），ライフサイエンス出版，2024
3) Spinks A, et al：Antibiotics for sore throat. Cochrane Database Syst Rev, 2013：CD000023, 2013（PMID：24190439）
4) Shulman ST, et al：Clinical practice guideline for the diagnosis and management of group A streptococcal pharyngitis: 2012 update by the Infectious Diseases Society of America. Clin Infect Dis, 55：e86-102, 2012（PMID：22965026）
5)「小児急性中耳炎診療ガイドライン 2024年版 第5版」（日本耳科学会，他／編），金原出版，2024
6)「小児呼吸器感染症診療ガイドライン 2022」（石和田稔彦，新庄正宜／監，小児呼吸器感染症診療ガイドライン作成委員会／編），協和企画，2022
7) Bielicki JA, et al：Effect of Amoxicillin Dose and Treatment Duration on the Need for Antibiotic Re-treatment in Children With Community-Acquired Pneumonia: The CAP-IT Randomized Clinical Trial. JAMA, 326：1713-1724, 2021（PMID：34726708）
8) Stevens DL, et al：Practice guidelines for the diagnosis and management of skin and soft tissue infections: 2014 update by the Infectious Diseases Society of America. Clin Infect Dis, 59：e10-e52, 2014（PMID：24973422）

1 第一印象とABCDE

鉄原健一

症例

ある日の午後10時，救急外来にウォークインで小児の患者が保護者とやってきた．

- 0歳6カ月 体重6 kg
- 2日前から鼻水，せき．今日から熱

Q1 患者に出会って，まずすることは？

A1 緊急度の評価！

診療の流れは，病歴聴取→身体診察→検査と習ったことと思う．しかし，救急の場では，その順番通りに診療を行わないことがある．救急患者を診るうえで最も優先することは**緊急度の評価**である．

緊急度とは，重症化に至る速度，あるいは重症化を防ぐための持ち時間あるいは時間的余裕[1]である．言い換えれば，**状態が悪くなるまでのスピード**である．今この瞬間の状態がよくても，少し時間が経ったらすごく悪くなるかもしれない．そのような病態を早く見つけ，早く対応することが大事である．

Q2 緊急度の評価はどうやってする？

A2 第一印象とABCDEアプローチ

患者に出会ったらまずは**第一印象**を，道具を使わず**数秒で**評価する（**表1**）．外観で全身状態，皮膚の色で循環を診る．そして，第一印象が悪かったら引き続き**ABCDEアプローチ**でより詳しく緊急度を評価する（**表2**，各所見の診かたは第2章2～4の各項目のABCDの項目参照）[2]．

小児は見た目が大事とよく言われるが，それは第一印象の大事さを示している．第一印象に関連して，医師の「なにかおかしい」という直観は重症感染症を予測するのに有用（感度61.9％，特異度97.2％，

表1 第一印象

外観	呼吸	皮膚の色
・ぐったり感 ・視線が合うか ・泣けるか	・姿勢（起坐呼吸など） ・呼吸数（速いか遅いか） ・呼吸努力（陥没呼吸，首振り呼吸） ・聴診器なしで聞こえる喘鳴などの音	・網状チアノーゼ，顔色不良 ・外出血 ・紫斑，発疹

表2　ABCDEアプローチ

Airway：気道	・発声 ・視診（胸の上がり） ・聴診（吸気性喘鳴）
Breathing：呼吸	・呼吸数，規則性 ・呼吸努力 ・エアの動き ・呼吸音 ・SpO_2
Circulation：循環	・心拍数 ・皮膚温 ・皮膚色CRT※1 ・脈の触れ ・血圧
Disability：神経	・意識（AVPU, GCS※2） ・瞳孔 ・血糖
Exposure：全身観察	・体温 ・発疹 ・外傷

※1 CRT：Capillary refill time（毛細血管再充満時間）
※2 GCS：Glasgow Coma Scale
文献2より引用

陽性尤度比22.4）という報告がある[3]．ちなみに，保護者の「前の病気と違う」という直観も重症感染症の予測に有用である（感度46.4％，特異度96.8％，陽性尤度比14.4）[4]．

症例の第一印象

- 悪い：ややぐったり（視線は合うが四肢はだらんとしている），1秒に1回くらいの速い呼吸
- 皮膚の色はよい

Q3 第一印象が悪いときはどうする？

A3 人を集める，酸素投与，モニター装着（心電図，パルスオキシメーター）

ここ最近，酸素の有害さが強調されているが，初期対応の際は酸素は大量でかまわない．不要になったら減らせばよい．ちなみに，SpO_2が低くなくてもショックの場合は酸素を投与してよい．ショックとは末梢組織に酸素が足りない状態だからだ（「ショック＝血圧が低い状態」ではない）．状態が悪いのにSpO_2が測定されるまで酸素投与を待ってはいけない．

モニターは，状態が悪いならパルスオキシメーターだけでなく心電図も装着する．小児は呼吸が悪いことが多いので心電図モニター装着を忘れやすい．

Q4 第一印象がわからないときはどうする？

A4 ABCDEでも緊急度を評価できるので第一印象がわからなくても大丈夫！

第一印象は大事だが，数秒で判断できるようになるにはそれなりの経験が必要である．第一印象がわからなければ小児の緊急度が判断できないかというとそうではない．ABCDEアプローチで緊急度を診ればよい．ABCDEアプローチは第一印象をより詳しく診るものだからだ．

ABCDEアプローチはA（Airway：気道），B（Breathing：呼吸），C（Circulation：循環），D（Disability：神経），E（Exposure：全身観察）を評価し介入することである．第一印象の外観がD，呼吸がAとB，皮膚の色がCとEにあたる．ABCDEがなぜ大事か？ 生命の維持に酸素が必要だからである．A→B→C→Dは酸素が体を流れる順番で，どこが途切れても命に関わる．

Point

- **すべての患者で緊急度の評価をする（図）**
- **患者に出会った瞬間に第一印象を評価し，第一印象が悪いときは人，酸素，モニターを準備してからABCDE評価を行う**
- **第一印象が悪くないorよいときは診療が終わるまでにABCDEを評価する．たとえば，病歴聴取後の身体診察の中で，ABCDEの身体所見を取る**

症例のABCDE

- A：開通
- B：呼吸数60回/分，胸骨上窩に軽度陥没呼吸あり，肋弓下に強い陥没呼吸あり，肺胞呼吸音両側減弱，呼気努力あり，呼気延長あり，両側胸部にrhonchiあり，cracklesなし，SpO_2 94％（室内気）
- C：心拍数160回/分，チアノーゼなし，冷感なし，CRT 1秒，血圧90/60 mmHg
- D：A/AVPU，瞳孔3 mm/3 mm迅速/迅速
- E：体温39.6℃，発疹なし

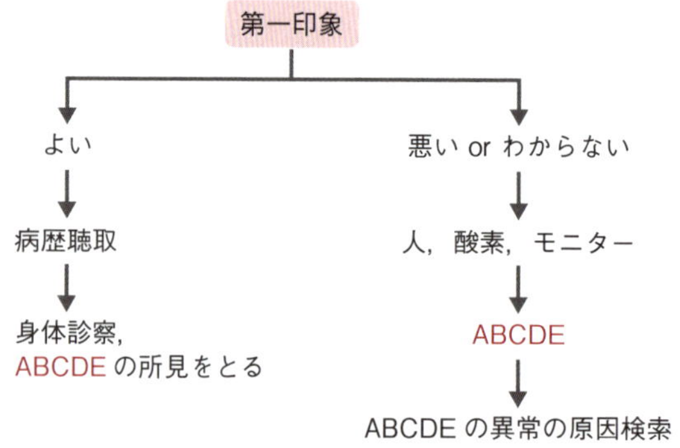

図　第一印象とABCDEいつ使う？

表3　呼吸障害のタイプ分類と所見の例

分類		所見
上気道閉塞	クループ，深頸部膿瘍など	吸気性喘鳴（stridor），嗄声，流涎，開口障害
下気道閉塞	細気管支炎，気管支喘息急性増悪など	呼気延長，呼気努力，呼気性喘鳴（wheeze, rhonchi）
肺組織病変	肺炎，肺水腫など	呻吟，crackles
呼吸調節障害	意識障害，けいれんなど	不規則な呼吸，徐呼吸

表4　循環障害のタイプ分類と所見の例

分類		所見
循環血液量減少性	脱水，出血など	嘔吐・下痢の病歴，出血
血液分布異常性	敗血症，アナフィラキシーなど	末梢暖かい，CRT短縮，感染兆候，アナフィラキシーの所見
心原性	心筋炎など	呼吸障害，crackles，肝腫大，心収縮低下
閉塞性	肺血栓塞栓症，緊張性気胸など	エコーで右心負荷（D-shapeなど），Lung sliding消失

Q5 この患者さんはABCDEのどこが悪い？ そのなかでも呼吸，循環の重症度とタイプは？

A5 BとEが悪い．呼吸：呼吸窮迫，下気道閉塞．循環障害なし

ABCDEを評価したら，ABCDEのどこが悪いかと，呼吸，循環それぞれについて，重症度とタイプ分類を行う（**表3**，**表4**）．

呼吸の重症度は**呼吸窮迫**と**呼吸不全**がある．呼吸不全は，著明な頻呼吸，徐呼吸，無呼吸，意識障害のように呼吸のサポートが必要な状態である．

循環の重症度は**代償性ショック**と**低血圧性ショック**がある．この2つのショックの違いは収縮期血圧である．新生児＜60 mmHg，1～10歳＜70＋年齢×2 mmHg，11歳以降＜90 mmHgが低血圧の基準である．血圧が下がる前に対応することが重要だ．

提示症例の場合，呼吸障害の重症度は，すぐにバッグマスク換気のような呼吸のサポートが必要ではないため呼吸窮迫で，タイプ分類は呼吸延長・呼気性喘鳴（rhonchi）があるので下気道閉塞である．

Q6 緊急度の評価，介入の後はどうするの？

A6 ABCDEの異常の原因検索（二次評価），プロブレムごとにmust rule out疾患を探す

ABCDEが悪いことがわかったら原因検索を行う．それには焦点を絞った病歴聴取と，焦点を絞った身体診察を行う．また，必要に応じて検査を行う．ABCDEの次には，プロブレムリストを上げて，それぞれのプロブレムリストごとに致命的な疾患（must rule out疾患）を上げて検討していく．

掲示症例では，まずは**AMPLE**（memo参照）でアレルギーなし，薬剤使用なし，既往歴なし，最終飲食3時間前にミルク30 mL，経過は問診表と同様．保育園でRSウイルス感染症が流行っている．追加の診察で異常はなく，RSウイルス迅速検査が陽性で，RSウイルス細気管支炎と診断した．

表5　年齢別の呼吸数，心拍数

年齢	呼吸数（回/分）				心拍数（回/分）			
	緊急	準緊急	準緊急	緊急	緊急	準緊急	準緊急	緊急
0～3カ月	＜25	＜33	＞51	＞60	＜111	＜127	＞158	＞173
4～6カ月	＜23	＜32	＞48	＞57	＜106	＜121	＞152	＞167
7カ月～1歳	＜22	＜29	＞44	＞52	＜97	＜111	＞140	＞155
2～3歳	＜18	＜22	＞30	＞34	＜78	＜92	＞120	＞135
4～6歳	＜17	＜19	＞22	＞27	＜67	＜81	＞109	＞123
7～10歳	＜15	＜17	＞19	＞24	＜57	＜70	＞97	＞110
11～18歳	＜11	＜13	＞15	＞20	＜45	＜58	＞85	＞97

文献1を元に作成

memo

AMPLE：迅速に聴取する必要がある病歴

- Allergy：薬，食物のアレルギー
- Medication：薬剤歴
- Past history：既往歴
- Last meal：最終飲食
- Event：今回の出来事，つまり病歴

Q7 成人の緊急度の評価は小児とどう違う？

A7 「第一印象→ABCDEアプローチ」の流れは同じ．内容が少し違う．

『救急診療指針 改訂第6版』『外傷初期診療ガイドラインJATEC改訂第6版』で，成人の「第一印象→ABCDEアプローチ」の流れが示されている[5,6]．

1）第一印象

小児と成人の第一印象の違いは，小児では触らずに数秒で評価することに対して，成人では触りながら評価する．たとえば，救急車から降りて初療室に搬送されるまでの間に評価するイメージである．呼びかけながらAとDを，頸部や胸部観察しBを，皮膚や脈を触れCとEを短時間で評価する．

2）ABCDEアプローチ

以下にABCDEアプローチの違いを述べる．成人では胸部X線写真，エコー，12誘導心電図などの検査が入るが，身体診察の項目は小児も成人も同様である．

A：小児は成人と比べ解剖学的に上気道狭窄を生じやすく，クループや深頸部膿瘍など上気道狭窄をきたす疾患が多い．

B：成人では陥没呼吸はあまり生じないが，小児では胸壁が柔らかいため陥没呼吸が生じやすく，呼吸努力の指標として用いやすい．呼吸数は年齢ごとに基準が異なる（**表5**）．

C：小児では網状チアノーゼが四肢に出やすいが，冷汗は成人より出にくい印象である．心拍数，血圧は年齢ごとに基準が異なる（**表5**）．

D：小児では血糖が特に重要である．小児は低血糖になりやすいため，少しでも意識障害を疑ったら迅速血糖を測定する．GCSは乳児版，小児版がある．

E：3カ月未満の発熱は細菌感染症の可能性が高くなるため，それだけで緊急度が上がる．

確認問題

❶すべての患者さんで（　）を確認する

❷その確認は（　）と（　）で行う

❸Bの評価項目には（　）（　）（　）（　）（　）がある

❹Cの評価項目には（　）（　）（　）（　）（　）がある

❺Dの評価項目には（　）（　）（　）がある

❻7歳女児．給食を食べている最中に発疹が出て受診．この患者はABCDEのどこに異常があるか？

A：吸気性喘鳴

B：呼吸数30回/分，胸骨上窩に陥没呼吸，肺胞呼吸音両側減弱，吸気・呼気時に喘鳴，SpO_2 92％（室内気）

C：心拍数140回/分，四肢に網状チアノーゼ，四肢冷感，CRT 3秒，血圧110/70 mmHg

D：A/AVPU（苦悶様表情），瞳孔3 mm/3 mm迅速/迅速

E：体温36.5℃，全身に地図上の膨隆疹

解答

❶緊急度

❷第一印象，ABCDE

❸呼吸数・規則性，呼吸努力，気流の動き，呼吸音，SpO_2

❹心拍数，皮膚色・皮膚温，脈の触れ，CRT，血圧

❺意識レベル，瞳孔，血糖

❻ABCE

参考文献

1）日本救急医学会，他監修．緊急度判定支援システムJTAS 2023ガイドブック．へるす出版，2023

2）American Heart Association．PALSプロバイダーマニュアルAHAガイドライン2020準拠．シナジー，2022

3）Van den Bruel A, Thompson M, et al. Clinicians' gut feeling about serious infections in children：observational study. BMJ. 2012；345：e6144. PMID：23015034

4）Van den Bruel A, Aertgeerts B, Bruyninckx R, et al. Signs and symptoms for diagnosis of serious infections in children：a prospective study in primary care. Br J Gen Pract. 2007；57：538-46. PMID：17727746

5）日本救急医学会．救急診療指針 改訂第6版．へるす出版，2024.

6）日本外傷学会，他監修．外傷初期診療ガイドラインJATEC改訂第6版．へるす出版，2021.

2 A（気道）の評価と管理

伊原崇晃

症例

2歳男児，1日前からの発熱，鼻汁，受診当日からの甲高い咳嗽を主訴に来院．母に向き合って抱っこされた状態で，一見すると入眠しているように見える．呼吸に合わせて頭部を前後に動かしながら肩呼吸をしており，吸気時に聴診器を用いなくても聞こえる喘鳴がある．
患者に出会って，まずは第一印象の評価とABCDEアプローチを行おうとしている．

Q1 A（Airway：気道）の異常があるかもしれない患児に対し，気をつけなくてはいけないことは？

A1 患児が一番楽な姿勢をキープして，絶対に泣かせない

気道の閉塞はABCDEの異常のなかで最も緊急性の高い異常であり，完全閉塞すれば数分で心停止に至る．気道の問題であれば原因はなんであれ，患児は気道を保つために一番楽な姿勢を維持しようとしている．その姿勢を無理やり変えることは完全閉塞を引き起こす誘因になる．そのため，**保護者に抱っこされて受診した子どもは気道の確認をせずに臥位にしてはいけない**．

さらに啼泣をすると気道を通る空気が層流から乱流*へと変化する．層流時の気道抵抗は気道半径の4乗に反比例するが，乱流時には5乗に反比例するため，啼泣は気道の閉塞を急激に悪化させる．したがって，啼泣を引き起こす処置はすべて禁忌になりうる．そのため，採血，点滴，保護者から引き離すなど，**啼泣を引き起こす処置はすべて禁忌**である．モニター装着や酸素投与ですら状況によっては危険であり，啼泣させてしまえば有害になりうる．よって，モニターはパルスオキシメーターなど最低限のものを使用し，酸素投与はマスク等を密着させず，本人が嫌がらないぐらいの距離を置いて高流量で酸素を吹き流すというのが現実的な選択になる．

＊層流は流れの方向に向かって規則正しく流れていること，乱流は流れの方向だけでなくさまざまな方向に不規則に流れていること

Q2 A（気道）の異常があるかも？ と視診で気づくきっかけは？

A2 姿勢，吸気の努力

啼泣させることが禁忌であれば，触れずに見る，触れずに聞くという選択肢しかない．まずは遠くから触れずとも視診で確認できる姿勢に注目し，sniffing position，tripod positionがないか確認する．

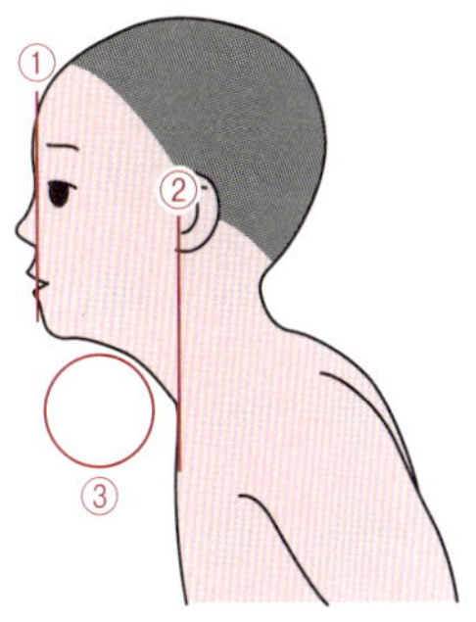

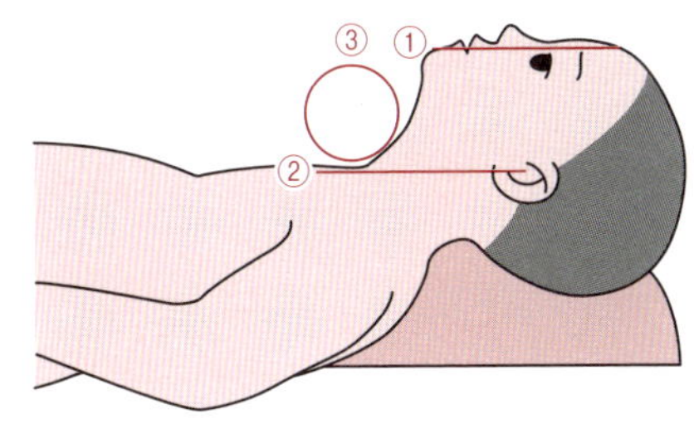

図1　sniffing position（匂いを嗅ぐ姿勢）
①眉間－下顎のラインが垂直，②外耳道開口部－胸骨切痕のラインが垂直，③前頸部にスペース
文献1より引用

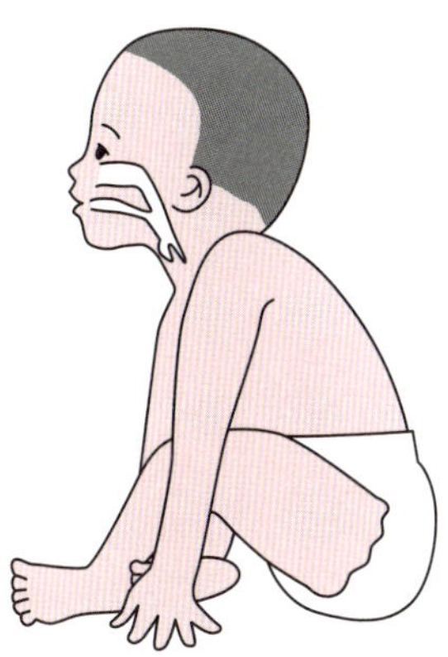

図2　tripod position（三脚姿勢）
sniffing positionにもなっている
文献1より引用

1）Sniffing position, tripod position

Sniffing positionは気道を最大限開通させるために児が自然にとる姿勢で，一般的に「匂いを嗅ぐ姿勢」とされる.「匂いを嗅ぐ姿勢」では大雑把すぎるので，要素を分解して3つの要素に分けるとよい.そのポイントは①眉間－下顎のラインが身体の軸に対して平行，②外耳道開口部－胸骨切痕のラインが身体の軸に対して平行，③前頸部にスペース，の3つである（**図1**）. これらのポイントが全部揃うと，結果として頭部を軽度後屈させながら頸部を肩の高さで前方に屈曲させる形になる. 患児を観察した際にこの姿勢を維持していれば気道の問題があるかも，と身構えるべきである.

Tripod position（三脚姿勢）は気道の異常がある場合に生じやすく，わずかに前傾した坐位で両手を膝や座面に置いた姿勢であり，呼吸困難の子どもにとっては快適な姿勢である（**図2**）.

2）吸気の努力

次に患児に近づいて観察できる吸気の努力を確認する. 気道の問題は胸腔内の閉塞と胸腔外の閉塞に分類できるが，多くは胸腔外である. 胸腔外の閉塞では吸気相に気管内が陰圧になるため，閉塞が増強し，呼気相では閉塞の程度は軽減する. そのため，気道の問題では吸気にさまざまな特徴が生じやすい.

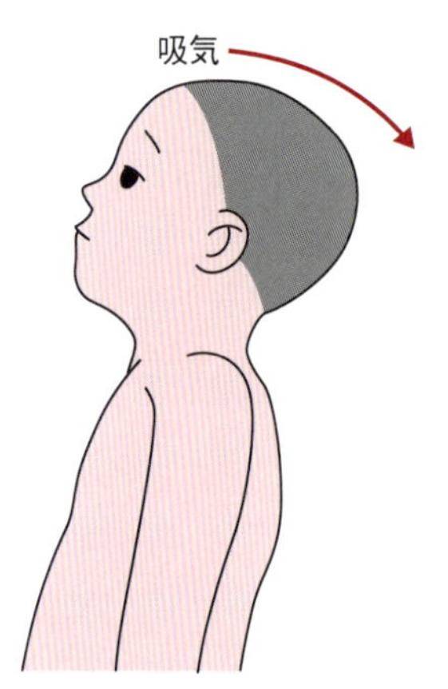

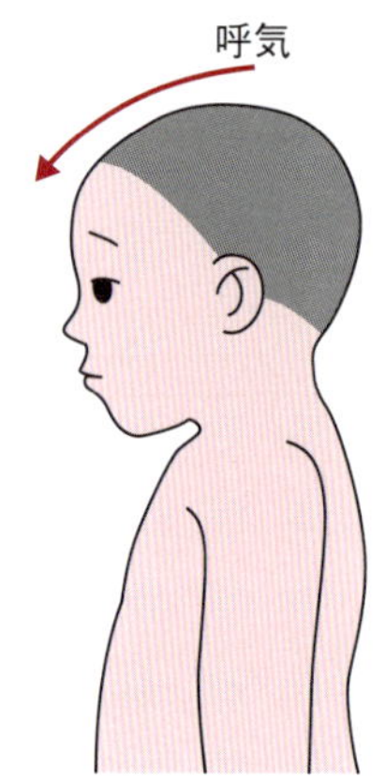

図3　head bobbing（頭振り呼吸）
吸気時にあご先を上げ、呼気時にあご先を落とす

吸気時に普段使わない呼吸補助筋を使っていれば吸気努力である．吸気に用いる呼吸補助筋には斜角筋，胸鎖乳突筋，僧帽筋があり，これらの動きによってhead bobbingが生じる（**図3**）．そのほか，上気道閉塞で強く吸気すれば胸壁のさまざまな箇所に陥没を生じる．詳細はBの異常の項目（**第2章-3**）を参考にしてほしい．評価時のポイントは所見の見える角度を探して自分が動くことである．特に患児と保護者が向かいあって抱っこする姿勢では観察できる箇所が限られている．保護者に依頼をして少しだけ服を捲ったり，見る角度を変えたり，患児に気づかれないように工夫をして頸部を中心に観察を試みるべきである．

Q3 A（気道）の異常があるかも？ と聴診で気づくきっかけは？

A3 聴診器なしで聞こえる異常音と声

上気道の異常を示唆する音は聴診器を用いずに評価できる．基本的に吸気で聴取し，音の大きさと閉塞の程度は相関しない．

1）異常音

音はさまざまな分類があり，明確に区別できるわけではない．ただし，音の性状から閉塞部位をある程度推定できる（**図4**）．筆者は**snuffle，snoring，stertor，stridor，rattle**に区分している．

snuffle（鼻閉音）は鼻の詰まったような音で鼻腔～上咽頭の閉塞を示唆する．主に吸気で聴取するが，呼気に聴取することもある．snoring（いびき音）はいびきのような音で上咽頭～中咽頭の閉塞を示唆する．低調な音で主に吸気に聴取するが，呼気にも聴取することがある．snoringは急性増悪がなければ病的意義には乏しいものの，同じ音が覚醒中に生じる場合は明らかに病的である．そのため，覚醒時のいびき音はstertor（覚醒時のいびき音）として区別する．

stridorは主に吸気時に聴取する高調な音であり，上気道閉塞を示唆する．stridorは閉塞の箇所によって生じる音に幅がある．声門上の閉塞は急性喉頭蓋炎など致死的な疾患を含むにもかかわらず，疾患の種類，閉塞の程度によってstridorの大きさはさまざまであり，音の大きさは閉塞の程度と関連しない．声門での閉塞に伴うstridorは吸気だけではなく呼気ともに聴取され，嗄声を伴うことが多い．声門下で

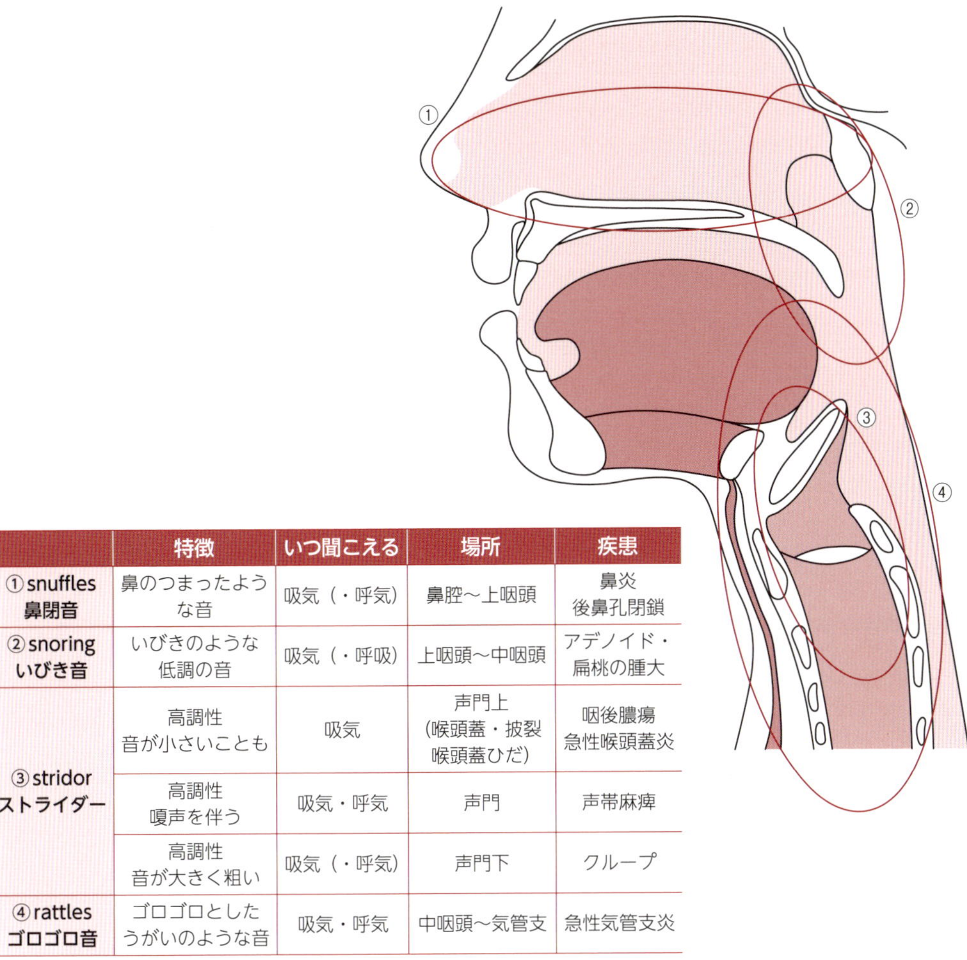

	特徴	いつ聞こえる	場所	疾患
① snuffles **鼻閉音**	鼻のつまったような音	吸気（・呼気）	鼻腔～上咽頭	鼻炎 後鼻孔閉鎖
② snoring **いびき音**	いびきのような低調の音	吸気（・呼吸）	上咽頭～中咽頭	アデノイド・扁桃の腫大
③ stridor **ストライダー**	高調性 音が小さいことも	吸気	声門上 （喉頭蓋・披裂喉頭蓋ひだ）	咽後膿瘍 急性喉頭蓋炎
	高調性 嗄声を伴う	吸気・呼気	声門	声帯麻痺
	高調性 音が大きく粗い	吸気（・呼気）	声門下	クループ
④ rattles **ゴロゴロ音**	ゴロゴロとしたうがいのような音	吸気・呼気	中咽頭～気管支	急性気管支炎

図4　上気道閉塞を示唆する異常音

は音が大きくなりやすく，浮腫の程度が強いもの，気管の外部からの圧迫によるもの，異物による閉塞など，内径が変化しない場合には吸気，呼気両方で聴取するようになる．これをbiphasic stridor（往復性喘鳴）と呼ぶ．胸郭内の気道閉塞はstridorのなかでも例外で主に呼気で聴取される．

rattle（うがい音）はうがいのようなゴロゴロとした音で吸気，呼気ともに聴取される．中咽頭～気管支の液体成分による閉塞を示唆している．今回の症例のような甲高い咳嗽は犬吠様呼吸と呼ばれ，クループに特徴的である．

2）声の変化

声の変化では嗄声，くぐもり声（muffled voice）が上気道の閉塞を示唆している．小児の嗄声は頻度が高く，必ずしも緊急度が高いわけではない．緊急度が低い嗄声であると判断するには他の気道の異常所見がない，悪化傾向がない，掠れていても十分な長さの発声ができる，といった特徴を確認する．くぐもり声は咽後膿瘍や扁桃周囲膿瘍といった声門上の危険な閉塞を示唆する所見である．舌を“r”の発音のように巻いた状態を維持したまま話すとくぐもり声と似た声を出すことができる．

Q4 A（気道）の異常が起こるかも？ と思う随伴症状は？

A4 流涎，口腔内の出血，全身の発疹や掻痒感

流涎は直接気道の閉塞を示唆しているわけではないが，「嚥下痛が強い」→「中咽頭から下咽頭に強い炎症があるのかも」と連想し，上気道の異常に準じて評価すべきである．口腔内の持続する出血も気道閉塞を起こしうる状態として注意を要する．全身の発疹や掻痒感，紅潮はアナフィラキシーを示唆する．治療がアドレナリンの筋肉注射であり，見逃さないようにしたい．

Q5 A（気道）の異常でまずすべきことは？

A5 人と物を集める

気道の異常は真の緊急であり，最悪の場合，非常に困難な気道確保を行わなければならない．そのため，ここまでの情報で上気道閉塞の可能性を考えれば，いざというときに備え，迅速に応援を集め，物品の準備もすべきである．気道の異常を呈する代表的疾患，クループ症候群ではWestley croup scoreという重症度評価ツールがある（**表1**）．気道の異常は原因によって悪化する速度が大きく異なるため，このスコアをクループ以外の疾患に用いて直接的に重症度を評価することはできない．しかし，評価項目は応用可能であり，意識レベル，チアノーゼ，吸気性喘鳴，呼吸音，陥没呼吸といった項目は重症度を臨床的に判断する材料になるだろう．

Q6 重症度が高い気道の異常の対処法は？

A6 重症度が高ければ，泣かさないように注意してすみやかに手術室へ

重症でもなんとか気道が保たれているという状況であれば，慎重に手術室へ運び，外科的気道確保を含めた物品，人員の準備，および役割分担を決めたうえで吸入麻酔を行うことが望ましい．そのため，迅速に手術室を準備すること，泣かせないこと，落ち着いた状態でゆっくりと手術室に移動すること，急変時の対応準備がすべき行動である．

表1 Westley croup score

	0	1	2	3	4	5
意識レベル	睡眠を含めて正常					意識障害あり
チアノーゼ	なし				興奮時にチアノーゼを認める	安静時にチアノーゼを認める
吸気性喘鳴	なし	興奮時に喘鳴を認める	安静時に喘鳴を認める			
呼吸音	正常	減弱	顕著に減弱			
陥没呼吸	正常	軽度	中等度	高度		

文献2より引用

Q7 目の前で急激な悪化した気道の異常，異物だった場合の対処法は？

A7 BLSに準じて乳児では背部叩打法と胸部突き上げ，それ以降では腹部突き上げ法

目の前で急激に気道閉塞が進行した場合，特殊な対処を要するものは異物による気道閉塞である．この場合，BLS（Basic Life Support：一次救命処置）に準じて乳児であれば背部叩打と胸部突き上げを，それ以降であればまずは背部叩打を行い，有効でなければ腹部突き上げ法を行う．異物が排出されるか，反応がなくなるまで気道異物除去を継続する．乳児では5回の背部叩打と5回の胸部突き上げを交互に行う．反応がなくなれば脈が触れるかどうか確認はせずに胸骨圧迫を開始する．

Q7 目の前で急激な悪化した気道の異常，異物以外の対処法は？

A7 sniffing positionで吸引，換気，原疾患の治療

気道の急激な悪化に伴う蘇生場面では気管挿管，輪状甲状間膜穿刺・切開といった外科的気道確保を要する可能性がある．

そのため，早急に対応できる人員を集める必要がある．患者の意識が低下し，反応が乏しければ，仰臥位にしてsniffing positionで用手的気道確保を行う．Sniffing positionは**図1**をそのまま横にした形で整えるとよい．その際には肩枕だけではなく，ヘッドレストを併用すると調整しやすい．実際の現場では頭部後屈に意識が行きすぎて過伸展になりがちである．

次いで下顎挙上法や顎先挙上法を試みる．口蓋扁桃が大きな小児では下顎挙上法がより有効な傾向にある（**図5**）．

その後，換気が不十分であれば**自己膨張式バッグ**（以下，BVM）を用いた補助換気を行う．まずは適切なサイズのBVMを選ぶ（**図6**）．サイズで悩めば大きいものを用いる．次いで適切なサイズのマスクを選び，フィットするか確認する（**図7**）．BVMは扱いが簡便で酸素がなくても利用できる点がメリットである．ジャクソンリースはPEEPをかけられる，換気を確認できるというメリットがあるものの，酸素が必須で，扱いには慣れが必要である．有効な換気とPEEPのためにマスクの密着は重要だが，保持する手に力が入りすぎて頸部を圧迫しないように注意する．処置中に液体による閉塞を疑えば適宜吸引を行うが，盲目的に深すぎる吸引を行うと粘膜浮腫を引き起こし，悪化しうることには留意する必要がある．補助換気を行っても換気が不十分であれば状態によってエアウェイの利用，気管挿管を考慮す

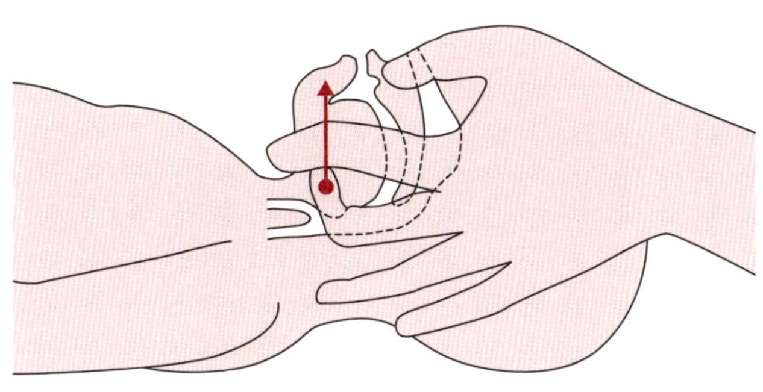

図5　下顎挙上

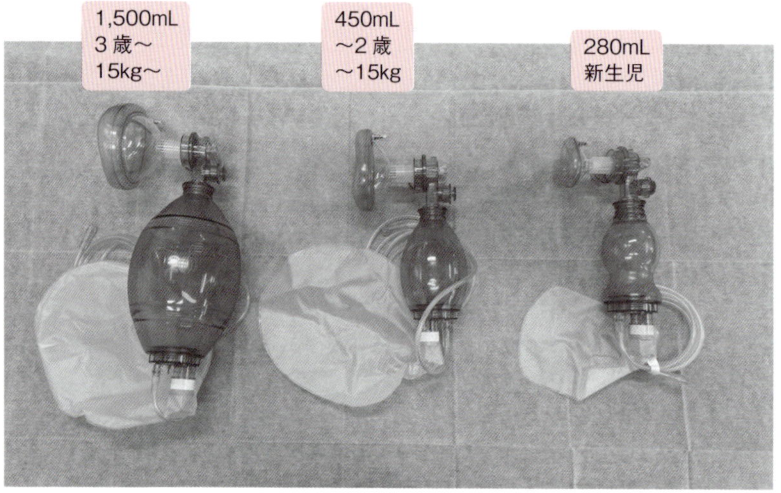

図6　適切なサイズの自己膨張式バッグの例
乳児〜年少児では最低でも 450 〜 500 mL 以上が必要，年長児以降では成人と同様に 1,000 mL 以上のサイズが必要な場合もある．基本的には悩めば大きなサイズを選択する．
（Color Atlas ❸）

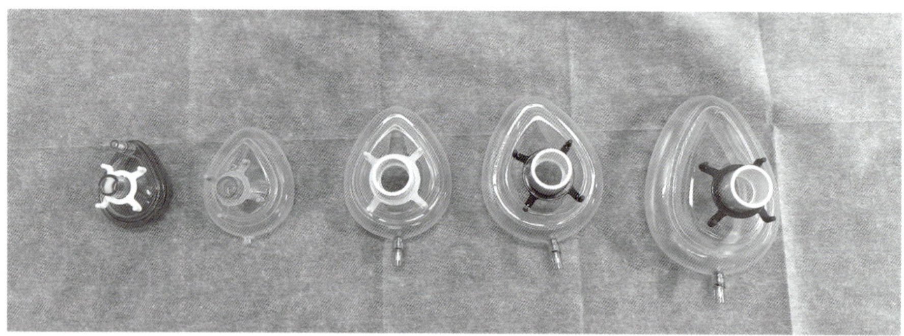

図7　適切なサイズのマスク
マスクは鼻と口を覆い，目を圧迫しないものを選ぶ．鼻梁から下顎先端の部分までを覆うものを実際に当てて確認するとよい
（Color Atlas ❹）

る．アナフィラキシーに対するアドレナリン筋肉注射など原因に応じた治療も行う．

Q8　気道の異常は小児と成人でどう違う？

A8　さまざまな解剖学的な違いがあり，成人と比べて閉塞しやすい

小児の気道は成人と比べて解剖学的な違いがある（**表2**）．総じて小児は成人と比べて上気道が閉塞しやすい特性をもっている．また，先天性疾患を代表に鑑別疾患も成人と異なる点に留意する（**表3**）．

表2　乳児の気道の解剖学的特徴

解剖学的特徴	臨床的意義
後頭部が大きい	仰臥位で上気道が閉塞しやすい
鼻孔が小さい	鼻汁で閉塞しやすい
舌が相対的に大きい	入眠時に舌根沈下しやすい
喉頭の位置がC2-3と高い（思春期以降はC6） 喉頭蓋が長くU字型	気管挿管の際に直型ブレードを使用
気管が狭い	気道粘膜浮腫や分泌物で狭窄する
声門下の輪状軟骨部が最も狭い	カフなしチューブで管理可能 声門下狭窄を起こしやすい
気管の軟骨支持成分が未発達	外部からの圧迫で閉塞しやすい

表3　著明な気道閉塞の鑑別疾患

意識レベルの低下		-
異物		-
感染症	ウイルス性	クループ症候群，喉頭乳頭腫など
	細菌性	急性喉頭蓋炎，細菌性気管炎，咽後膿瘍など
外傷		-
気道熱傷		-
先天性疾患		先天性後鼻腔閉鎖，巨舌，喉頭軟化症，先天性声門下狭窄，先天性喉頭横隔膜症など
新生物		血管腫，リンパ腫，縦隔腫瘍など
末梢性神経障害		-
神経筋疾患		-
医原性		医原性声門下狭窄，気管挿管後の喘鳴，頸部血腫など
アナフィラキシー		-

確認問題

❶気道の異常を疑う場合には姿勢を維持して，決して（　）させない

❷気道の異常を疑う姿勢には（　）と（　）がある

❸上気道の閉塞を示唆するstridorは（　低・高　）調で，主に（　吸気・呼気　）に聴取される

❹小児の気道は成人と比べて閉塞（　しやすい・しにくい　）

解答

❶啼泣

❷sniffing position, tripod position

❸高，吸気

❹しやすい

▶参考文献

1）『PALSプロバイダーマニュアル2020　AHAガイドライン2020準拠』（American Heart Association/著），シナジー，2022
2）Westley CR, et al：Nebulized racemic epinephrine by IPPB for the treatment of croup：adouble-blind study. Am J Dis Child. 132：484-487, 1978（PMID：347921）
3）Yang WC, et al：Westley score and clinical factors in predicting the outcome of croup in the pediatric emergency department. Pediatr Pulmonol, 52：1329-1334, 2017（PMID：28556543）
4）Bruppacher H, et al：The effects of common airway maneuvers on airway pressure and flow in children undergoing adenoidectomies. Anesth Analg, 97：29-34, table of contents, 2003（PMID：12818938）
5）Ida JB & Thompson DM：Pediatric stridor. Otolaryngol Clin North Am, 47：795-819, 2014（PMID：25213283）
6）Hammer J：Acute respiratory failure in children. Paediatr Respir Rev, 14：64-69, 2013（PMID：23601209）

3 B（呼吸）の評価と管理

大西理史

症例 救急隊からの受け入れ要請（電話）

- 10カ月，女児，体重8 kg．既往歴：かかりつけで喘息疑いと言われている
- 咳，鼻汁と喘鳴がある．母が抱っこすれば泣かない
- バイタルサイン：呼吸数60回/分，SpO_2 88％（室内気），心拍数150回/分・不整なし，体温37.5℃

Q1 この患者はABCDEのどこが悪そう？

A1 A，Bが最も悪そう→第2章-1 表5参照！

情報が少なすぎる！ と怒らないでください．救急外来では救急隊からの伝聞，あれば看護師のトリアージという**少ない情報から重症度，緊急度を予測**して準備をはじめる．**予測基準にするのはまずバイタルサイン**である．呼吸数が**緊急**（**第2章-1 表5**参照）を超えており，呼吸がまず悪そうだという認識をもつ．ここで，喘鳴はあるがまだ上気道閉塞，下気道閉塞かはわからないので，**Aも悪そうだと思えると救急的思考が醸成**されている．

症例の続き①

呼吸障害を想定し準備を行ったところに，患者が救急外来に到着した．救急車から降りてきた患者をみて，喘鳴を聴取したため第一印象は悪いと判断した．直ちに初療室ベッドへ寝かせ，ABCDEアプローチを開始した．

- C，D，Eの異常はないと判断できた
- しかし，母から離すと児が強く啼泣し，喘鳴は強くなりA，Bの評価が難しい状態となった

Q2 意識障害がない患者で呼吸評価をはじめるとき，啼泣させない工夫は？

A2 ①無理して母から離さない，寝かさない ②嫌なものは見せない，医療者が離れる

小児は**母から離されたり，知らないもの・人をみたり触られることで不安，緊張が強くなり啼泣**する．これは正常の反応で，逆に反応が変わらない場合は意識障害を疑うサインである．

呼吸障害がある場合，不要な啼泣は気道閉塞・呼吸筋疲労を助長する．特に上気道閉塞の場合，仰臥位にすることで閉塞が高度になり心停止に至ることもあるので，評価前に安易に仰臥位とすることは避けたい．さらに，小児はもともと呼吸数が多く，啼泣するとさらに速くなるため呼吸評価が難しくなる．**児の不安，緊張を減らし，慰安が図れる環境を見つけることが重要**である．

意識障害がある場合は，呼吸不全による意識障害が鑑別にあがり，バッグマスク換気が必要かもしれないので仰臥位で評価する．

例）

- 母に抱っこしてもらったまま評価を開始する
- おもちゃ，動画，音楽などを使用する
- 酸素マスクを外し，吹き流しにしてみる
- 処置道具を見えないようにする
- 母に抱っこしたまま椅子に座ってもらい，医療者は少し離れる

Q3 啼泣が治まったあと，どのように呼吸評価を開始する？

A3 少し距離をとったまま，自身の目線を児の胸腹部の高さへ合わせる

もちろん，蘇生や啼泣しない患者であればすみやかに評価を開始すべきである．しかし，啼泣がおさまる，近づく，再度啼泣する，という地獄のサイクルに陥り呼吸評価ができないこともある．

啼泣がおさまったら，少し離れた場所から評価をはじめてみよう．**第2章-1 表2**，特に**表3**記載事項については啼泣＋近距離の評価より**非啼泣＋中距離の方がはるかに観察しやすい**．

特に，**呼吸数，努力呼吸**（陥没呼吸の程度や部位，シーソー呼吸），**呼気延長の観察に最適**である．この時，目線を変えてみよう．正面ではなく**横から**，高い位置からではなく**児の胸腹部と同じ高さから水平に観察**してほしい．**表1**に目線の位置を意識すると見やすい呼吸評価をまとめる．

例）

- 母に抱っこされた状態のまま，少し離れて児の服を首元までめくってもらう
- 児の視界に入らぬよう，側方から観察を行う

表1　目線の位置による呼吸評価

目線の位置	見やすい	見にくい
横から	呼吸回数（腹部の上昇回数） 呼気吸気の判断 呼気延長 胸郭の上がり シーソー呼吸 Head bobbing（特に抱っこ） 肋間の陥没 腹部膨満	胸骨上窩，胸骨など正中部の陥没 鼻翼呼吸
足元から上へ	鼻翼呼吸	
正面から	胸骨上窩陥没 胸骨の陥没 肋骨弓下陥没 Head bobbing	呼吸回数 呼気吸気の判断

症例の続き②

母に抱っこされた状態でなんとか吹き流し酸素投与（15 L/分）ができ，診療をすすめた．

- A：開通，鼻汁あり，Stridorなし，嗄声なし
- B：呼吸数60回/分，肋骨弓下，肋間，胸骨上窩に強い陥没呼吸あり，1：3の呼気延長あり，cracklesなし，両側胸部に呼気時wheezeあり，吸気時に胸骨が著明に陥没する，SpO_2 97％
- C：心拍数150回/分，チアノーゼなし，冷感なし，CRT（毛細血管再充満時間）＜2秒，血圧90/60 mmHg
- D：A/AVPU，瞳孔3 mm/3 mm 迅速/迅速
- E：体温37.8℃，皮疹なし

Q4　SpO_2 97％と酸素化は維持できているが努力呼吸は強い．呼吸障害を見るにあたり，酸素化とは別に重要な指標は？[1)]

A4　換気の評価

呼吸不全では**低酸素血症と高二酸化炭素血症**の2つを常に考えなければならない．高二酸化炭素血症はSpO_2に反映されず，意識しなければ見逃す呼吸不全であり注意が必要である．

異化亢進状態など二酸化炭素産生増加型の高二酸化炭素血症もあるが，今回はいわゆる**低換気＝肺胞換気量低下**について解説する．

1）肺胞換気量＝（1回換気量－死腔量）×呼吸数

①1回換気量，呼吸数の低下

～中枢性呼吸障害（けいれん重積，鎮静薬，脳幹病変，低体温など）

～呼吸筋や胸郭機能低下（多呼吸による代償機構破綻，神経筋疾患，フレイルチェストなど）

②死腔量増加

～肺塞栓，閉塞性疾患（重症喘息など）

2）換気不全の場合

なお，小児救急では**けいれん重積による換気不全や，呼吸筋疲労による代謝機構破綻による換気不全**が頻繁にみられる．前者では発作による中枢性呼吸障害に加え，高二酸化炭素血症による意識障害も加わるためすみやかな換気が必要である．後者は**強かった努力呼吸が徐々に浅く早くなり，一見努力呼吸が軽減しているように見える**ことがある．しかし心停止直前のきわめて危険な状況であり気管挿管前の鎮痛鎮静にも細心の注意を要するため，確実なバッグマスク換気を行いながら専門チームへ相談すべきである．

Q5 身体所見による換気の評価はどのように行うとよい？

A5 胸郭挙上運動と呼吸数を目安にする

A4 にあるように，身体所見で評価しやすいのは**1回換気量**と**呼吸数**である．

①1回換気量：**服を脱がせ**，胸腹壁運動を**横から**見る．1歳までは腹式呼吸が正常なためはじめは難しいこともあるが，健常児で観察する癖をつけているとわかるようになるので試してほしい．

②呼吸数：モニターではなく視て観察する．乳幼児の呼吸は周期性に変化するため**原則1分測定！**[2)]

③$EtCO_2$モニター：挿管患者でなくとも可能であれば装着する．鼻腔モニターの場合，数値は評価できないが**波形の推移を見ることで換気状況を把握できる．波形が消失すれば換気（呼吸）していないことを意味する**．

Q6 当患者へHFNC（high flow nasal cannula）を装着すべき？なお，小児集中治療室（PICU）のない施設とする

A6 集中治療室のない施設でのHFNC管理は推奨しない．HFNCが検討される（フェイスマスクによる酸素療法で維持できない呼吸不全）場合は近隣の小児集中治療科や小児救急科と治療方針，転院，搬送について相談することを奨める

●HFNCについて

小児分野では主に急性呼吸不全，周術期ケア，PICU抜管後使用について検討が行われている．心臓血管術後の酸素化に関する有効性は示されているが，**急性呼吸不全への有用性は結論が出ていない**．重症呼吸不全患者に対し気管挿管を回避する可能性は示唆されている一方で，**軽症中等症患者への不適切使用や補助呼吸時間の延長，入院期間の延長，医療費の高騰**が指摘されている．HFNCを適切に使用するには適切な導入基準，導入後管理システム，離脱基準の検討，費用対効果の検討が必要である[3, 4)]．

また，簡便だが換気量予測ができず，忍容性の問題から鎮静薬が必要になることもある．**HFNCを検討する段階ですでに重度呼吸不全であり，使用中にわずかに悪化した場合は命にかかわる状況であること**を意識して使用，管理しなければならない．

地域によってはPICUへ転院できない状況もあるが，少なくとも地域のなかで**より小児集中治療管理体勢が整った場所で使用するのが安全**であろう．

表2　小児の呼吸生理学的，解剖学的特徴

	成人に対する生理学解剖学的特徴
高い代謝	酸素消費量が多い
高い無呼吸リスク	呼吸調節能が未熟
大きな上気道抵抗	4カ月未満は特に鼻呼吸の依存が大きい、 気道径が短い，気道がつぶれやすい
大きな下気道抵抗	気道径が短い，気道がつぶれやすい
少ない肺容積	肺胞数が少なく弾性繊維も未熟 肋骨のコンプライアンスが大きいく拡がりにくい
多い呼吸仕事量	代謝量・気道抵抗が大きい 機能的残気量が少ない（肺胞虚脱しやすい）→低酸素血症までの時間が短い 呼吸数が多い
悪い呼吸筋効率	横隔膜運動能が低い（胸郭に対し水平、腹部が大きい） 肋間筋の運動効率が悪い 肋骨が水平でコンプライアンスが高い 呼吸筋の持久力がない、疲れやすい

文献5を元に作成

Point

- **呼吸診療はまず環境を整えてみる**
- **視診と聴診で評価する．離れて，目線は横から水平！**
- **酸素化だけでなく換気の評価をしよう**

Q7　成人と小児の呼吸，違いは？ 小児の呼吸障害を見れるようになるには？

A7　生理学的特徴を押さえる[5)]

表2にあるように成人より**予備能がなく呼吸不全に陥りやすい特徴がある．呼吸原性心停止の割合も多い**．1歳までは腹式呼吸が中心で見た目も成人とことなる．よって苦手，怖いという意識があるかもしれない．

一方で，成人と比べて呼吸音は聴きやすく，体が小さいため顔〜腹部までを見渡しやすいことから視診，聴診は（上記評価方法を知っていれば）**成人よりむしろ評価しやすい**．

呼吸回数の違いは**第2章-1** **表5**を携帯することで解決する．

成人の呼吸は自分自身の呼吸と比較し異常を指摘しやすいが，小児はそうはいかない．しかし病院だと呼吸に異常がある児が多いため，小児の正常な呼吸をみる機会が少ない．最も早い上達方法は，**正常児の呼吸を認識すること**であり，**入院中であれば退院前の児，外来であれば呼吸障害が主訴ではない児，家族がいれば自分の子どもを徹底的に診て，聴いていくとよい**．

確認問題

発熱，けいれん後にJCS3桁の意識障害が持続している1歳男児（体重10 kg）が搬送されることになった．

救急隊の情報では室内気，呼吸数12回/分，SpO_2 96％，心拍数140回/分・不整なし，体温39.0℃

JCS300．明らかなけいれん様運動は認めず，呼吸は穏やかにみえるとのことであった．

❶呼吸障害はありそうだろうか？

❷心停止に対する準備が必要だろうか？

❸呼吸障害に対する準備は何が必要だろうか？

解答

❶ありそう．徐呼吸である．換気障害，高二酸化炭素血症が予測される．

❷必要である．呼吸筋疲労からの徐呼吸，脈拍数は代償機構破綻により低下する可能性がある．

❸EtCO2を含めたモニター，肩枕，吸引，バックバルブマスク，気管挿管，聴診器

参考文献

1）Almanza-Hurtado A, et al：Hypercapnia from Physiology to Practice. Int J Clin Pract, 2022：2635616, 2022（PMID：36225533）

2）Shah SN, et al：Does This Child Have Pneumonia?: The Rational Clinical Examination Systematic Review. JAMA, 318：462-471, 2017（PMID：28763554）

3）Winer JC, et al：Effect Modifiers of the Association of High-Flow Nasal Cannula and Bronchiolitis Length of Stay. Hosp Pediatr, 13：1018-1027, 2023（PMID：37795554）

4）Kuitunen I, et al：High-flow nasal cannula use in pediatric patients for other indications than acute bronchiolitis-a scoping review of randomized controlled trials. Eur J Pediatr, 183：863-874, 2024（PMID：37962672）

5）Trachsel D, et al：Developmental respiratory physiology. Paediatr Anaesth, 32：108-117, 2022（PMID：34877744）

4 C（循環）の評価と管理

野澤正寛

症例

10歳男児，午後8時より，嘔吐をくり返すため輸液と経過観察のために入院をしていた．6時間後の午前2時にナースコールがあったので訪床すると，冷や汗をかいて呼吸が荒くぐったりしていた．

体重35 kg，2日前からCOVID-19に罹患．嘔吐をくり返すため救急外来にくり返し受診．いつもよりぐったりしているため母の強い希望で入院．入院時の評価は脈拍数が108回/分でその他のショック徴候なく，軽度の代償性ショック（循環血液量減少性）とカルテに記載されていた．

訪床時には呼吸数42回/分，肺空気流入は良好で努力呼吸はなし，SpO_2は98％（室内気），脈拍数は62回/分，末梢は冷たく，じっとりと冷や汗をかいていた．血圧は92/34 mmHg．呼びかけでかろうじて目を開ける程度まで意識が悪くなっていた．担当医が呼ばれ，循環血液量減少性によるショックの進行と考え，細胞外液を急速投与した．しかしショックの改善に乏しく，細胞外液を1,000 mL投与したあたりで呼吸状態が悪化し，SpO_2が測定できなくなってきた．上級医を呼び，心臓超音波検査をしたところ，心収縮力が極端に下がっておりCOVID-19による急性心筋炎と診断され他院小児集中治療室への搬送となった．

Q1 そもそも，ショックって何？

A1 重要臓器における酸素の需要供給バランスの崩壊

「ショックだ！ 酸素！！」という言葉を耳にしたことがあると思うが，なぜ？ と疑問に思ったことはないだろうか．ショックを「血圧が下がること」と認識しているとショックの評価や対応が戦略的にできない．PALSガイドライン2020においてもショックの認識には，低血圧の存在を必要としないことが明記されている[1)]．さらに小児においては血圧が低下する前の代償期が長く，血圧が下がりはじめると瞬く間に心停止に至る．よって血圧が低下した「低血圧性ショック」の前段階である**「代償性ショック」を迅速に認識し，対応する**ことが重要である．

●ショックの定義

ショックとは「重要臓器における酸素の需要供給バランスの崩壊」と定義されることを理解する．ここでの重要な臓器は脳が代表的であり，脳は取り込んだ酸素の20％を使用している[2)]．いかに脳に酸素を送り届け，酸素の需要を減らすかが重要である．**図1**に酸素供給量の式を示す．この式はショックの

酸素供給量 ＝ 酸素含有量 × 心拍出量

酸素含有量

1.34× 酸素飽和度（SO_2）× ヘモグロビン値（Hb）＋ 0.003× 酸素分圧（PO_2）

×

心拍出量

心拍数 × 1 回拍出量

規定因子
前負荷：収縮前に心室に存在する血液量
後負荷：心室が血液を駆出した時に受ける抵抗（血管抵抗）
心収縮力：収縮の強さ

図1　**酸素供給量の式**

認識と戦略を考えるうえで大変重要である．この図を見れば酸素の供給にかかわるパラメーターが**①酸素，②ヘモグロビン，③心拍数，④前負荷（循環血液量），⑤後負荷（血管抵抗），⑥心収縮力**の6つであることが理解できるだろう．

Q2 ショックを身体所見で認識するにはどうする？

A2 心拍数，末梢冷感，CRT，皮膚色，橈骨動脈（上腕動脈）の拍動，血圧

生体は酸素需要が増加したときか，酸素供給量が低下しショック状態に陥ったときには，酸素供給量を増やそうとさまざまな反応をきたす．つまり，**図1**で示した酸素供給量を増やすために「自分でできること」を生体反応として行う．**図1**の式における変数のうち「自分でできること」は内因性カテコラミンの放出に伴う「心拍数」と「後負荷」「心収縮力」に限定される．心拍数は，ショック状態に陥ったときには反応性に増加するが，心筋炎などの理由で徐脈になった場合には，酸素供給量が直接的に障害されることも注意しておく必要がある．後負荷（血管抵抗）の上昇は，末梢冷感，毛細血管再充満時間（CRT）の遅延，網状チアノーゼの出現によって認識できる．低血圧かどうかは血圧計によって認識されるが，橈骨動脈（乳児では上腕動脈）の拍動感を触知して低血圧であることを予測することもある．特に，低血圧の場合には自動血圧計を用いていると，数値化に時間がかかり，数値化できないことも多い．血圧以外の身体所見がショックの根拠を十分に示している（つまり，重度の代償性ショックと判断できる）場合には，ショックではないかもしれないと過小評価したり，手動血圧計などに切り替えて血圧が数値化されるまで支持療法を遅らせることは避けなければならない．

以上からショックを身体所見で認識するための確認項目は心拍数，末梢冷感，CRT，皮膚色，橈骨動脈（上腕動脈）の拍動，血圧となる．

Q3 酸素供給量を増やすにはどうすればいいの？

A3 酸素投与，輸液，輸血，血管作動薬

1）酸素投与

これも酸素供給量の式を用いて考えるとよい（図2）．病院もしくは病院前で最も簡便に行うことができるのは酸素投与である．これが，「なぜショックに酸素を投与するのか」の答えとなる．酸素の投与方法はさまざまあるが，SO_2が維持できる方法を選択する．高流量酸素投与を行ってもSO_2が十分に担保できないときは，投与酸素濃度をさらに増やし，呼気終末陽圧（PEEP）をかけるためにジャクソンリースを用いた人工呼吸や機械を用いた陽圧換気を行う．具体的な酸素化の戦略は他稿に譲るが，気管挿管のショック適応と言われるゆえんはここにある．

2）輸液

次に簡便に対応する方法は輸液である．前負荷を増やすことにより1回拍出量を増やす．小児であれば重度の代償性ショックや低血圧生ショックの場合，細胞外液を用いた5～20 mL/kgの急速投与を必要に応じてくり返し行うとされている[1, 3]．とはいえ，急速投与を行ってそれで終わりにしてはならない．ショック徴候が改善しているのか，急速投与によって悪化していることはないかを常に再評価する姿勢が重要である．ショックのタイプ分類には①循環血液量減少性，②血液分布異常性，③閉塞性，④心原性の4つがあるが，心原性ショックの場合のみ初回急速投与量は5 mg/kgとなる．したがってショックを認識したら，まず心エコーを行い心原性かどうかの判断を行うことが治療戦略や心筋炎などの見落とし防止につながる．さらに，小児において心収縮力が良すぎるように見えるときには**僧帽弁腱索断裂**が潜んでいることがある．カラードプラを用いて僧帽弁閉鎖不全がないか確認するとさらに安全である．

3）輸血

輸血はヘモグロビン値を上げ，細胞外液よりも前負荷を直接的に上げることができる．ただし，輸液に比べ侵襲的な方法となるため，一般的にはHb 7.0 g/dL以下の場合に選択される[4]．

4）血管作動薬

血管作動薬の投与は輸血よりも簡便に行うことができる．一般的には血液分布異常性において，後負

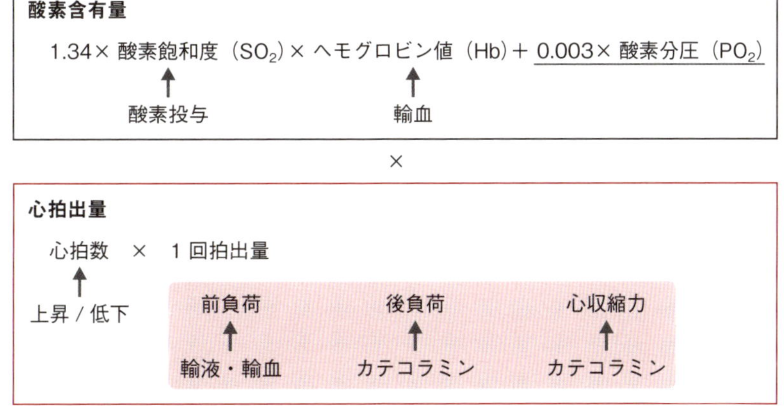

図2 酸素供給量を増やすための対応

第2章 緊急度の評価

荷を増加させる作用の強いノルアドレナリンが使用されることが多い．小児では成人と比較すると後負荷の増強に加えて，心収縮力の増加も期待してアドレナリンを用いられることもある．血管作動薬の詳細な使用方法は本稿では割愛する．血管作動薬の投与について本稿で強調したいことは，**中心静脈路の確保にこだわって投与が遅れないようにする**ということである．小児の中心静脈路確保は特に時間を要する．必要なときにはまず末梢静脈路を使用すればよい．少しでも早くショックを改善させることを考える．

Q4 静脈路が確保できない！ どうする？

A4 骨髄路確保を躊躇しない！

前述のように，ショックで緊急対応を迫られているときに中心静脈路の確保を最優先とするべきではない．その時間にショックはさらに進行し，さらにドレープで隠れて様子が観察できない間にPEA（Pulseless Electrical Activity：無脈性電気活動）に移行していることに気づけないというリスクもある．静脈路が確保できない緊急度の高いショック（重度の代償性ショックや低血圧性ショック）の場合には骨髄路の確保を躊躇しないことが必要である（**第1章-5**参照）．骨髄路は救急室で必要となるほぼすべての薬剤を投与することができる．ボーラス投与も可能で，中心静脈路確保よりは技術的に容易であり，安全性も高い．「そのとき」に備えて準備をしておくことが望ましい．

Q5 酸素消費量を減らすにはどうすればいいの？

A5 安心できる環境，鎮静，解熱，鎮痛

Q3では酸素供給をいかに増やすかについて説明した．加えて酸素消費量をいかに減らすかもショックの対応として重要な視点となる．

1）安心できる環境

泣き叫ぶ子どもが酸素を必要以上に消費していることは想像に難くないだろう．したがって，診察時もできるだけ子どもにとって安心できる環境を提供するように心がける必要がある．保護者と協力することも重要であり，たとえ処置が必要だとしてもベッドに横にして泣き叫ぶようなら，その時間を最小限にする必要がある．

2）鎮静

意識が悪く泣かない場合でも，鎮静は酸素需要を減らす観点から重要な要素である．前述のように脳は最も多くの酸素を消費する臓器である．したがって，鎮静することによって酸素需要を減らすことができる．ただし，鎮静薬は副交換神経が優位となることにより，気道閉塞や呼吸抑制，血圧の低下を招くことがある．鎮静を行うなら必要に応じてエアウェイの確保や人工呼吸管理，血管作動薬の使用を考える．

3）解熱・鎮痛

発熱や疼痛も酸素消費量を増加させると言われている[5]．感染症の罹患時に必ずしも解熱する必要はないが，酸素供給がおいつかず，酸素消費量を抑えたい場合には解熱を考慮してもよい．

Q6 成人とどう違う？

A6 小児の頻脈をあなどるな！

小児においては，脳の酸素需要や脳血流量が成人よりも高く，ショックに陥りやすい．脳が相対的に酸素供給不足となりやすいことに注意が必要である[6)]．また低年齢ほど1回拍出量が小さいため，心拍出量の増加は心拍数に依存する部分が大きい[1)]．小児だから大人よりも脈拍数が高くて当たり前，怖がっているからしかたない，泣いているからに違いないという認知バイアスに陥らないように注意する必要がある．小児の頻脈は子どもたちがショックだと気づかせてくれる重要な因子であることを認識しておく．

確認問題

❶ショックとは「重要臓器における（　）の（　）バランスの崩壊」と定義される．

❷酸素供給量にかかわるパラメーターは（　）（　）（　）（　）（　）（　）である．

❸ショックを身体所見で認識するための確認項目は（　）（　）（　）（　）（　）（　）となる

❹酸素供給量を増やすためには（　）（　）（　）（　）を行う．

❺酸素消費量を減らすために（　）（　）（　）（　）を考える．

解答

❶酸素，需要供給

❷酸素，ヘモグロビン，心拍数，前負荷，後負荷，心収縮力

❸心拍数，末梢冷感，CRT，皮膚色，橈骨動脈（上腕動脈）の拍動，血圧

❹酸素投与，輸液，輸血，血管作動薬投与

❺安心できる環境の提供，鎮静，鎮痛，解熱

▶参考文献

1)「PALSプロバイダーマニュアル　AHAガイドライン2020準拠」（American Heart Association/著），シナジー，2022
2) Dunn JO, et al：Physiology of oxygen transport. BJA Education, 16：341-348, 2016
3) Davis AL, et al：American College of Critical Care Medicine Clinical Practice Parameters for Hemodynamic Support of Pediatric and Neonatal Septic Shock. Crit Care Med, 45：1061-1093, 2017（PMID：28509730）
4) Lacroix J, et al：Transfusion strategies for patients in pediatric intensive care units. N Engl J Med, 356：1609-1619, 2007（PMID：17442904）
5) McLellan SA & Walsh TS：Oxygen delivery and haemoglobin. Continuing Education in Anaesthesia, Critical Care & Pain, 4：123－126, 2004
6) Takahashi T, et al：Developmental changes of cerebral blood flow and oxygen metabolism in children. AJNR Am J Neuroradiol, 20：917-922, 1999（PMID：10369366）

5 D（神経）の評価と管理

安田真人

症例

- 1歳6カ月，男児，体重11 kg
- 発熱とけいれんで救急要請．救急外来へ搬入され，抗けいれん薬によりけいれんは止まった．2時間経過観察しても覚醒しない

Q1 まずすることは？

A1 ABCの確認とサポート

意識障害（Dの異常）が気になるが，まずはABCの確認とそのサポートを行う．すでに起きてしまった神経への損傷（一次性損傷）を改善する手段はない．われわれができることは，ABCの異常によって引き起こされる神経損傷（二次性損傷，具体的には虚血や脳浮腫など）をABCのサポートで防ぐことである（表1）．

Point

CPP（脳灌流圧）の維持

- 脳虚血（二次性損傷）を防ぐには，CPP（cerebral perfusion pressure：脳還流圧）を維持することが重要である．ICP（intracranial pressure：頭蓋内圧）を測定できればCPPを計算できるが，救急外来では測定が難しいことが多い．図1にCPP低下の要因とその対策を示す．救急外来ではCPPが低下しうる状態かどうかを判断し，その状態を改善する．

表1　意識障害時のABCの確認とサポート

	意識障害のときによくある状態	すぐできること	改善なければ
A	舌根沈下 分泌物や吐物による閉塞	肩枕，体位調整，頭部後屈顎先挙上，エアウェイ挿入吸引	気管挿管（特にGCS 8点以下の場合は注意）
B	呼吸数減少 低換気	酸素投与，補助換気	人工呼吸器管理
C	頻脈 血圧低下	原因によって細胞外液のボーラス	原因によって血管作動薬

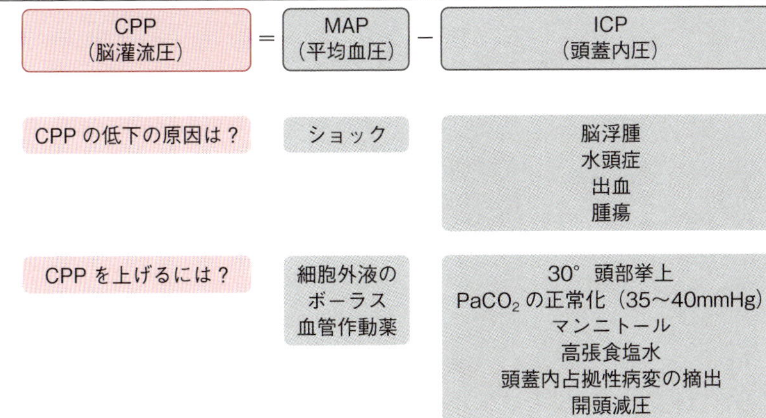

図1　CPP低下の要因とその対策

表2　AVPU

A（Alert）	覚醒し，周囲に注意を払っている
V（Verbal）	声かけに反応する
P（Pain）	痛み刺激に反応するが，声かけには反応しない
U（Unresponsive）	声かけや痛み刺激に全く反応しない

Q2 ABCは安定化した．Dの評価はまず何をする？

A2 意識レベル，眼（瞳孔，眼球運動），血糖測定

迅速に確認できる身体所見と検査である上記3つを行う．

Q3 小児の意識レベルの評価方法は？

A3 迅速にAVPU，少し詳しくpGCS（pediatric Glasgow Coma Scale）

AVPUは反応の有無を評価する簡便な方法だが，情報量が少ない（**表2**）．意識レベルの経過観察や他者への報告（コンサルテーションやカルテ記載）にはGCSがわかりやすいため，AVPUだけではなく，GCSまたはpGCSでも評価する（**表3**）．pGCSは小児用に改変されたGCSである．E（開眼）は成人と同じだが，V（言語）は全体的に違い，M（運動）はM6だけ変わっている．特に乳児の不機嫌はV4の意識障害に該当するが，見逃されやすいため注意が必要である．

表3　GCSとpGCSの組合せ

E 開眼	全年齢	V 言語	0歳	1～5歳	6歳以上	M 運動	0歳	1歳以上
4	自発的に開眼	5	機嫌良好	年齢相応の発語	見当識がある	6	自発的に運動	指示に従う
3	声かけで開眼	4	不機嫌	混乱した発語	混乱した会話	5	痛み刺激を局所的に避ける	
2	痛み刺激で開眼	3	啼泣し続ける	不適切な発語	不適切な言葉	4	痛み刺激から引っ込める	
1	開眼しない	2	痛み刺激に反応してうなる	理解不能な発声		3	異常な屈曲	
		1	反応なし			2	異常な伸展	
						1	反応なし	

1～5歳の年齢相応の発語　年齢の区別はおおよその値で，発達の遅れで変わる
1歳：単語
2歳：2語文
3歳：3語文
4歳～：会話
6歳以上で見当識がまだ難しい場合は，辻褄の合う会話かどうかで判断する．

表4　意識障害時の眼の診かた

	瞳孔		眼球運動
	散大	縮小	ping pong gaze（図2） (roving eye movements)
特徴	＞5 mm	＜3 mm	規則的な左右への眼球運動で，一定のリズムで左右に移動する．この動きが交互に行われるため，「ピンポン」に似ている．
示唆する状態	けいれん中 脳幹障害 中毒（交感神経作動薬，抗コリン薬など）	中毒（オピオイド，コリン作動薬）	けいれん停止直後 脳幹機能に異常がない 両側大脳半球損傷

瞳孔のサイズは参照文献によって，若干異なるため，あくまで目安である．瞳孔径だけでは患者の状態を推定できないので，病歴とその他の身体所見も考慮して，総合的に判断することが重要である．

Q4 小児の意識障害で成人と異なり考慮すべき鑑別疾患は？

A4 急性腹症（腸重積や腸回転異常症など）と虐待（特にAbusive Head Trauma：AHT）

乳幼児の急性腹症ではぐったりしたり，ショックになることがあるため，意識障害を主訴として救急受診する場合がある．また，虐待に関する病歴が得られることは稀なので，原因不明の意識障害ではAHTの鑑別が必要である．成人の意識障害の鑑別で有名な語呂合わせ「AIUEOTIPS」にA（Abuse：虐待）とI（Intussusception：腸重積）を追加して覚えるとよい．

Q5 意識障害のときに眼を診て何がわかる？

A5 瞳孔を診て脳幹障害や中毒の可能性，眼球運動を診てけいれん停止の可能性がわかる（表4）

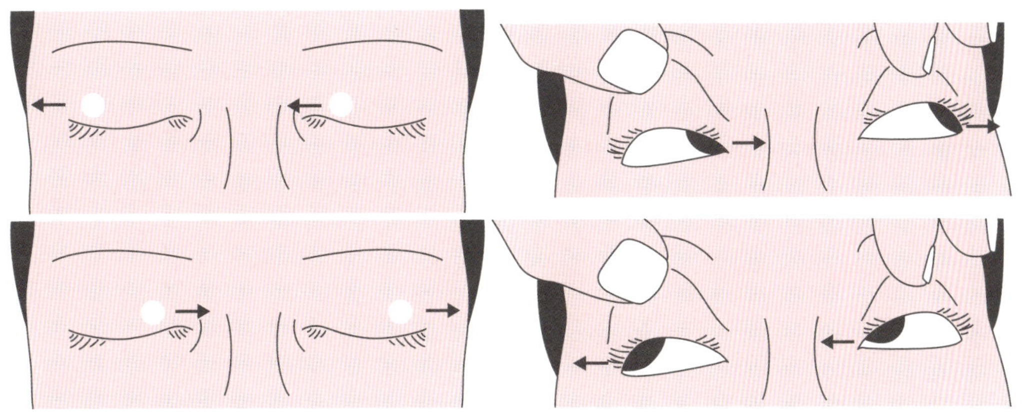

図2　ping pong gaze

Q6 血糖値はどのような場合に測定するか？

A6 意識障害の患者（成人・小児を問わず）や元気がない小児

意識障害の診療では，採血を待たずに血糖を測ることで，低血糖やDKA（糖尿病性ケトアシドーシス）の診断と治療方針の決定が迅速にできる．

成人の低血糖は多くの場合，糖尿病が基礎疾患であるが，小児では誰でも低血糖を起こしうる．小児は体格が小さく，体内のグリコーゲン貯蔵量が少ないため，糖分の経口摂取が減るだけで低血糖になることがある．会話ができる場合でも，元気がなければ血糖値を測定する．

低血糖は，症状が現れるほど血糖値が低下した状態を指し，統一された定義はないが，血糖値が70 mg/dL未満で症状が出現することがあるため，必要に応じてブドウ糖を補充する．

Point

小児の低血糖には20％ブドウ糖液2 mL/kgを静注

- 成人の低血糖患者では慣習的に50％ブドウ糖を静注することが多いが，小児では濃度が低い製剤を使うことが多い．血管径が細い小児は血管外漏出と静脈炎のリスクが高い．高浸透圧の50％ブドウ糖液が血管外漏出すると，軟部組織が壊死する可能性がある
- 20％ブドウ糖液2 mL/kg（ブドウ糖：0.3～0.5 g/kg）を静注し，必ず糖入りの輸液（ヴィーン® Dなど）を維持輸液として選択する．もともとグリコーゲンの貯蔵量が少ないことが低血糖の一因であるため，継続的に糖を補充しなければ再度低血糖に陥る可能性がある

memo

ピボキシル基を有する抗菌薬と低血糖

セフカペンピボキシルやセフジトレンピボキシルといったピボキシル基を有する抗菌薬は低カルニチン血症を引き起こし，その結果，低血糖をきたすことがある．低血糖によるけいれんや後遺症も報告されており，日本小児科学会から使用しないよう注意喚起されている．

Q7 低血糖以外でまず行う血液検査は？

A7 血液ガス，血算，生化学，アンモニア

成人と比べると，小児ではアンモニアの重要性が高い．小児では先天性代謝異常症のアタック（急激に状態が悪化すること）の可能性があり，低血糖，代謝性アシドーシス，高アンモニア血症の3つが代謝疾患を疑うポイントである（**表5**）．

Q8 血液検査でわかる意識障害の原因は見つからなかった．次に行うべき検査は？

A8 頭部CT，髄液検査，脳波を行う

小児のけいれん後の意識障害が続く場合に，まず鑑別する疾患が急性脳症と細菌性髄膜炎である（**表6**）．下記の検査がこれらの疾患の鑑別に重要である．

表5　血液検査項目

血液ガス	電解質異常（低・高ナトリウム血症，低・高カルシウム血症，低・高マグネシウム血症，低リン血症） 代謝疾患
血算	感染症
生化学	肝不全，腎不全
アンモニア	代謝疾患

表6　血液検査の次に行うべき検査

	単純頭部CT	髄液検査	脳波
鑑別できる疾患	脳浮腫（急性脳症）や頭蓋内病変（出血や腫瘍，水頭症）	髄膜炎	けいれん（特に非けいれん性てんかん重積）
やる順番	①	②	いつでも
理由	多くの意識障害の鑑別疾患を確認できるため，まず行う．	細菌性髄膜炎を疑う場合は，先に抗菌薬を投与すべきなので，検査は遅れてもよい．	非けいれん性てんかん重積は目に見えるけいれん発作はないのに，脳波で異常を認める状態で，脳波が診断に重要である．ベッドサイドで行え，侵襲がない検査である．しかし，評価できる人が必要なので，検査可能なタイミングで行う．
注意すること	CT室への移動を伴うため，ABCを安定化させ，継続的なモニタリングと緊急対応が可能になってから行う．	頭部CTで脳浮腫の徴候があった場合は，頭蓋内圧亢進状態のため，腰椎穿刺による脳ヘルニアのリスクが高まるため，髄液検査を行うかどうかを慎重に判断する．	10-20法という多数の電極を装着する方法を初心者が実施するのは難しい．電極の数を減らした方法が考案されているので，所属施設で実施可能か確認しよう．

表7　救急外来でできるDの治療

治療	治療すべきタイミング	具体的な治療
けいれんの再発予防	けいれん重積後や群発後	ホスフェニトイン レベチラセタム
体温の適正化	高体温	解熱鎮痛薬（アセトアミノフェン） 室温調整，氷嚢
髄膜炎の治療	細菌性髄膜炎を疑うとき（発熱を伴う意識障害であれば，血培採取して抗菌薬を開始してよい．抗菌薬を継続すべきかを後でゆっくり考える．）	セフォタキシム，バンコマイシン

Q9 頭部MRIはどういうときに行うべきか？

A9 Q7 の検査でも原因がわからない場合であり，かつABCの安定を維持したまま長時間の移動と撮像が可能であれば行う

頭部MRIは頭部CTではわからない多くの疾患（特に急性脳症）を鑑別できるのがメリットである．成人であれば脳梗塞の鑑別に頻用されているが，小児では脳梗塞の頻度は少なく，頭部CTでわかる疾患（脳浮腫，出血，腫瘍，水頭症など）の頻度の方が多い．しかし，撮像に数十分必要なため，小児では鎮静が必要な場合や，ABCの安定を維持するのが難しい（人員と小児用MRI対応物品の問題）ことが多い．頭部MRIを撮像することで治療方針が変わるかどうか，また安全に検査を完了できるかを検討する必要がある．

Q10 ICU入室までに救急外来で他にできるDに対する治療は？

A10 抗けいれん薬静注（再発予防），体温管理，抗菌薬投与（表7）

確認問題

❶小児特有の意識障害の鑑別疾患は？
❷Dの診察で見るべき身体所見は？
❸すぐに行う迅速検査は？

解答

❶虐待（特にAHT）と急性腹症（腸重積や腸回転異常症など）
❷意識レベル（GCS），眼（瞳孔，眼球運動）
❸血糖値

参考文献

1）「PALSプロバイダーマニュアル　AHAガイドライン2020準拠」（American Heart Association），pp59-63，シナジー，2020
2）Ihara T, et al：Ping-Pong Gaze in a Postictal State. J Pediatr, 214：234, 2019（PMID：31279572）
3）日本小児科学会：ピボキシル基含有抗菌薬の服用に関連した低カルニチン血症に係る注意喚起（2019年7月）
https://www.jpeds.or.jp/uploads/files/20190820pivoxil_chuikanki.pdf（2025年3月閲覧）

1 発熱

手塚宣行

症例

ある日の午後7時，救急外来にウォークインで小児の患者さんが保護者に連れられてやってきた.

- 4歳，男児，体重16 kg
- 本日の昼過ぎから少し元気がなかった
- 午後5時に熱を測ったところ，38.6℃であったため救急外来を受診した

Q1 発熱とは何か？

A1 発熱＝からだを守るための生理的なメカニズムの1つ

発熱の前に，体温について考えなければならない．体温は，視床下部の体温調整中枢によって制御されている．体温調整中枢は主に筋肉と肝臓の代謝活動から得られる熱産生と，皮膚や肺からの熱放散でバランスをとっている．体温調整中枢は，通常の温度環境では，体温をほぼ一定に保つことができる．

発熱は，内因性および外因性の発熱物質により視床下部のセットポイントが上昇することにより，一定に保たれていた体温が上昇する現象である．発熱は異常な状態ではなくて，細菌やウイルスの増殖を遅らせ，好中球の産生とTリンパ球の増殖を促進し，体に生じた急性期反応を補助し，感染症や炎症と戦ううえで有益な効果をもたらす生理学的なメカニズムである[1)]．しかし，生理的な反応であると言っても生体への影響が十分あるという理解が必要である．

Point

発熱の生体への影響を常に意識する

- 代謝の増加
- 酸素消費量の増加
- 心拍数の増加
- 呼吸数の増加

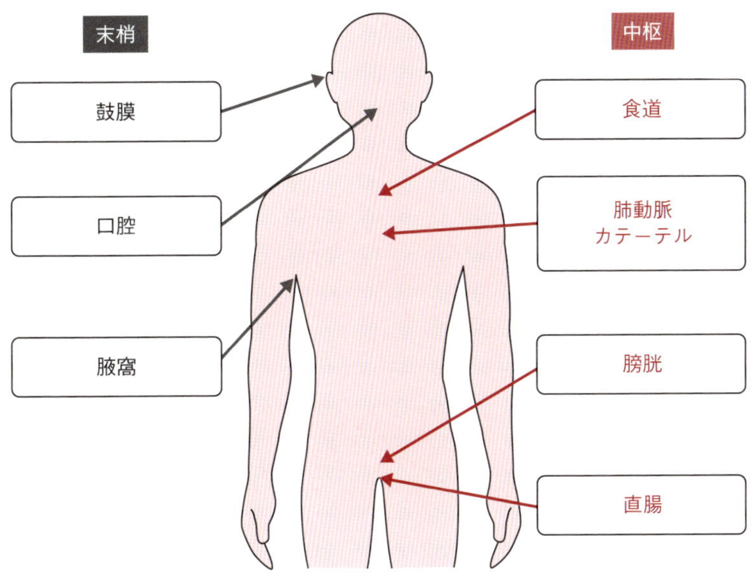

図1　体温の種類と測定部位

Q2 体温の測定方法は？

A2 腋窩が日本では一般的．測定部位によって温度差があることに注意．

体温には，末梢温と中枢温（**図1**）がある．中枢温が本来知りたい体温であるが，その測定には侵襲を伴う．そのため日本では腋窩温の測定が一般的であるが，よく用いられる体温の測定部位は国によって異なる．

直腸温は中枢温であり，米国では乳幼児の体温測定によく用いられる．粘膜障害から菌血症をきたす場合もあり，侵襲的ではあるため，好中球減少を伴う患者では直腸温の測定は禁忌とされる．

口腔温は直腸温より約0.6℃低いと言われる（呼吸の影響）．特に頻呼吸がある場合はより低くなる．また直前に摂取した物の温度にも影響を受ける．日本で一般的に測定される腋窩温は直腸音よりも低い．

その他にも接触型または非接触型赤外線温度測定法や外部センサーを用いたアプリ表在温測定など，いろいろな方法が開発されてきている．鼓膜温や非接触型赤外線温度は外気温の影響を強く受けるため，中枢温の代替指標とするには精度が低く，いわゆる発熱のスクリーニングとしての有用性は低い．

年長児以降の平均正常体温は37.0℃であると考えられているが，乳幼児はこれよりも高い．3カ月未満の新生児・乳幼児の正常体温（直腸温）は37.5℃，正常上限（+2 SD）は新生児で37.9℃，1カ月で38.0℃，2カ月で38.1℃であると報告されている[2)]．

上記よりおおむね**直腸温で38.0℃以上あれば，発熱とみなす**のが妥当である．

Q3 発熱と高体温の違いは？

A3 生理的な状態か否かである．発熱は生理的，高体温は病的．

高体温は視床下部のセットポイントの上昇を伴わない，体温調整の恒常性が破綻した状態である．体温の恒常性が維持されず，からだの熱放散能力を超えた熱産生が起こっている病的な状態である（いわゆる熱中症の体温上昇はこれに該当する）[1]．高体温を疑う病歴（高熱環境への曝露歴やアセトアミノフェンで体温が低下しない）や身体所見（皮膚全体に熱感はあるが乾燥している）を見逃さないようにする．

症例の経過①

トリアージの結果，高体温を疑うような病歴ではなさそうであった．バイタルサインが測定されているところである．

Q4 発熱の患児に，どこまでワークアップする？

A4 年齢（月齢）とバイタルサインに応じて考える！

Point

発熱時の年齢（月齢）に応じたワークアップ

- 原則として，バイタルサインやBCDに異常があればFull sepsis work up（髄液検査・培養，血液検査・培養2セット，尿定性・沈査・培養）を検討する
- 1カ月未満：状態にかかわらずFull sepsis work upが基本
- 1～2カ月：Partial sepsis work up（血液検査・培養1セット，尿定性・沈査・培養）後に検査結果を見て追加検査の必要性を判断
- 3カ月～2歳：1～2カ月より重症感染症の可能性は下がるが，予防接種歴を確認し潜在性菌血症を意識しながら，バイタルサインに異常があればPartial sepsis work up（血液検査・培養1セット，尿定性・沈査・培養）後に検査結果を見て追加検査の必要性を判断
- 3歳以上：3カ月～2歳よりさらに重症感染症の可能性は下がるが，予防接種歴・sick contact等を確認し，バイタルサインに異常があればPartial sepsis work up（血液検査・培養1セット，尿定性・沈査・培養）後に検査結果を見て追加検査の必要性を判断

低月齢ほど重症細菌感染症のリスクが高く，3カ月未満の発熱では細菌性髄膜炎が0.5％，菌血症が2.4％，肺炎が3.3％，腎盂腎炎が5.4％にみられたと報告されている[3]．そのため，比較的活気があっても積極的に検査を実施される場合が多い．各種培養検査の陰性が確認されるまで入院のうえ，抗菌薬が投与されている場合が多い．

また呼吸器症状が明らかで，例えばRSウイルス迅速抗原検査が陽性であったとしても，尿路感染症が5.4％，菌血症が1.1％に認められたと報告されており[4]，呼吸器症状が明らかであったとしても，ワークアップを行わない理由にはならない．

3カ月以上では潜在性菌血症に注意する．結合型肺炎球菌ワクチンとインフルエンザ菌B型（Hib）ワクチンの導入前の時代では，3カ月から3歳の児において，39℃以上の発熱，白血球数≧15,000/μL，発熱の原因が不明の場合，約5％に肺炎球菌もしくはHibの菌血症が認められ，無治療の場合には細菌

表1　体重に応じた血液培養採取セット数とボトル1本あたりの採取量

体重（kg）	1セット目（mL）	2セット目（mL）
≦1.0	2	なし
1.1～2.0	2	2
2.1～12.7（新生児～2歳）	4	2
12.8～36.3（3歳～小学生）	10	10
≧36.4（中学生以上）	20	20

通常は好気ボトルのみを採取し，体重≧36.4 kg以上（中学生以上）の場合は成人同様に嫌気ボトルも採取する．嫌気ボトルの採取に関してはQ6を参照．文献5を元に作成

性髄膜炎をきたすことが知られていた．現在では予防接種によりその頻度は低下しているため，予防接種歴の確認が重要である．

3歳以上になると，免疫構築が進んでいくことに伴い重症細菌感染症のリスクは低下するが，保育園や幼稚園などの集団生活を行う児が増加することもあり，ウイルス感染症の罹患頻度が高くなる．集団生活の有無（ある場合はどんな疾患が流行しているか）や家族以外のsick contactの有無などの聴取を行う．

Q5　血液培養は必ず2セット採取する？

A5　抗菌薬を投与するなら2セット採取する！

菌血症は血液培養を採取しないことには証明できない．**表1**を参考に，採取セット数と採取血液量，使用する血液培養ボトル（好気ボトルなのか小児ボトルなのか，嫌気ボトルも採取するのか）を選択する．特に抗菌薬を投与する場合は，可能な限り投与前に血液培養を含む培養検査が必要かどうか，今一度考えなおすことを忘れない（抗菌薬投与後に採取した培養検査は偽陰性になる）．

Q6　血液培養は嫌気ボトルも採取する？

A6　「○○膿瘍」を疑うなら嫌気ボトルも採取する

小児では偏性嫌気性菌が血液培養から陽性になることは稀とされている．また採取可能な血液量も限られていることから，**表1**を参考に採取血液量を考えつつ，病歴と身体診察から何らかの膿瘍が疑われる場合は嫌気ボトルも採取することを検討する．十分な血液量が採取できない場合は，好気ボトルを優先する．成人と同量の血液が採取できるなら，嫌気ボトルも採取する．**表1**はボトル1本あたりの採取血液量であるため，嫌気ボトル分を採取する場合には，採取量に注意する（好気ボトルだけの場合と比べると，2倍の血液量が必要になる）．

Q7　尿の採取方法は？

A7　中間尿，自排尿確立前なら2 step process

乳幼児など自排尿が確立していない場合，①尿路感染症の可能性が低い（尿路系の症状が強くない）

と想定される場合は，バッグ尿で尿定性・沈査を行い，結果が陽性（白血球反応もしくは亜硝酸塩が陽性）であればカテーテル採尿を加えて行う．②尿路感染症の可能性が高いと想定される場合は，カテーテル採尿を行う．このような方法は2 step processと呼ばれている．

Q8 髄液検査はいつする？

A8 ①発熱＋新生児，②発熱＋意識障害，③敗血症性ショックの場合

教科書的にざっくり言えば，「中枢神経系疾患（感染症含む）が疑われるとき」と，「代謝性疾患が疑われるとき」である．今回は特に中枢神経系感染症をいつ疑うか，という視点で述べる．

髄液検査はどうしても遅れがちになる．その実施に人手が必要で，準備にも実施にも時間を要す．そのため，髄液検査をいつやるか，自分のなかである程度決めておく必要がある．

発熱＋中枢神経症状（けいれんなど）があれば，中枢神経系感染症を想起するのは難しくない．それ以外の場合として，前述のように，**新生児の発熱では中枢神経感染症の鑑別が重要**であるため，髄液検査の閾値は高くしておきたい（発熱＋新生児）．また発熱＋意識障害（中枢神経の異常）や敗血症性ショックの場合も，髄液検査が早期にできるとよいだろう．

ただし，状態が悪く髄液検査ができない場合もある．その場合は無理して髄液検査をしない．髄液検査の前に全身状態の立ち上げが必要であり，髄液検査前の抗菌薬投与は許容される．髄液検査のなかの髄液培養の代替として，抗菌薬投与前に複数セットの血液培養を採取しておくのを忘れない．

Q9 鼻汁培養は必要か？

A9 小児では通常不要である

Point

培養検査を採取する前に考えておくこと

- **想定される感染症の評価に使える培養検査なのか？**
  (使える培養検査の例：腎盂腎炎を疑った場合のカテーテル尿培養)
- **通常無菌な部位からの検体なのか，常在菌のいる部位からの検体なのか**
  (無菌な部位からの検体の例：髄液，血液など)
  (常在菌のいる部位からの検体の例：喀痰など)

培養検査を考えるうえで，重要な点が2つある．まず一番大切なのは，児の病歴と身体診察，検査などから想定される感染症の評価に使えるのかどうかである．例えば，肺炎を全く疑わない児であれば喀痰培養を提出する意味はない．検査は診断や治療に役立てるためのものであることを常に念頭に置く．もう1つは通常無菌な部位からの検体なのか，無菌でない部位からの検体なのかを意識する必要がある．通常無菌な部位からの検体であれば，（コンタミネーションでなければ）少数でも菌が発育した場合，それは原因微生物と考えてよい．しかし常在菌のいる部位からの検体は，原因微生物がいてもいなくても，何らかの菌が発育するのが当然である．そのため，事前にどんな菌を原因と想定して検査に提出してい

るのかが重要となってくる（また便培養に代表されるように，オーダー時に臨床検査技師にその情報が伝わらなければ，培養されないことも多々ある）．

このことから鼻汁培養を考えると，感染症の評価に使うとすると，急性副鼻腔炎くらいだろうか？しかし常在菌のいる部位であり，培養から例えば肺炎球菌が多量に発育したとしても，それが原因微生物かの判断は難しい．培養検査を提出しようと考えた際は，このような視点で考えてみてほしい．

症例の経過②

- 基礎疾患はなく，4歳までに推奨されている定期接種は完了，おたふくかぜも1回接種すみ，幼稚園に通い出したところであり，最近カゼを引いているお友達が多いということであった
- バイタルサインは安定していたため，対症療法で経過をみられそう

Q10 解熱剤はいつ使う？

A10 必須ではないが，発熱があれば児の全身状態と背景疾患に応じて判断する

解熱剤は体温調節の設定値を正常に戻すことで発熱の状態から平常時の体温に近づける作用をもつ．

アセトアミノフェンは1回10～15 mg/kgを4～6時間ごとに経口投与するのが一般的に安全で効果的であると考えられている[1]．通常，解熱効果は約80％の児に30～60分以内に現れ，1～2度の低下がみられる[1]．

発熱があっても児が元気で特に基礎疾患もない場合は解熱剤を使用する必要は通常ない．発熱に伴う酸素需要や代謝亢進が児に悪影響を及ぼす基礎疾患がある場合を除き，解熱剤により熱を下げることで重症度や死亡率が低下するというエビデンスはない．解熱剤を使用する利点としては，発熱に伴う不快感や不感蒸泄の減少を抑えることでの脱水症のリスク低下である[1]．解熱剤には鎮痛作用もあるため，全体的な不快感を軽減できる可能性がある．解熱剤を使用する欠点としては，原因疾患の特定が遅れる可能性があることや解熱剤による毒性がある．解熱剤を使用することで特定の感染症のリスクや合併症が増加するかどうかははっきりしていない．

小児救急で最も使用されるのはアセトアミノフェンである．アスピリンはライ症候群をきたす可能性があり使用されない[1]．

Point

発熱に対する解熱剤が検討される状況

- ショック（発熱による頻拍の改善，心筋酸素需要の低下が目的．低血圧になることがあるので注意）
- 代謝亢進による負荷が許容困難な基礎疾患がある
- 体温40℃以上
- 不快感が強い
- 重度の頭部外傷

Q11 どうやってクーリングする？

A11 体表面に近いところに走る太い動脈を冷やす（頸部，腋窩，鼠経）

クーリングは，体温の低下だけでなく，安楽，鎮痛を目的として行う．また寒がる時期（熱産生が亢進している時期）は本当に寒いと感じているため布団をかぶせるなど体を温めるようにし，暑がる時期にクーリングを行うようにする．

クーリングは，体表面近くに走る太い動脈を冷やすのが効率的である（図2）．その為，頸部や腋窩，鼠経に氷嚢などを当てるようにする．冷やしすぎには注意する．

熱さまし用ジェル状冷却シートはクーリングとしては有効でないばかりか，窒息事故が報告されている．氷枕や背部のクーリングは広範囲を冷やせるものの，解熱効果は少ないとされている．

Q12 成人の発熱との違いは？

A12 正常な体温が異なるが，発熱の基準はほぼ同様．しかし低月齢での発熱はマネジメントが大きく異なる

成人では，外来患者と入院患者の両方を対象にした研究によると，口腔温での正常な体温の範囲は35.3～37.7℃，平均は36.7℃であった．また高齢になればなるほど，BMIが低ければ低いほど，体温が低くなることが知られている．また早朝と比較すると夕方遅くになると0.5℃上昇する．一般的な閾値としては腋窩温で37.5℃を超えると発熱と認識されることが多い．

小児では，正常な体温は口腔温で37.0℃と考えられており，乳幼児の方が体温はさらに高い．日内変動は成人同様であるとされる．しかし前述のように低月齢での発熱はマネジメントが大きく異なるため，月齢と発熱への意識は高く保つようにする．

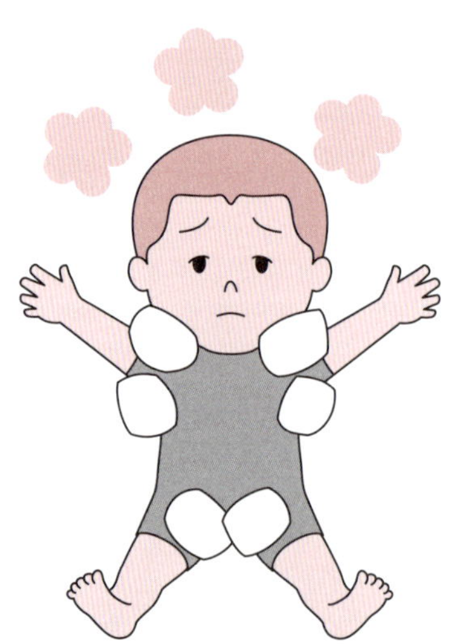

図2　クーリングのイメージ
頸部や腋窩，鼠経など体表面の近くを走行する太い動脈に氷嚢などを当てるようにする．

確認問題

❶体温には，身体の中心部分の温度である（　）と，末梢部分の温度である（　）がある
❷体温が上昇している場合，（　）なのか（　）なのかを常に意識する
❸発熱の新生児に対しては（　）sepsis work up を行う
❹血液培養は（　）に応じて採取セット数や採取量を考える
❺尿路感染症の可能性が高い場合は，（　）尿を採取する

解答

❶中枢温，末梢温
❷発熱，高体温
❸Full
❹体重
❺カテーテル

第3章 よく出合う小児の症候

参考文献

1）Sullivan JE & Farrar HC：Fever and antipyretic use in children. Pediatrics, 127：580-587, 2011（PMID：21357332）
2）Herzog LW & Coyne LJ：What is fever? Normal temperature in infants less than 3 months old. Clin Pediatr（Phila），32：142-146, 1993（PMID：8453829）
3）Pantell RH, et al：Management and outcomes of care of fever in early infancy. JAMA, 291：1203-1212, 2004（PMID：15010441）
4）Levine DA, et al：Risk of serious bacterial infection in young febrile infants with respiratory syncytial virus infections. Pediatrics, 113：1728-1734, 2004（PMID：15173498）
5）Miller JM, et al：A Guide to Utilization of the Microbiology Laboratory for Diagnosis of Infectious Diseases: 2018 Update by the Infectious Diseases Society of America and the American Society for Microbiology. Clin Infect Dis, 67：e1-e94, 2018（PMID：29955859）

2 敗血症

鉄原健一

症例

0歳11カ月，男児，体重8 kg．昨日から発熱，今日ぐったりして受診．

A：開通

B：呼吸数55回/分，SpO_2 97％（室内気），陥没呼吸なし，呼吸音異常なし

C：心拍数200回/分，血圧85/43 mmHg，手足に冷感と網状チアノーゼあり，CRT 4秒，橈骨動脈は触知する

D：GCS E4V4M6（弱い泣きで落ち着かない），瞳孔3 mm/3 mm対光反射 迅速/迅速

E：体温40.5℃，発疹なし

Q1 この患者の病態は？

A1 敗血症の疑い

BCDEの異常がある．呼吸は呼吸窮迫，タイプ分類は不明，循環は代償性ショック，感染症がきっかけとなっているので敗血症によるショックの疑い．

Q2 敗血症の定義は？

A2 敗血症とは「感染に対する宿主反応の異常によって引き起こされる致命的な臓器障害」で，臓器障害はフェニックス敗血症スコア2点以上

2024年に新しい小児敗血症の定義が出た．それまでは「小児敗血症＝感染症＋SIRS（Systemic Inflammatory Response Syndrome）」であったが，成人に合わせ敗血症の定義が「感染に対する宿主反応の異常によって引き起こされる致命的な臓器障害」となった[1]．成人では臓器障害はSOFAスコア2点以上としているが，小児はフェニックス敗血症スコア2点以上とし，敗血症のうち循環のスコアが1点以上で"敗血症性ショック"とする（**表**）[1, 2]．

表　フェニックス敗血症スコア

	0点	1点	2点	3点
呼吸（0～3点）	P/F ≧ 400 or S/F ≧ 292 ※S/F：SpO_2 ≦ 97のときのみ	P/F ＜ 400 or S/F ＜ 292 ＋ 酸素投与，人工呼吸など呼吸サポート	P/F 100～200 or S/F 148～220 ＋ 侵襲的人工呼吸	P/F ＜ 100 or S/F ＜ 148 ＋ 侵襲的人工呼吸
循環（0～6点）	・血管作動薬なし ・乳酸＜5 mmol/L ・平均血圧 1カ月未満 ＞30 mmHg 1～11カ月 ＞38 mmHg 1歳 ＞43 mmHg 2～4歳 ＞44 mmHg 5～11歳 ＞48 mmHg 12～16歳 ＞51 mmHg	それぞれ1点を加点 ・血管作動薬 1つ ・乳酸 5～10.9 mmol/L ・平均血圧 1カ月未満 17～30 mmHg 1～11カ月 25～38 mmHg 1歳 31～43 mmHg 2～4歳 32～44 mmHg 5～11歳 36～48 mmHg 12～16歳 38～51 mmHg	それぞれ2点を加点 ・血管作動薬≧2つ ・乳酸≧11 mmol/L ・平均血圧 1カ月未満 ＜17 mmHg 1～11カ月 ＜25 mmHg 1歳 ＜31 mmHg 2～4歳 ＜32 mmHg 5～11歳 ＜36 mmHg 12～16歳 ＜38 mmHg	
凝固（0～2点）	・血小板≧10万/μL ・PT-INR ≦ 1.3 ・Dダイマー ≦2 μg/mL ・フィブリノゲン ≧100 mg/dL	それぞれ1点を加点 ・血小板＜10万/μL ・PT-INR＞1.3 ・Dダイマー ＞2 μg/mL ・フィブリノゲン ＜100 mg/dL		
神経（0～2点）	GCS＞10 対光反射あり ※GCSは鎮静でもOK	GCS ≦ 10	両側瞳孔固定	

P/F：PaO_2/FIO_2，S/F：SpO_2/FIO_2，PT-INR：プロトロンビン時間−国際標準化比，GCS：Glasgow Coma Scale
文献1より引用

症例の続き

血液ガス：乳酸 2.5 mmol/L

血液検査：血小板 20万/μL，PT-INR 1.2，Dダイマー0.5 μg/mL，フィブリノゲン 250 mg/dL

Q3 この患者のフェニックス敗血症スコアは？

A3 0点

フェニックス敗血症スコアは次の通り．

呼吸：S/F = 97/0.21 = 461 ＞ 292　0点

循環：血管作動薬なし，乳酸 2.5＜5 mmol/L，平均血圧 57 ＞ 38 mmHg　0点

凝固：血小板 20万＞10万/μL，PT-INR 1.2＜1.3，Dダイマー0.5＜2 μg/mL，フィブリノゲン 250 ＞ 100 mg/dL　0点

神経：GCS 14 ＞ 10，対光反射あり　0点

合計 0点

Q4 この症例は敗血症ではないの？ 敗血症でないなら安心？

A4 フェニックス敗血症クライテリアでは敗血症とはいえないが，“敗血症リスク”の状態．早期認知，早期介入が大事

フェニックス敗血症クライテリアでは診断基準を満たさない．しかし，臓器障害が出る前の状態である“敗血症リスクの状態”で見つけ，介入することが重要．

フェニックス敗血症スコアには次のような3つの限界がある．

①呼吸が代償してSpO_2が低下していないとき，頻呼吸，呼吸努力，代償性ショック（血圧の低下していないショック），意識障害があっても軽度のときにはスコアが0点になる
②臓器障害が出現する前に介入して，臓器障害が結果的に生じなかった場合も点数が低くなる
③血液検査がスコアに入っているが，結果が出るまで介入しないかというとそうではない

ゆえに，フェニックス敗血症クライテリアは早期診断には向かない．①のような徴候がある場合でも緊急度が高いので早く介入した方がよい．

Q5 早期発見はどのようにしたらいい？

A5 標準化されたスクリーニングツールはないが，BCDの異常とハイリスクな背景に注意する．

敗血症診断のフロー（**図1**）を見ると，フェニックス敗血症スコアの前に“敗血症スクリーニング”がある．現時点では標準化された敗血症スクリーニングツールはないが，スクリーニングについての文献をまとめると，「感染症の疑いがあり，**BCDの異常，ハイリスクな患者背景**（悪性腫瘍，無脾，骨髄含めた臓器移植，中心静脈カテーテル留置，重症脳性麻痺/精神遅滞，免疫不全，免疫抑制状態）がある場合」には敗血症を疑う[4, 5]．

Q6 早期介入は何をすればいい？

A6 必要な培養検体を採取して適切な抗菌薬投与，ショックがあれば輸液負荷（図2）

抗菌薬は，できるだけ感染臓器，起因微生物を考えて選択する[6]．ショックがある場合は輸液負荷を行う．過剰輸液の徴候（肺水腫による呼吸状態悪化，肝腫大，ギャロップなど）に注意しながら細胞外液（乳酸リンゲル液，酢酸リンゲル液）10～20 mL/kgを5～20分で投与する．循環の改善・悪化を再評価しながら必要があれば最大40～60 mL/kgまでくり返し投与する[6]．改善・悪化はABCDEのCの項目に加え，意識，尿量も参考になる．輸液負荷を行うほどの重症の場合は小児の集中治療管理が可能な施設への相談を考慮する．

Q7 成人の敗血症との違いは？

A7 成人の敗血症の定義（Sepsis-3）も小児と同様「感染に対する宿主反応の異常によって引き起こされる致命的な臓器障害」である

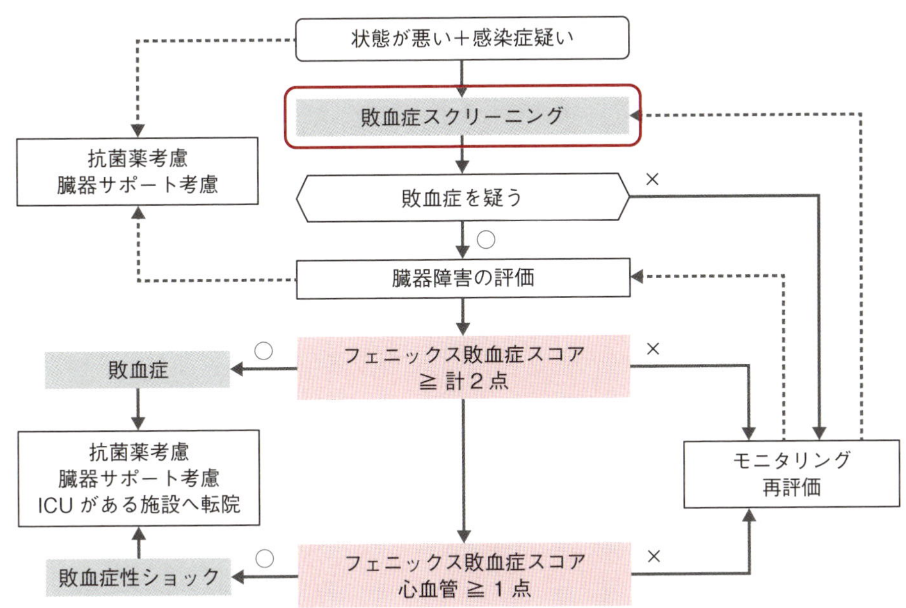

図1　敗血症診断のフロー
文献3より引用

成人では臓器障害は**SOFAスコア2点以上**で判断する[2]．早期発見については，Sepsis-3が発表されたときはquick SOFA2点以上（呼吸数22回/分以上，収縮期血圧100 mmHg以下，意識障害）で敗血症のスクリーニングツールとして提唱されていたが，その後感度が高くないことがわかった[6]．SIRS，NEWSなど他のツールと同様，敗血症のスクリーニングツールとして単独で使用しないことがSurviving Sepsis Campaign 2021で推奨されている[7]．介入については，適切な培養採取・適切な抗菌薬投与・輸液負荷は共通である．

確認問題

❶冒頭の症例の介入は何をするか？

❷症例の続き．循環が改善せず細胞外液を計60 mL/kg投与して集中治療室に入室した．呼吸，循環は悪化した．呼吸は気管挿管，人工呼吸管理を開始してP/F 250．循環は血管作動薬1剤を使用開始して平均血圧48 mmHg，乳酸は1.5 mmoL/Lとなった．血小板15万/μL，PT-INR 1.3，Dダイマー1.0 μg/mL，フィブリノゲン250 mg/dL，鎮静でGCS E1VTM4である．フェニックス敗血症スコアは何点か？

解答

❶血液培養2セット，尿培養を採取しながら，末梢静脈路を確保して酢酸リンゲル液80 mL（10 mL/kg）を5分間かけてボーラス投与する．投与後は過剰輸液の指標に注意しながら循環の評価をする．改善しなかったら再度80 mLをボーラス投与する．培養検体が採取できたら，他に症状がないこと，意識障害があることから肺炎球菌，Hibによる細菌性髄膜炎を考慮してセフォタキ

シム 75 mg/kg，バンコマイシン 15 mg/kg を投与する
❷呼吸1点，循環1点，凝固1点，神経1点で計4点で，循環1点のため敗血症性ショックである

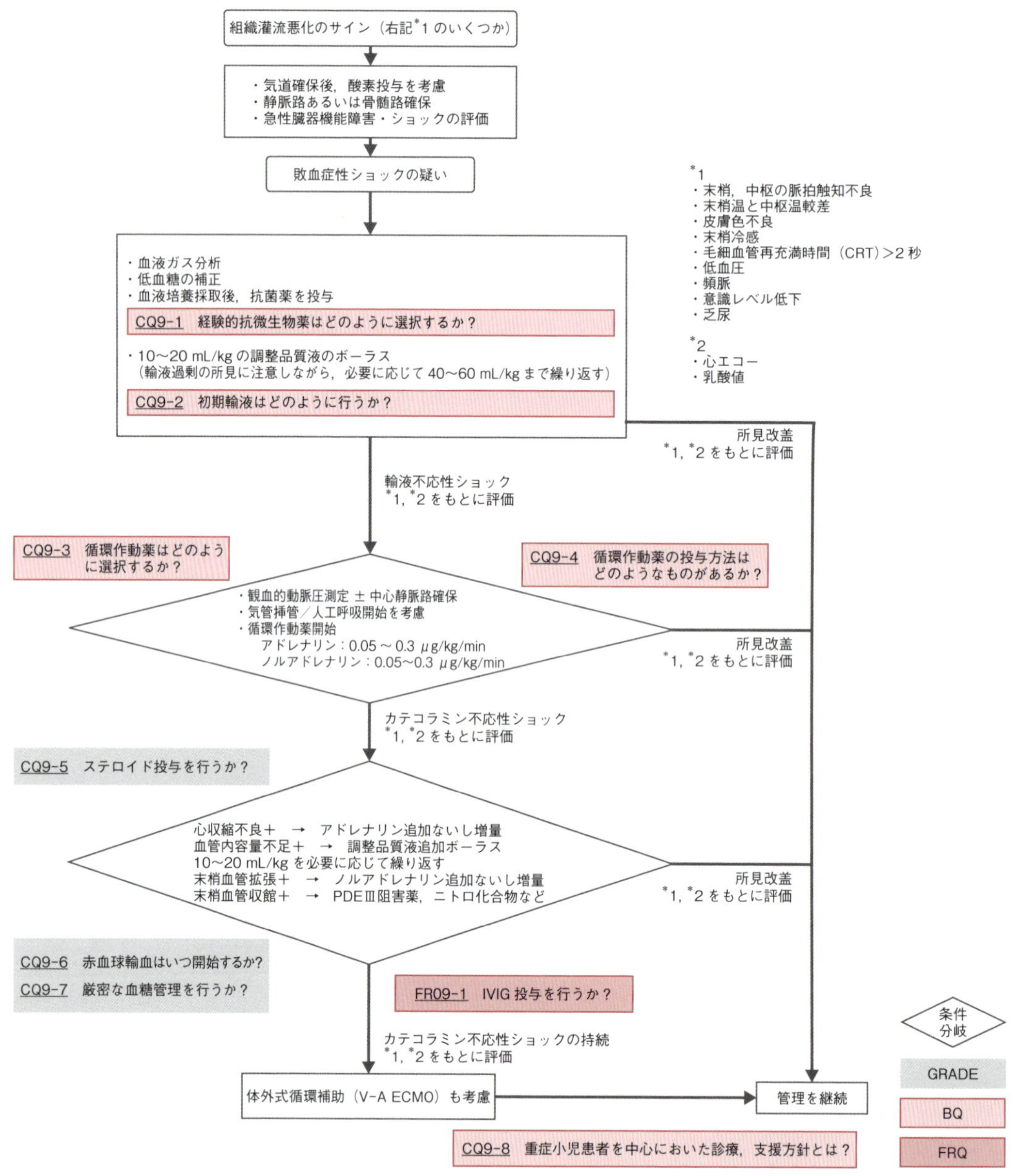

図2 敗血症診療フロー
文献6より引用

Point

- 敗血症の診断はフェニックス敗血症クライテリアを用いる！
- ただし，診断がつくまで待つのではなく，診断がつく前の"敗血症リスク"の段階で認知して介入する！
- 敗血症リスクは，「感染症の疑い＋BCDEの異常＋ハイリスクな患者背景」で考慮する！

文献

1) Sanchez-Pinto LN, et al：Development and Validation of the Phoenix Criteria for Pediatric Sepsis and Septic Shock. JAMA, 331：675-686, 2024（PMID：38245897）
2) Singer M, et al：The Third International Consensus Definitions for Sepsis and Septic Shock (Sepsis-3). JAMA, 315：801-810, 2016（PMID：26903338）
3) Schlapbach LJ, et al：International Consensus Criteria for Pediatric Sepsis and Septic Shock. JAMA, 331：665-674, 2024（PMID：38245889）
4) Romaine ST, et al：Performance of seven different paediatric early warning scores to predict critical care admission in febrile children presenting to the emergency department: a retrospective cohort study. BMJ Open, 11：e044091, 2021（PMID：33947731）
5) Davis AL, et al：American College of Critical Care Medicine Clinical Practice Parameters for Hemodynamic Support of Pediatric and Neonatal Septic Shock. Crit Care Med, 45：1061-1093, 2017（PMID：28509730）
6) 日本版敗血症診療ガイドライン2024特別委員会：日本版敗血症診療ガイドライン2024．日集中医誌，31：S1165-S1313，2024 https://www.jstage.jst.go.jp/article/jsicm/advpub/0/advpub_2400001/_article/-char/ja/（2025年3月閲覧）
7) Evans L, et al：Surviving sepsis campaign: international guidelines for management of sepsis and septic shock 2021. Intensive Care Med, 47：1181-1247, 2021（PMID：34599691）

3 けいれん

鉄原健一

症例

- 1歳3カ月，女児，体重10 kg
- けいれんで救急要請．要請5分前からけいれんがはじまり，救急隊からの電話中も四肢の強直間代性けいれんが持続しているとのこと
- SpO_2 97％（リザーバーマスク10 L/分），心拍数180回/分，体温39.7℃．10分で到着

Q1 けいれんで起きるABCDEの変化は？

A1 けいれん自体で生じる変化と，けいれんの原因で生じる変化がある

けいれんそのものによってABCDEの異常を起こす（**表1**）．後述の準備や対応もこれらの異常をふまえて行う．けいれんの原因として，たとえば敗血症がある場合は，けいれんが止まっても敗血症による循環障害があれば頻拍などが残る．

Q2 けいれん中の患者が来る前に準備することは？

A2 ABCDEのサポート

ABCDEを想定しながら準備を行うと準備忘れをしにくい（**表2**）．

表1 けいれんで起きるABCDEの変化

A（気道）	けいれんによる舌根沈下，分泌物による気道閉塞
B（呼吸）	呼吸調節障害（不規則な呼吸，徐呼吸，無呼吸），誤嚥
C（循環）	頻拍（交感神経亢進，敗血症など）
D（神経）	けいれん，散瞳（交感神経亢進）
E（全身観察）	けいれんによる転倒によって生じる外傷，発熱

表2 けいれんに対するABCDEごとのサポート

A（気道）	吸引，肩枕，バッグバルブマスク，気管挿管の準備
B（呼吸）	酸素，バッグバルブマスク，気管挿管の準備，パルスオキシメーター
C（循環）	静脈路の準備，心電図モニター
D（神経）	抗けいれん薬，迅速血糖測定器
E（全身観察）	解熱薬

Q3 けいれん中の患者の診かたは？

A3 まずはABCのサポートを行い，次にDの介入としてけいれんを止める

けいれんはDの異常のため，まずはABCのサポートが必要である．ただ，けいれんでABCの異常が起きているため，けいれんを止めることもABCの安定化のために重要である．そのため，まずは最低限のABCのサポートをする．

A：肩枕，吸引，必要があれば用手的気道確保（下顎挙上や頭部後屈顎先挙上）

B：酸素投与，必要があればバッグマスク換気

C：静脈路確保

Q4 静脈路が確保できないときの抗けいれん薬は？

A4 ミダゾラム頬粘膜投与，ミダゾラム筋肉注射，ミダゾラム鼻腔内投与，ジアゼパム直腸内投与

けいれん中は，けいれんの動きがあったり，血管が収縮していたりして末梢静脈路確保が難しい．すぐに末梢静脈路ができない場合は，静脈注射以外の方法もある（表3）．

Q5 静脈路が確保できたときの抗けいれん薬は？

A5 第1・第2選択は次の通り（表4）．それでもだめなら昏睡療法だが，気管挿管，輸液負荷，昇圧薬の準備が必要

目の前でけいれんしていると，あせって薬剤の量を間違える可能性がある．薬の量は覚えずに体重別薬剤・デバイスシート（図）などを使用するとよい．

表3　静脈路が確保できないときの抗けいれん薬

薬剤	投与量
ミダゾラム口腔溶液（ブコラム®）	3カ月〜1歳未満　2.5 mg 1歳〜5歳未満　5.0 mg 5歳〜10歳未満　7.5 mg 10歳〜18歳未満　10.0 mg
ミダゾラム頬粘膜投与（ブコラム®を使用しない場合）	0.2〜0.5 mg/kg
ミダゾラム筋肉注射	0.2〜0.5 mg/kg
ミダゾラム鼻腔内投与	0.2 mg/kg
ジアゼパム直腸内投与	0.3〜0.5 mg/kg

文献1より引用

＊保険適用があるのはミダゾラム頬粘膜投与のブコラム®のみ

表4　静脈路が確保できたときの抗けいれん薬

第1選択（ベンゾジアゼピン）	
ミダゾラム	0.15 mg/kg（追加投与可）
ロラゼパム	0.05 mg/kg（追加投与可）
ジアゼパム	0.3〜0.5 mg/kg（最大10 mg）
第2選択	
ホスフェニトイン	22.5 mg/kg （2歳未満はフェニトイン20 mg/kg）
フェノバルビタール	15〜20 mg/kg
レベチラセタム	20〜60 mg/kg

第3章 よく出合う小児の症候

区分	6〜7 kg ※各数値は4kgで計算	3か月〜5か月 乳児	
心停止・不整脈	電気ショック（非同期） （1回目 2J/kg, 2回目以降 4J/kg）	15 J （1回目）	30 J （2回目）
心停止・不整脈	電気ショック（同期） （1回目 0.5-1J/kg, 2回目以降最大 2J/kg）	3 J （1回目）	15J （2回目）
心停止・不整脈	ボスミン注1mg（1mg/1mL）1mL+生食9mL （0.1mg/mL, 投与量：0.01mg/kg/回）	0.6 mL （0.06mg）	静注
心停止・不整脈	アミオダロン塩酸塩注（150mg/3mL）1mL+5%糖液19mL （2.5mg/mL, 投与量：5mg/kg/回）	12 mL （30mg）	静注
心停止・不整脈	静注用キシロカイン2%（100mg/5mL）5mL+生食5mL （10mg/mL, 投与量：1mg/kg/回）	0.6 mL （6mg）	静注
心停止・不整脈	硫酸Mg補正液（20mEq/20mL）2mL+5%糖2mL （0.5mEq/mL, 投与量：25〜50mg/kg/回=0.2〜0.4mEq/kg/回）	4.0 mL （2.0mEq）	静注 （1-2分）
心停止・不整脈	アデホス-Lコーワ注（20mg/2mL）原液+生食8mL （2mg/mL, 投与量：0.1〜0.3mg/kg/回）	0.5 mL （1mg）	静注
心停止・不整脈	アトロピン注0.05%（0.5mg/1mL）原液 （投与量：0.02mg/kg/回, 最小投与量 0.1mg	0.2 mL （0.1mg）	静注
挿管	喉頭鏡ブレード　（※マックグラス 1）	直型・1	
挿管	気管チューブ　（サイズ）	3.0 mm カフあり	
挿管	（固定）	10.5 cm	
挿管	ミダゾラム注射液（10mg/2mL）2mL+生食8mL （1mg/mL, 投与量：0.1mg/kg/回）	0.6 mL （0.6mg）	静注
挿管	フェンタニル注射液（100μg/2mL）2mL+生食8mL （10μg/mL, 投与量：2μg/kg/回）	1.2 mL （12μg）	静注
挿管	ロクロニウム静注（25mg/2.5mL） （10mg/mL, 投与量：0.6〜1.0mg/kg/回）	0.6 mL （6mg）	静注
挿管	ブリディオン静注用（200mg/2mL） （100mg/mL, 投与量：16mg/kg/回）	0.9 mL （90mg）	静注

器材		
器材	気管吸引チューブ　6Fr	骨髄針　EZ-IO　ブルー
器材	胃管　6Fr　（減圧 10Fr）	胸腔ドレーン　10〜12 Fr
器材	膀胱カテーテル 6〜8Fr	ジャクソンリースバッグ 1L

区分	6〜7 kg ※各数値は6kgで計算	3か月〜5か月 乳児	
鎮静薬	ミダゾラム注（10mg/2mL）2mL+生食8mL （1mg/mL, 投与量：0.1〜0.3mg/kg/h）	0.6 mL/h （0.1mg/kg/h）	点静
鎮静薬	プレセデックス静注液（200μg/50mL）原液 （4μg/mL, 投与量：0.1〜1.4μg/kg/h）	0.6 mL/h （0.4μg/kg/h）	点静
鎮静薬	フェンタニル注射液（100μg/2mL）2mL+生食8mL （10μg/mL, 投与量：1〜3μg/kg/h）	0.6 mL/h （1μg/kg/h）	点静
血管作動薬	ドパミン塩酸塩（100mg/5mL）2mL+生食18mL （2mg/mL, 投与量：3〜15γ）	0.9 mL/h （5γ）	点静
血管作動薬	ドブタミン塩酸塩（100mg/5mL）2mL+生食18mL （2mg/mL, 投与量：3〜15γ）	0.9 mL/h （5γ）	点静
血管作動薬	ボスミン注1mg（1mg/1mL）1mL+生食19mL （50μg/mL, 投与量：0.03〜0.3γ）	0.7 mL/h （0.1γ）	点静
血管作動薬	ノルアドリナリン注1mg　（1mg/1mL）1mL+生食19mL （50μg/mL, 投与量：0.03〜0.3γ）	0.7 mL/h （0.1γ）	点静
抗けいれん薬	セルシン注射液10mg（10mg/2mL）原液 （5mg/mL, 投与量：0.3〜0.5mg/kg/回）	0.4 mL （2.0mg）	静注
抗けいれん薬	ミダゾラム注（10mg/2mL）2mL+生食8mL （1mg/mL, 投与量：0.15mg/kg/回）	0.9 mL （0.9mg）	静注
抗けいれん薬	ミダフレッサ静注（10mg/10mL）原液 （1mg/mL, 投与量：0.15mg/kg/回）	0.9 mL （0.9mg）	静注
抗けいれん薬	ノーベルバール静注用（250mg）+生食25mL （10mg/mL, 投与量：15〜20mg/kg/回）	12 mL （120mg）	点静 10分
抗けいれん薬	イソゾール注射用0.5g+溶解液20mL（500mg/20mL） （25mg/mL, 投与量：2〜5mg/kg/回）	0.6 mL （15mg）	静注
その他	ボスミン注1mg（1mg/1mL）原液 （0.1mg/mL, 投与量：0.01mg/kg/回）　※アナフィラキシー	0.06 mL （0.06mg）	筋注
その他	メイロン静注8.4%原液6mL+蒸留水6mL （投与量：2mL/kg/回）	12 mL	ゆっくり 静注
その他	カルチコール注射液8.5%原液6mL+生食6mL （投与量：2mL/kg/回）	12 mL	ゆっくり 静注
その他	20%糖液 （投与量：0.5〜1.0g/kg/回＝2.5〜5.0mL/kg/回）　※低血糖	15 mL	静注

図　福岡市立こども病院　薬剤別薬剤・デバイスシート

Q6 けいれんが止まったか，どう判断する？

A6 意識レベルを含めたABCD，神経学的所見の改善

実際，けいれんが止まったかどうかの判断は難しい．見た目にはけいれんをしていなくとも脳波上の発作が続いていることもある（非けいれん性てんかん重積状態）．ABCが安定して，閉眼，視線が合う，四肢の関節の緊張がないときはけいれんが止まっていることが多い．悩ましければ専門医に相談して脳波を検討する．

Q7 けいれんが止まった後どうする？

A7 ABCDの評価とサポート，原因検索

「抗けいれん薬でけいれんは止まったけど，呼吸や心臓が止まった」とならないようにしなければならない．抗けいれん薬の影響でAは舌根沈下，分泌物増加，Bは呼吸調節の障害，誤嚥，Cは低血圧になることがある．

けいれんが止まって安心して思考停止せず，原因検索を引き続き行う．

Q8 けいれんの鑑別疾患は？

A8 次の通り（表5）

表5　けいれんの鑑別疾患

	Critical	Common
有熱時けいれん	髄膜炎，脳炎・脳症	熱性けいれん
無熱性けいれん	脳出血（外傷性，内因性），低血糖，電解質異常	てんかん（怠薬や寝不足）

けいれんの持続時間が長い場合（15分以上），意識が戻らないとき，無熱性けいれんで原疾患が不明なときは**血液ガス（酸塩基平衡，血糖，電解質）を含めた血液検査を行う**．けいれんの持続時間が長い場合，髄膜刺激兆候，30分以上の意識障害，大泉門膨隆のように髄膜炎を疑えば髄液検査を行う[2)]．項部硬直がないだけで髄膜炎を除外しない．

Q9 熱性けいれんで帰宅時に伝えることは？

A9 不安の解消，けいれんの対応

熱性けいれんは，小児のけいれんの原因で最も多い．小児の救急車での来院で最も多いのは熱性けいれんである．熱性けいれん（熱性発作）とは「おもに生後満6カ月から満60カ月までの乳幼児に起こる，通常は38℃以上の発熱に伴う発作性疾患（けいれん性，非けいれん性を含む）で，髄膜炎などの中枢神経感染症，代謝異常，その他の明らかな発作の原因がみられないもので，てんかんの既往のあるものは除外される」[2)]．いわゆる，四肢がつっぱってがくがくするだけが熱性けいれん（熱性発作）ではなく，脱力や眼球上転のみの発作のこともあるので注意する必要がある．

また，**熱性けいれんは除外診断で，極論すると，治ってみないと熱性けいれんの診断はつけられない**．とはいえ，有熱時けいれんではCriticalな疾患を除外するために全例頭部CT，髄液検査，入院が必要かというとそうではない．Criticalな疾患を検討し，リスクに応じて判断する．熱性けいれんは，①焦点発作（半側だけの発作のように全身が一緒に起きているのではない），②15分以上持続する発作，③同一発熱機会の，通常は24時間以内に複数回反復する発作，の**いずれもない場合に単純型熱性けいれん**とされる．1つでもあれば**複雑型熱性けいれん**とする．有熱時けいれん後でABCDが安定して，単純型熱性けいれんの基準を満たしていれば，ホームケアの指導をして帰宅することも可能である．ただ，発作が5分以上，発作のあとの意識障害が30分以上のときは入院を考慮する．

けいれんを目の当たりにした家族の衝撃は大きい．医療者が帰宅でよいと考えても，帰宅ができると考えている理由，けいれんが再度生じる可能性があること，けいれんが起きたときの対応，再受診の目安をお話しして，安心して帰宅していただく必要がある．帰宅は，医療が不要になるという意味ではなく，診療のバトンを家族に渡すことだからである．以下のことを家族・患者に伝える．

Point

- 熱性けいれんの有病率は3～11％とよくある病気で，良性疾患である
- 熱性けいれんの再発は15～30％で，過半数は二度と起きないが，また起こる可能性があるのでその心の準備は必要である
- けいれんというと，てんかんが心配になるかもしれない．たしかに，熱性けいれんがあった方がてんかんの発生率は高くはなるが（一般人口0.5～1％，熱性けいれん後2.0～7．5％），90％以上はてんかんを発症しない　※保護者がてんかんの心配があるときに伝える
- 発作が起きたらまずは，安全なところに寝かせる．嘔吐をしそうになったら横向きにする．次に観察をする．観察は，発作の持続時間，発作の様式（左右差）を見る．可能ならスマートフォンで動画撮影をしてもよい．発作が5分以上続くなら救急車を呼ぶ

Q10 成人のけいれんとの診かたの違いは？

A10 成人の場合，失神と薬物中毒に注意！

ABCの安定化をしながらけいれんを止めるのは小児も成人も同じ．成人における抗けいれん薬の使い方を**表6**に示す．

Commonはてんかんの既往がある患者の怠薬．Criticalは小児のcriticalに加え，①脳血流の低下により失神やけいれんが生じる心血管性，②起立性の疾患，③薬物中毒に注意．心血管性は，不整脈，心筋梗塞，肺血栓塞栓症，大動脈解離・大動脈弁狭窄症，起立性は出血，脱水．

倒れた原因としてのけいれんを鑑別するのと同様に，倒れた結果としての外傷の検索も忘れない．

表6　成人における抗けいれん薬

第1選択（ベンゾジアゼピン）	
ミダゾラム 静注/筋注/鼻腔内	0.15 mg/kg（最大0.6 mg） ※筋注・鼻腔内投与量は保険適用外使用 ※文献3では5～10 mg
ロラゼパム 静注	4 mg（最大8 mg）
ジアゼパム 静注	5 mg（最大20 mg）
第2選択	
ホスフェニトイン	22.5 mg/kg
レベチラセタム	1,000～3,000 mg

薬剤の選択は文献3，投与量は各薬剤の添付文書より引用

確認問題

冒頭の患者が到着した（1歳3カ月，女児，体重10 kg）．けいれんが始まって15分が経過．まだ四肢の強直間代性けいれんがある．

❶到着したらまず何をする？

❷末梢静脈路がなかなか取れない．どの薬をどの量でどの投与経路で使う？

❸末梢静脈路が確保できたけどまだけいれんが止まらない．どの薬をどの量で使う？

解答

❶モニター装着，ABCDEの評価とABCのサポートとして肩枕，吸引，酸素投与，末梢静脈路確保
❷例：ミダゾラム（ブコラム®）5 mg頬粘膜投与
❸例：ミダゾラム（ミダフレッサ®）1.5 mg静注

Point

- **けいれんはABCDEに異常が出る！ まずは最低限のABCのサポート！**
- **熱性けいれんは除外診断！**
- **単純型熱性けいれんの基準を満たしたら安心の提供とホームケアの指導を！**

▶参考文献

1)「小児てんかん重積状態・けいれん重積状態治療ガイドライン2023」監修/日本小児神経学会
https://www.childneuro.jp/modules/about/index.php?content_id = 36 （2025年3月閲覧）
2)「熱性けいれん（熱性発作）診療ガイドライン2023」監修/日本小児神経学会
https://www.childneuro.jp/modules/about/index.php?content_id = 33 （2025年3月閲覧）
3) Seizure. Carolina B Maciel, et al. In Rosen’s Emergency Medicine 10th ed. pp 1243-1254. Elsevier, 2023

4 咳嗽

森脇太郎

症例

- 2歳，男児，体重12 kg
- 3日前から発熱，咳が出現．夜間に咳が一段増悪し受診
- 呼吸数24回/分，SpO_2 97％（室内気），心拍数150回/分，体温39.1℃

Q1 子どもの咳嗽の診療のはじめ方は？

A1 ABCDEアプローチを行い，緊急性があればすぐに介入

子どもの診療で，咳嗽は非常にcommonな主訴である．忙しい外来で，何人も咳の子どもを診察すると，この子も「かぜ」の診断だろう，と考えたくなる．しかし，咳嗽を訴える患児のなかには呼吸器（B）の問題だけではなく，上気道（A），循環（C），意識（D）の問題を抱えていることがあり，見逃せば重篤になりかねない．そのため，診察室に入ってきたときの第一印象が良好か，ABCDEは安定しているか，を確認する習慣をつけることが重要である．

Q2 子どもの咳嗽の問診のポイントは？

A2 急性（2週間以内）か慢性（2～3週間以上）かを判別し，誘引・随伴症状を確認する

急性＝発症2週間以内，慢性＝2～3週間以上，と定義することで，咳嗽の原因を考えるヒントになる．最も多い原因であるウイルス性上気道炎の咳嗽は，1～2週間は続く．慢性や再発性の咳嗽では気管支喘息が最も多いが，免疫不全や気道異物，心不全など，criticalな病気が隠れていることもあるため，診断にはより慎重になる必要がある．また，表1に示すような誘引・特徴を確認して，“その病気らしさ”を集めることも有用である．

Q3 子どもの咳嗽の随伴症状・身体診察のポイントは？

A3 喘鳴を伴うか，呼吸器以外の症状に何があるか，を見分ける（表2）

ABCDEアプローチを軸に診察する．咳嗽に吸気性喘鳴・呼気性喘鳴を伴うか，は重要なポイントで

表1　誘引・特徴

誘引	考えられる疾患
突然の発症	気道異物，肺塞栓症，アナフィラキシー
運動中または運動後	気管支喘息
飲食に伴う	誤嚥，気道異物，胃食道逆流，食道気管瘻
季節性	アレルギー性鼻炎，気管支喘息
治療抵抗性	気道異物
内服薬（例：ACE阻害薬，NSAIDs）	薬剤性咳嗽
就眠時は咳嗽がない	習慣性咳嗽（チックなど）

表2　随伴症状

随伴症状	考えられる疾患
鼻閉，鼻汁，後鼻漏	上気道炎，副鼻腔炎，アレルギー性鼻炎
強い咽頭痛，頸部痛，流涎	喉頭蓋炎，深頸部膿瘍
胸痛	気管支喘息，胸膜炎
血痰	肺出血
膿性痰	細菌性気管炎，肺炎
体重増加不良	免疫不全，心不全・先天性心疾患，虐待
無呼吸	百日咳，RSウイルス感染症

表3　かぜではない病気を想起させる身体所見

身体所見	考えられる疾患
スタッカート，whooping	百日咳
犬吠様咳嗽	クループ症候群
チアノーゼ，浮腫，ショックの徴候	心不全・心筋炎，先天性心疾患
顔面の圧痛	副鼻腔炎
胸骨上・鎖骨上の陥没呼吸，吸気性喘鳴	クループ症候群，喉頭蓋炎，気管異物
肋間・肋骨弓下の陥没呼吸，呼気性喘鳴	細気管支炎，肺炎，気管支喘息急性増悪，気管支異物

ある．喘鳴が伴えば，気道（咽喉頭から細気管支まで）のどこかに狭窄部位があるため，そこに咳嗽の原因もあると考えてよいだろう．喘鳴の詳細な鑑別は**第3章-5**を参照いただきたい．呼吸器以外の症状，特に顔色不良やチアノーゼ，心雑音，末梢の冷感・湿潤，リンパ節腫脹の有無，意識レベル（誤嚥しやすいか），体重増加不良には注意し，"かぜ"ではない病気の発見に努めたい（**表3**）．

百日咳ではスタッカート（息継ぎのほぼできない連続する咳嗽）やwhooping（スタッカートの後の吸気時の喘鳴．生後3カ月以上）を聴くことができるかもしれない．クループ症候群では犬吠様咳嗽が有名であるが，自宅で症状がひどく，来院したときには改善していることも多い．

Q4 子どもの咳嗽の診察の工夫は？

A4 入室時から診察ははじまっている！診察時の啼泣はチャンスと捉える

入室時から咳嗽の音色（湿性か乾性か）やリズムをよく聴く．診察時には咳嗽している様子がみられない場合も，自宅や待合室といまの様子が異なるかを保護者と確認する．また，年齢や発達に応じて診察

表4　急性（2週間以内）咳嗽の鑑別疾患

Critical	Common
気道異物	クループ症候群
アナフィラキシー	細気管支炎・肺炎
心不全・心筋炎	かぜ症候群

表5　慢性（2～3週間以上）咳嗽の鑑別疾患

Critical	Common
気道異物	アレルギー性鼻炎，副鼻腔炎
心不全	気管支喘息
縦隔疾患（腫瘍，血管走行の異常）	習慣性咳嗽

＊血管走行の異常：血管輪，左肺動脈右肺動脈起始症（PA－sling）

スタイルも変更する必要がある．年齢に応じた運動能力・社会性が障害されている場合は重症に一歩近づいたと考えてよいだろう．乳児や年少児では，安静時の表情，人の顔・物への興味，鼻汁の痕跡，などを診察で泣いてしまう前に確認したい．診察そのもので啼泣する場合はむしろチャンスと捉え，強制吸気・呼気で喘鳴が出現しないか，顔色不良やチアノーゼが出現しないか，に注意する．年長から青年期ではスムーズに歩行が可能か，普段通りよく話すか，に着目する．

Q5 子どもの咳嗽の鑑別疾患は？　また，緊急性が高いものは？

A5 表の通り（表4，5）．かぜ症候群は除外診断

ABCDEアプローチで呼吸（B）以外の項目に異常がある場合，Criticalなものを優先的に除外するのがよい．感染症であっても，新生児・早期乳児の百日咳は重症化しやすいため，長引く咳嗽のある人との接触，特徴的な咳嗽，無呼吸などの病歴に注意する．**かぜ症候群は除外診断であり，治ってはじめて診断がつけられる．**

気道異物を鑑別するには病歴が重要であるが，保護者が目を離した隙に摂食した可能性がある場合など，本当に誤嚥したかはっきりしないケースもよく経験する．**「突然発症の咳嗽」「片側性の喘鳴や呼吸音減弱」「単純X線撮影での過膨張所見・縦隔偏位」**などのキーワードが該当する際は，気道異物を疑う病歴がないか，保護者と確認するのがよいだろう．気道異物を疑った場合，小児専門施設または高次医療機関への相談が望ましい．

Q6 肺炎の診断に，胸部単純X線撮影は必須か？

A6 軽症・外来治療可能例では必須ではない

一般的に，軽度で合併症のない下気道感染症で外来治療が可能と考えている場合，肺炎の確定診断のために，胸部単純X線撮影は必須ではない．重症度が高いとき，病歴や身体所見から他の原因（例えば気道異物や心不全）が否定できないとき，抗菌薬治療に反応性が乏しいとき，入院時，などは撮影が奨められる．ちなみに，呼吸器超音波検査を用いて肺炎・細気管支炎の診断およびスコアリングの有用性を示した報告もあり，検査利便性からは実施も検討されるが，診断特性は検者の経験値にも依存しており，トレーニングが必要である．

Q7 子どものかぜ症候群の咳嗽の治療は？

A7 かぜに効く薬剤はないので，保護者への説明を行ったうえで状況に応じた処方を心がける

かぜ症候群後の長引く咳嗽は，医療者からは軽症と考えられても，夜間に悪化しやすく，本人だけでなく保護者の睡眠を妨げるなど，保護者の心配度は高く，そのぶん治療への期待は大きい．しかし，**去痰薬や鎮咳薬などのいわゆる「かぜ薬」に効果のある薬剤はない．**まずは，この事実を素直に保護者へ伝えることが必要だろう．薬の治療効果を求め，何度も病院受診を重ねることで薬の種類が増えると，飲ませる量が増え，児にも保護者にも大きな負担となる．さらには，本当に必要な薬剤が飲めなかったり，薬剤の副作用が心配になったり，漫然とした処方による弊害は大きい．

そのため，かぜに効く薬剤はないことを伝えたうえで，①かぜ症候群の咳嗽の自然経過をおおまかに知ってもらう，②咳嗽に対するホームケアを知ってもらう，の2点を意識して説明できるとよい．かぜ症候群による咳嗽は通常数日間続くことが一般的であり，長い場合には1～2週間持続することもあるが，緩やかに自然軽快することが多い．保護者にこの自然経過をきちんと説明し，理解を得られれば，特別な治療介入は不要である．咳嗽に対するホームケアとしては，適度な加湿（湿度50～60％程度），上体を起こし気味に寝かせる，咳き込みが強いときには縦抱きにして背中をトントンする，鼻汁が多い場合は鼻腔吸引器を使って鼻汁を吸ってあげる，などを児の年齢に応じて指導する．

それらを説明しても処方希望がある場合や，「せっかく病院に行ったけど何もしてくれなかった」という保護者の心情を懸念する場合は，「薬を嫌がらず飲める子であるか」「保護者が治療効果を過剰に期待していないか」を確認したうえで，去痰薬・鎮咳薬の処方を検討する．1歳を超えていれば，ハチミツは1つの選択肢になりうる（Q8）．時間に余裕のない救急外来においても，医療者と保護者の双方が納得できる診療を心がけることで，結果的に満足度が高く無駄のない診療が可能となる．

Q8 鎮咳薬やハチミツの治療効果や副作用は？

A8 次の通り（表6）

いずれも2歳未満の乳幼児で副作用が生じる割合が高いとされ，リスク・ベネフィットを考える必要がある．唯一咳嗽の頻度を減らしたり，睡眠の質を改善する効果を期待できるハチミツについて，表7のように摂取量を記載したので参考にされたい．ハチミツは医薬品に登録があるため，処方可能である．なお，乳児ボツリヌス症の危険性から，1歳未満では禁忌である．

Q9 成人の咳嗽との違いは？

A9 小児では成人に比べ気道が狭い．そのため生じる特有の疾患に注意

成人に比較して気道が狭いため，気道異物，クループ症候群，など小児特有の疾患が生じうる．小児では上気道閉塞時の呼吸予備能が低いため，これらの疾患を疑った場合に窒息による突然の状態悪化の可能性があることを肝に銘じておく．緊急気道確保も成人ほど容易ではない．常に最悪のパターンを想定して，先を見越した対応が求められる．**緊急性が高いと判断した場合には，小児科や救急科だけでな**

表6　鎮咳効果を期待される薬剤

薬剤	治療効果	副作用
ハチミツ	システマティックレビュー（10件のRCT）[4]： 咳嗽の頻度を減らす 睡眠の質が改善する ※いずれもエビデンスレベルは弱い	嘔気 嘔吐 多動
デキストロメトルファン	システマティックレビュー（4件のRCT）[5]： 咳嗽に対する治療効果は示されず	腹痛 傾眠 易刺激性
チペピジン	本邦の1件の研究[6]： 咳嗽に対する治療効果は示されず	中毒症状 アナフィラキシー

表7　年齢に応じたハチミツの内服量（1回分）

2〜5歳	ティースプーン0.5杯
6〜11歳	ティースプーン1杯
12〜18歳	ティースプーン2杯

く，麻酔科・外科・耳鼻科・集中治療科など，科の垣根を超えて，経験のある医師に応援を求める必要がある．

Point

- ABCDEアプローチを行い，特に上気道閉塞の徴候に敏感になろう！
- 急性・慢性に分類し，鑑別疾患をあげよう！かぜ症候群は除外診断！
- 対症療法薬のメリット，デメリット，など保護者への説明のしかたをマスターしよう！

memo

気道異物を疑う場合は，吸気・呼気の胸部単純X線撮影を行い，気道の陰影を丁寧にみてみよう．しかし，有名なHolzknecht徴候（異物のある側：患側がチェックバルブになるため，呼気時に縦隔は健側へ偏位，吸気時に縦隔は患側へ偏位する）は，感度・特異度ともに低いことが知られている．最終的に気道異物が確認された症例のうち，少なくとも30％では胸部単純X線撮影で正常だったという報告[7]もあり，疑う場合はCT検査や気管支鏡検査含む精査が必要である．

確認問題

冒頭の患者を診察しはじめた（2歳，男児，体重12 kg）．

ABCDEは比較的安定しており，3歳の姉も同時期から発熱と咳嗽があるという．

❶鑑別疾患のアプローチ方法は？

❷胸部単純X線撮影は行う？

❸対症療法薬は処方するか？ 処方する場合は，何を勧めるか？

解答

❶急性（2週間以内）か慢性（2～3週間以上）かを鑑別し疾患を絞り込む．本症例は，急性発症であり，発熱を伴い，ABCDEは安定していた．吸気性喘鳴・犬吠様咳嗽や呼吸努力・肺音の減弱・肺ラ音がなければ，クループ症候群や肺炎も積極的に疑わないだろう．現時点では，かぜ症候群が頻度的に高い．

❷必要ない．軽度で合併症のない下気道感染症で外来治療が可能と考えている場合は，肺炎だとしても診断に必須ではない．

❸対症療法薬を処方するかどうかは，まず非薬物療法としてのホームケア（適度な加湿，安静，楽な体位など）の方法を説明し，続いて薬物療法の利点と潜在的な副作用について保護者に情報提供したうえで総合判断する．かぜ症候群であれば今後自然軽快が見込める一方で，発症3日目，高熱，咳嗽の一段増悪はあり，夜間受診していることもあり保護者の心配は強そうである．まずは，診察から緊急性の高い疾患は想定されず暫定的にかぜ症候群と診断していること，効果のある鎮咳薬は無いこと，を説明する．加湿や咳嗽が止まらないときの対応など，ホームケアについても指導する．対症療法薬の効果を少しでも期待するのであれば，解熱薬やハチミツが使用できることを説明する．最後に，2歳児にかぜ薬を飲ませるための労力がどの程度かかりそうか，など本人や家庭内の実情に合わせた治療を提案し，希望があれば処方する．

参考文献

1）「小児救急標準テキスト -basic編-」（日本小児救急医学会/監），pp16-17，中外医学社，2023
2）「Fleisher & Ludwig's Textbook of Pediatric Emergency Medicine 8th Edition」（Shaw KN & Bachur RG），pp133-137, Wolters Kluwer, 2021
3）「子どものカゼのトリセツ」（笠井正志/監，伊藤健太/著），金原出版，2023
4）Kuitunen I & Renko M：Honey for acute cough in children- a systematic review. Eur J Pediatr, 182：3949-3956, 2023（PMID：37355498）
5）Smith SM, et al：Over-the-counter（OTC）medications for acute cough in children and adults in community settings. Cochrane Database Syst Rev, 2014：CD001831, 2014（PMID：25420096）
6）西村龍夫，他：急性咳漱を主訴とする小児の上気道炎患者へのチペピジンヒベンズ酸塩の効果．外来小児科，22：124-132，2019
7）Even L, et al：Diagnostic evaluation of foreign body aspiration in children：a prospective study. J Pediatr Surg, 40：1122-1127, 2005（PMID：16034756）

5 喘鳴

大西理史

症例

- 2歳，男児，体重13 kg　気管支喘息と言われたことがある
- しんどそうな呼吸をしてゼーゼーしているため母親が救急要請．泣きわめいており，喘鳴を聴取するものの詳細な観察は困難とのこと
- SpO_2 90％（酸素マスクは嫌がってつけられず，6 L/分吹き流し），呼吸回数50回/分，心拍数185回/分，体温36.9℃．10分で到着

Q1 主訴が喘鳴のとき，問題はB（呼吸）だけだろうか？

A1 A～Eすべてに異常をきたしている場合がある

喘鳴は「今，呼吸器系の異常**は**ある」ということ．呼吸器系の異常に伴う全身の変化，呼吸器系以外の異常が原因で引き起こされる喘鳴もある（**表1**）．ABCDEのなかで複数の異常を伴う場合や，単独であってもAの異常を認めるときは重症度，緊急度がきわめて高い状態である．

Q2 喘鳴の患者が来る前に準備することは？

A2 ABCDEのサポートと助っ人を呼ぶ

A→B→C→D→Eの順に準備をする（**表2**）．準備の段階で「患者が来たらABCDEの順に評価する」という心構えにもつながる．助っ人は早めに呼ぶが正解．

表1　喘鳴から想起されるA～Eの異常

A（気道）	上気道閉塞による喘鳴
B（呼吸）	下気道閉塞による喘鳴，肺実質障害の合併，徐呼吸（重度呼吸不全）
C（循環）	ショック症状（心不全，心筋炎，敗血症によるショック，呼吸苦による交感神経症状）
D（神経）	興奮，傾眠（低酸素）
E（全身観察）	皮疹（アナフィラキシー） 重症感染症による紫斑，皮疹，発熱

表2　喘鳴患者に対するA～Eごとの準備

A（気道）	肩枕，吸引器，バッグバルブマスク，気管挿管の準備，ボスミン®吸入
B（呼吸）	酸素，バッグバルブマスク，気管挿管の準備，パルスオキシメーター，$EtCO_2$モニター（気管挿管の可能性がある場合），吸入用β_2刺激薬，胸部X線写真のオーダー
C（循環）	静脈路確保の準備，心電図モニター，血圧計，心エコー
D（神経）	ペンライト
E（全身観察）	体温計，解熱薬
助っ人	看護師，同僚，上級医，救急医，麻酔科医，小児外科医など状況によりさまざま
慰安道具	DVD，おもちゃなど慰安の道具 状況により上記から取捨選択する

Q3 喘鳴患者の診かたは？

A3 ①慰安を図りながら，②ABの評価・サポート，③CDEの評価・サポート，④病態把握を行う．疾患名を当てにいかない．特に喘息，クループは置いておく

①慰安

啼泣で気道閉塞は悪化する．無理してベッドに寝かせない，酸素マスクを押し付けない，家族の抱っこ，優しい医療者の笑顔と声掛け，DVDなど．

②ABの評価・サポート

ABのサポートからはじめるが①に注意する．侵襲が少ない評価方法（視診，聴診）で上気道閉塞，下気道閉塞の評価を短時間で行い，症状緩和も期待しアドレナリンやβ_2刺激薬吸入による診断的介入を行う．

切迫した呼吸不全では，原因に拘らずすみやかに麻酔科・外科（気道確保），集中治療科（集中治療管理），高次医療機関（搬送）などと相談をはじめる．過大評価はOK，ためらってはいけない．

③CDEの評価・サポート

- C：心雑音，肝腫大など心不全徴候を見逃がさない．心筋炎，先天性心疾患も念頭に心エコーも活用
- D：興奮は低酸素でよく起きる．ABの安定化で改善しなければ意識障害の精査へ進む
- E：アナフィラキシー見逃しは致命的．服の中まで皮疹を確認する

④病態：閉塞部位は上～下気道のどこ？ それとも心不全？

病歴・身体診察・診断的介入から病態を予測しつつ状態の安定化を図る．

呼気性喘鳴は喘息発作，吸気時喘鳴はクループと早期閉鎖を起こさない．他の緊急度が高い疾患，病態が隠れていないか？ と意識して探すのが救急外来の役割．

Q4 喘鳴は呼気性か吸気性か，見分け方は？

A4 吸気に注目

主に呼気性は胸郭のなかの狭窄下気道，吸気性は胸郭の外の狭窄を示唆する（ただし声門，声門下は二相性）．

呼気性，吸気性の判断は最も重要な病態把握ポイントである．しかし小児は呼吸回数が多く，さらに

表3　病態把握のための診察所見と狭窄部位，代表疾患

推定狭窄部位	呼気，吸気	最強点	代表疾患
鼻腔	吸気	鼻腔 いびき様	異物，鼻汁
咽頭	吸気	咽頭 ゴボゴボ	扁桃周囲膿瘍，咽後膿瘍，異物，腫瘍
喉頭	吸気	喉頭	喉頭蓋炎，異物，腫瘍，クループ
気管（胸郭外）	吸気	胸郭外の気管	腫瘍，異物
気管（胸郭内）	呼気	胸郭内	腫瘍，異物
気管支以遠	呼気	胸郭内 （片側性は局所閉塞）	気管支喘息，心不全 腫瘍，肺炎，異物

文献1，2を元に作成

表4　喘鳴ごとのCritical・Commonな疾患

	Critical	Common
吸気性喘鳴	重症クループ	クループ
	咽後膿瘍，扁桃周囲膿瘍	
	気道異物	
呼気性喘鳴	気管支喘息急性増悪（大発作）	気管支喘息急性増悪 細気管支炎
	心不全，心筋炎	
	縦郭腫瘍	

啼泣していると判断が難しい．

- 横から臍付近の運動を見る→臍付近（腹部）が膨らむのが吸気（正面からは胸壁，腹部運動は見えにくい．見たい高さまで顔を落とし，水平な面でみる）
- 胸鎖乳突筋を見る→収縮し首が短くなるときが吸気

Q5 閉塞部位の見分け方と鑑別疾患は？

A5 解剖をイメージ．呼気吸気？ 最強点？ 均一さ？ に注目

吸気性喘鳴→胸郭外，呼気性喘鳴→胸郭内，わかりにくかったら聴診で最強点を探す．**疾患名ではなく病態をまずは考える！** 重要なのはどこが閉塞しているかを評価すること（**表3**）．

上記に加え，頻度が多くいずれにも生じるアナフィラキシーを忘れない．このなかで緊急度が低いものは重症度が低い気管支喘息急性増悪，クループ，鼻汁だけである（**表4**）．

Q6 呼気性喘鳴の診断的介入薬剤は？

A6 β_2刺激薬吸入

診断名がつかなくても病態を把握することでできることがある．それが**診断的介入としての吸入**である．貼付薬は効果がでるまでに数時間かかるため急性期治療には使用しない．**表5**の薬剤を使用し吸入ごとに再評価を行う．20～30分ごとに3回まで反復できる．この間，酸素投与を中断しない．

気管支喘息急性増悪であれば効果が期待できるという前提での診断的介入である．効果がなければ気管支喘息急性増悪以外の下気道閉塞病変を疑う．

表5　β_2刺激薬の吸入量

サルブタモール吸入 (ベネトリン®吸入液)	乳幼児0.3 mL/回（1.5 mg） 学童以降0.5 mL/回（2.5 mg）＊1
プロカテロール吸入 (メプチン®吸入液)（メプチンエアー®）＊2	0.1～0.3 mL/回（10～30 μg）

＊1 文献3での投与量だが，保険適応は0.3 mL（1.5 mg）までである
＊2 1吸入あたりメプチンエアー® 10 μg，メプチンキッドエアー® 5 μgであることに注意

表6　全身ステロイド薬の投与量

プレドニゾロン（PSL）	経口投与： 1～2 mg/kg/日（分1～3） 静脈内投与： 0.5～1 mg/kg（初回投与量）0.5～1 mg/kg 6～12時間ごと（定期使用量）
メチルプレドニゾロン	静脈内投与： 0.5～1 mg/kg（初回投与量）0.5～1 mg/kg 6～12時間ごと（定期使用量）
ヒドロコルチゾン	5 mg/kg（初回投与量）　5 mg/kg 6～8時間ごと
デキサメタゾン（注2） ベタメタゾン	0.05～0.1 mg/kg/日（分1～2）

注1）最大使用量：PSL換算2 mg/kg/日（最大60 mg/日）
注2）日本の小児気管支喘息ガイドライン2023の推奨量である．ただし世界的な推奨使用量は0.3～0.6 mg/kg，最大投与量12～18 mgである．兵庫県立こども病院小児救急科では0.3 mg/kgを使用している．
文献3を元に作成

Q7　気管支喘息急性増悪と判断したとき，投与する薬剤は？

A7　全身ステロイド薬内服投与，静脈内投与（表6）

気管支喘息急性増悪中発作以上でβ_2刺激薬吸入によって改善が乏しい場合に適応．静脈内投与と経口投与の効果は同等である．ゆえに，呼吸不全で経口摂取を控えたい，他に点滴でしか投与できない薬剤を使用する，もしくは採血が必須な状況でない限り内服薬を選択する．

Q8　気管支喘息急性増悪と判断したとき，ディスポジションはどう決める？

A8　帰宅を検討できる条件を把握する．懸念があれば上級医に相談，入院検討する

1）短期的な医学的側面

- β_2刺激薬吸入で呼吸窮迫が消失し，経過観察中の増悪がない
- ABCDの異常がない

→気管支喘息小～中発作の経過に相違ない．帰す前に再度気管支喘息以外ではないか？ を考える．

2）中長期的な医学的側面

- ステロイド内服（中発作以上）ができる
- 翌日の外来フォローアップが確約される

3）環境因子（保護者のケア，病院との距離）

- 保護者が再診の日安，時期，場所を理解している．
- 自宅で安全なみまもりができる

●長期コントローラーのアドヒアランスがよい

Q9 どういうときにクループ症候群と判断する？

A9 病歴（発熱，数日前からの上気道症状），犬吠様咳嗽，嗄声，吸気性喘鳴，治療への反応を見て判断する

Q10 クループ症候群と判断したとき，投与する薬剤は？

A10 吸気性喘鳴で重度の呼吸障害がある場合はクループであれ，なんであれ緊急気道確保が必要のため麻酔科，耳鼻科や外科に相談する．クループであれば（表7）まずはステロイド投与，中等症以上でアドレナリン吸入（表8）．重症は切迫した上気道閉塞であり，すみやかにアドレナリン吸入を開始しクループ以外の病態を念頭に，すみやかに集中治療科，外科，麻酔科等と相談し，緊急気道確保やECMOに必要な薬剤を準備する

ステロイド投与は全例，中等症以上はステロイド効果発現までアドレナリン吸入でしのぐ．

表7 Westleyクループスコア

	点数：状態
意識状態	5：不穏 0：正常
チアノーゼ	5：安静時あり 4：興奮時のみ 0：なし
吸気性喘鳴	2：安静時あり 1：興奮時のみ 0：なし
呼吸音	2：著明に減少 1：減少 0：正常
陥没呼吸	3：重度 2：中等度 1：軽度 0：なし

Mild（軽症）：0～2
Moderate（中等症）：3～7
Severe（重症）：8～11
Respiratory failure（呼吸不全）：12～

文献4より引用

表8 アドレナリンとステロイドの投与量

アドレナリン吸入 （ボスミン®外用液0.1％）	0.1～0.3 mL/回（0.1 mg～0.3 mg）*1
デキサメタゾン内服*2 （デカドロン®エリキシル　デカドロン®錠）	0.3 mg/kg

＊1 通常5～10倍希釈し吸入する．アドレナリンとして0.3 mg以内とする．2～5分で1回まで反復投与可．

＊2 文献2によれば最大量8 mgだが，エリキシル製剤添付文書は最大4 mgと解離がある．エリキシル0.01％製剤は保険適応だがエタノール5％含有のため注意を要する．デカドロン®錠を粉砕し単シロップに混合し内服する施設もある．

ステロイドの効果が出る約2時間，30分効果が持続するアドレナリンをレスキュー薬として使用する．この間もクループでよいか？ を再考する．

Q11 クループ症候群と判断したとき，ディスポジションは？

A11 次の通り

- 軽症：吸気時喘鳴や呼吸障害がなければ帰宅可能．
- 中等症：ステロイド内服後4時間ほど観察し，吸気時喘鳴がなく呼吸障害が消失していれば帰宅検討．一方，症状の改善がなければ入院検討．
- 重症：A10参照

くり返すが，**帰宅前に「本当にクループと言えるか？」を再確認し，確信がもてなければ入院検討**．

Q12 喘鳴患者の帰宅時に伝えることは？

A12 不安の解消，救急外来への再診目安，かかりつけ医再診について説明する

帰宅可能な気管支喘息急性増悪，クループ症候群を中心に記載する．
保護者からすると喘鳴は苦しそうな声として直接感じることができるため非常に不安である．結果として軽症であった児でも救急車で来院されることはよく経験する．特に夜間に悪化することが多く，来院も夜間であるが，決して責めることなく，心配して受診してくれたことに感謝を伝えたい．

診療結果を呼吸器の絵を描き説明する，患者の服を脱がせ実際に努力呼吸の所見がどこにどうでるかを説明すること，各疾患の一般事項を説明することは，保護者の不安を解消することにも，再診目安の説明にもなる．

クループの場合，生後6カ月～3歳に多く，ウイルス感染症状が先行すること，約85％は軽症で入院を要するのは5％未満であることを説明するが，上気道閉塞であるため翌日にかかりつけ再診も指示する[4)]．

気管支喘息急性増悪の場合，再診目安に加え，救急外来はあくまで一過性に炎症を抑えているだけであるため翌日にかかりつけ医を再診すること，また，自宅での長期管理治療が主体であることを説明する．かかりつけ医の存在や家族のアドヒアランスも確認し，支援的な態度を貫く．

よっていずれの場合も診療情報提供書は必須と考えるとよい．

Q13 成人の喘鳴の診かたとの違いは？

A13 次の通り

1）緊急度の高い疾患が異なる

成人は呼気性喘鳴なら心不全や慢性閉塞性肺疾患，吸気時喘鳴なら喉頭蓋炎や腫瘍を想起することが多い．一方，小児の場合には先天性（心）疾患，気管軟化症，縦隔腫瘍といった成人では稀な疾患が隠れていることがあることを念頭に置きたい．

2）小児の気管支喘息は治せる病気，長期フォローはまだ間に合う！

成人期の気管支喘息と比べ小児期発症の気管支喘息は寛解率が高い[6]．ただ小児期発症の場合も，青年期，成人期まで以降するとアドヒアランス低下の傾向もあり十分な長期治療がなされにくい現状がある[3]．よって家族の見守り下で長期治療ができるような環境を提供しなければならない．

よって，救急外来では，たとえ帰宅できる児でも，小児科外来やかかりつけ医へ適切に紹介することを徹底したい．

そのうえで，将来気管支喘息を発症するリスクが高い子を把握できるとなおよい[5]．

- 両親のどちらかに呼吸器系のアレルギーがある
- 児が食物，ハウスダスト，ダニアレルギー，アトピー性皮膚炎，花粉症がある
- 風邪っぽくないときに喘鳴を指摘されたことがある（喘息と言われていなくとも吸入薬でよくなった）

Point

- **A，Bに目がいきがちなのをグッとこらえて！必ずABCDE，重症度評価からはじめよう！**
- **診断名ではなく病態把握を！**
- **気管支喘息，クループ以外から鑑別を挙げる！**

確認問題

冒頭の患者が到着した．2歳男児体重13 kg．

ストレッチャー上仰臥位，救急隊員にマスクを顔にあてられた状態で搬入された．「いやや！マスクいやや！ゴホッ，お母さん!!抱っこー!!ゴホッ」と叫んでいる．目線は合い医療者は認識している．

❶到着したらまず何をする？

❷母抱っことDVDで安静保持可能になりモニターと酸素マスクを装着できた．心拍数180回/分，SpO_2 92％，呼吸数45回/分，肋骨弓下～胸骨上窩の陥没呼吸，全肺野の呼気性喘鳴を聴取した．末梢は温かくCRT＜1秒，心雑音や脈不整はなかったが顔色不良で嘔吐をした．背部の聴診の際に膨疹が散在していた．病歴聴取で真っ先に何を聞く？

❸卵アレルギーあり，食事中に誤摂取の可能性があるとのこと．想起する病態は何か？

解答

❶母に抱っこしてもらいながら慰安を図り，AB→CDE評価を開始．

❷食事歴とアレルギー歴

❸アナフィラキシー

参考文献

1）Leung AK & Cho H：Diagnosis of stridor in children. Am Fam Physician, 60：2289-2296, 1999（PMID：10593320）

2）「Fleisher & Ludwig's Textbook of Pediatric Emergency Medicine 8th Edition」（Shaw KN & Bachur RG），Wolters Kluwer, 2021

3）「小児気管支喘息治療・管理ガイドライン2023」（滝沢琢己，他/監，一般社団法人日本小児アレルギー学会/作成），協和企画，2023

4）Smith DK, et al：Croup：Diagnosis and Management. Am Fam Physician, 97：575-580, 2018（PMID：29763253）

5）Chang TS, et al：Evaluation of the modified asthma predictive index in high-risk preschool children. J Allergy Clin Immunol

Pract, 1：152-156, 2013（PMID：24187656）
6）Trivedi M & Denton E：Asthma in Children and Adults-What Are the Differences and What Can They Tell us About Asthma? Front Pediatr, 7：256, 2019（PMID：31294006）

6 腹痛

森脇太郎

症例

- 5歳，男児，体重18 kg
- 午前1時，突然の下腹部痛のため覚醒し，両親を起こした．波のある痛みのため，啼泣している．嘔吐はない．腹痛の訴えははじめてであり，急いで来院した
- 呼吸数20回/分，SpO_2 99％（室内気），心拍数100回/分，体温37.1℃

Q1 子どもの腹痛の診療のはじめ方は？

A1 ABCDEアプローチを行い，緊急性があればすぐに介入

腹痛を主訴に来院する子どもは多い．その多くは緊急性に乏しい一方で，呼吸不全やショックをきたす疾患，外科的介入が必要な疾患が隠れていることがある．心筋炎や精巣捻転など消化器疾患以外でも腹痛をきたしうることを肝に銘じる．診察室へ入室したときの第一印象（顔色や皮膚色，意識，呼吸），ABCDEアプローチで見つけられる異常が，重症化を防ぐヒントになりうる．

Q2 子どもの腹痛の問診のポイントは？

A2 「本当に腹痛か」を意識する

腹痛では，特に病歴を大事にする．乳児や年少児では「腹痛」をまだうまく保護者へ訴えられないことが多い．そのため，**「不機嫌」「ぐったり」「顔色が悪い」「普段のように遊ばない」**などと表現されることがあり，身体診察との対比を要する．痛みの部位や性質を尋ねて確からしい答えが返ってくるのは，少なくとも小学校低～中学年以降である．病歴と全身の視診・触診を頼りに，疼痛部位がどこにあるか，くまなく探すよう心がける．また，学童・青年期であっても，「下腹部痛」と本人が表現するが，実は「陰嚢痛」であった，ということもよく経験する．これは，精巣が胎児期には腹腔内にあることから共通の神経経路をもつためとされる．「下葉肺炎・胸膜炎」と「上腹部痛」，「心疾患」と「上腹部痛」など，関連痛はピットフォールとなりやすいため，意識して問診・診察を行う．

Q3 子どもの腹痛の病歴聴取のポイントは？

A3 随伴症状をできるだけ拾い，見逃せない疾患のとりこぼしを防ぐ

腹痛の随伴症状には，**「嘔吐」「下痢・軟便」「血便」**などの消化器疾患を思わせるものもあれば，**「発熱」「不機嫌」「頭痛」「跛行」「発疹」**など全身性疾患が想起されるキーワードもある．Review of system的に，**「先行感染」「外傷の有無」「月経との関連」「内服薬」**などできる限り聴取できるとよい．聴取した随伴症状は時系列に並べることで病態に迫りうる．「いつ腹痛を訴えたか」「過去にも訴えたことがあるか」「嘔吐と腹痛はどちらを先に訴えたか」など具体的に聴取する．

Q4 子どもの腹痛の鑑別疾患は？

A4 年齢ごとに異なることを理解し，消化管疾患以外の鑑別を優先的に考える

身体診察に移る前に，あえて鑑別疾患を先に示す．というのも，腹痛の診療では，緊急性の高い疾患や小児に特徴的な疾患を想定しながら診察し，感度・特異度の高い所見を見つけることで診断につながる．鑑別疾患は，年齢ごとに異なる（**表1～4**）．とりわけ見逃したくないもの，頻度が多いものを下記表に列挙したため，**記載のない疾患が各年齢で発症しないわけではない**ことに留意いただきたい．

Q5 子どもの腹痛の身体診察（腹部以外）のポイントは？

A5 腹部だけでなく全身を診察する．特に歩き方，姿勢，表情，皮膚所見，鼠径部・陰嚢に注意する

歩行できる年齢の子ども（特に学童以降）であれば，歩き方や姿勢から診察時の強い痛みの存在を見抜くことができる．前屈みの姿勢は，腹壁に緊張をかけないようにしているか，鼠径部や陰嚢の異常を示唆することが多い．ただし，便秘症でも同様の姿勢がみられるため，必ずしも緊急性や重症度が高いとは限らない．診察の手順としては，まずABCDEアプローチで呼吸不全・ショック・意識障害の有無を迅速に評価した後，忘れず皮膚所見や鼠径部・陰嚢所見を確認する．加えて，溶連菌性咽頭炎，マイ

表1　2歳未満

Critical	Common
腸重積症	便秘症
腸閉塞（腸回転異常含む）	急性胃腸炎
急性心不全・心筋炎	Colic（乳児疝痛）

表2　2～5歳

Critical	Common
急性虫垂炎	便秘症
急性心不全・心筋炎	急性胃腸炎
糖尿病性ケトアシドーシス	溶連菌性咽頭炎

表3　6～12歳

Critical	Common
急性虫垂炎	便秘症
糖尿病性ケトアシドーシス	急性胃腸炎
精巣捻転，卵巣捻転	IgA血管炎

表4　13歳以上

Critical	Common
急性虫垂炎	便秘症
妊娠（異所性妊娠含む）	急性胃腸炎
精巣捻転，卵巣捻転	過敏性腸症候群

表5　腹痛と診断特異的な身体所見

腹痛＋身体所見	想定される疾患
呼吸障害，下肺野聴診でのラ音	肺炎，気管支喘息急性増悪
頻脈など循環障害，頻呼吸，Ⅱ音の亢進，下腿浮腫	心不全，心筋炎
意識障害，不機嫌	腸重積，糖尿病性ケトアシドーシス
全身性浮腫	ネフローゼ症候群
点状紫斑（四肢に多い）	IgA血管炎
不定型発疹，BCG発赤，頸部リンパ節腫脹など	川崎病，MIS-C
鼠径部膨隆	鼠径ヘルニア嵌頓
陰嚢色調変化，精巣腫大，精巣高位	精巣捻転

＊MIS-C：multisystem inflammatory syndrome in children（小児COVID-19関連多系統炎症性症候群）

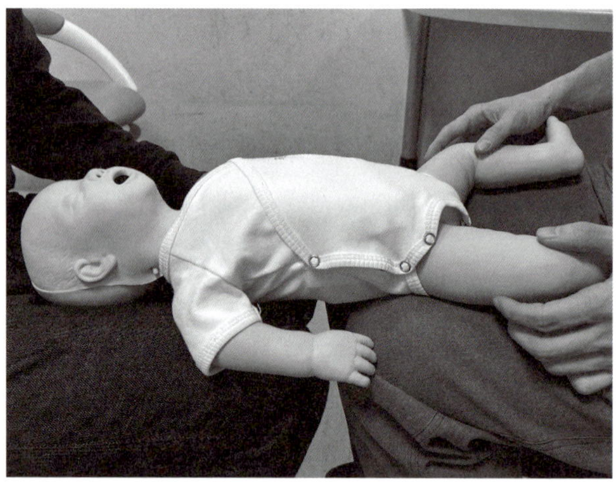

図　knee to knee position

Knee to knee position：医師と保護者が向かい合って座り，お互いの膝が触れるようにする．児を保護者の膝に前向きに座らせ，背中を保護者の胸に預ける．ゆっくりと児が仰向けになるよう滑らせ，児の頭部が保護者の脚の上にくるようにする．保護者は児の上肢を優しく固定する．自然に固定できるだけでなく，児に安心感を与えることで腹部の緊張が抑えられ，診察しやすくなる
（Color Atlas❺）

コプラズマ感染症，肺炎でも腹痛を訴えうるため，咽頭所見や呼吸音など丁寧な診察を行う（**表5**）．

Q6 子どもの腹痛の腹部診察のポイントは？

A6 年少児では泣かさない工夫を．虫垂炎らしさを除外

乳児や年少児の診察では，診察そのものの恐怖から啼泣し大暴れしてしまい，腹壁に緊張がかかってしまう．極力泣かさないで腹部診察するよう努める．冷たい手で触れないように手を温める．1～2歳頃の診察では，knee to knee position（**図**）により保護者の顔が児から見えて安心させる方法がある．3～5歳頃では，診察と関係のない質問をして気を逸らすのも有効である．気晴らしになるおもちゃや動画

表6　Pediatric Appendicitis Score

食欲不振	1点
嘔気・嘔吐	1点
痛みの移動	1点
発熱＞38℃	1点
咳嗽や打診や跳躍での腹痛	2点
右下腹部痛	2点
白血球数＞10,000/μL	1点
多核好中球数＞7,500/μL	1点

スコアの合計10点

各スコアにおける虫垂炎の頻度　2点以下：2％以下，3～6点：8～48％，7点以上：78～96％

表7　よく使用する便秘の治療薬と用法・用量

治療	一般的な用法・用量
グリセリン浣腸	1～2 mL/kg/回
ポリエチレングリコール製剤（モビコール®配合内用剤）	2歳以上7歳未満：1回1包（最大4包/日） 7歳以上12歳未満：1回2包（最大4包/日） 12歳以上：1回2包（最大6包/日）
酸化マグネシウム	10～20 mg/kg/回　1日3回（最大300 mg）
ラクツロース	0.5～2 mL/kg/日　分3

を見せることも考慮するとよい．診察そのものは成人の診察と似ており，局在を意識しつつ，浅い触診，深い触診の両方を行う．痛みの局在がなくぼんやりした痛みの訴えの場合，消化管以外の疾患（溶連菌感染，IgA血管炎など）を鑑別上位にあげるところからはじめると，診断への近道となる．

Q7 子どもの腹痛の検査は？

A7 超音波検査の有用性と限界を知っておく

放射線被曝や鎮静のためCT検査の閾値が高い小児にとって，腹痛に対する検査として超音波検査は第一選択と考えられる．腹部X線撮影は得られる情報が少なく，便秘の診断にも必須ではない．小児救急領域において，プライマリ・ケア医が行うPoint-of-Care Ultrasonography：POCUSは普及しつつある．例えば経験を積んだ救急医による虫垂炎のPOCUSは感度89～96％，特異度92～97％と高率であるという報告[4)]もある．明らかな腸閉塞（拡張腸管＋to-and-flo sign）や腸重積（target sign，pseudo-kidney sign）がないことや，visual EFにて心収縮が良好か（収縮不全を伴う急性心不全がないか）を瞬時に確認することも可能である．何よりも，保護者への説明に説得力が増すのを実感できるはずである．一方で，エコー術者に診断特性は依存しており，指導者にフィードバックがもらえる環境やトレーニングコースでの鍛錬は必要と考える．

Q8 子どもの虫垂炎の見抜き方は？

A8 Pediatric Appendicitis Scoreと身体所見をうまく組み合わせる

急性虫垂炎の頻度は5～6歳以降で上昇する．発熱＋腹痛で来院した場合，胃腸炎と虫垂炎の鑑別は常に議論になる．Pediatric Appendicitis Scoreを**表6**に示す．感度・特異度は高めであるが，スコアのみでは確定診断も除外もできない．そのため，スコアリングに加えて詳細な診察を行い，エコーや造影CT検査前の事前確率（検査前確率）を見積もる．筆者は虫垂炎を疑った場合に，McBurney点・Lanz点の圧痛の有無に加え，Rosenstein徴候，Rovsing徴候，Psoas徴候，Obturator徴候，heel-drop jarring sign（かかと落とし試験）などの所見をルーチンにとるようにしている．それぞれ単独では感度・特異度が低い徴候でも，組み合わせることで虫垂炎らしさがどの程度かの参考材料になる．一方で，それらを行い虫垂炎らしさが乏しい場合にも，病歴から完全に否定できない場合には，虫垂炎の初期経過をみている可能性があることを保護者に伝え，再診のタイミングを設定する．

Q9 子どもの便秘の治療は？

A9 治療は表7の通り

これまで紹介した緊急性の高い疾患の可能性が低く，明らかに消化管穿孔や絞扼性腸閉塞などが否定的な病歴・身体所見である場合，便秘や胃腸炎の頻度が高い．身体診察で便秘症が判断できなくても，便回数が少ない，兎糞状の便が少量のみある，排便時痛や便失禁がある，などの便秘を疑う病歴がある場合は，浣腸を検討する．浣腸治療後はある程度結果がすぐに判明し，便秘単独であれば痛みが消失する．一方，浣腸液投与直後に我慢できず排便すると薬液が排泄され十分な効果が得られにくいため，実施前に我慢するよう声をかけておく必要がある．年長児以降では排便時の痛みや，薬剤投与の羞恥心・恐怖から浣腸に強い抵抗があるケースもよく経験する．その場合には，鎮痛薬と緩下剤の処方を行い外来経過観察とすることもある．

また，浣腸で完全に痛みがよくならない場合は便秘に加えて見逃したくない疾患（例えば，腸重積や虫垂炎）が隠れている可能性があり，注意が必要である．例えば，虫垂炎と便秘が同時に存在する患児では，浣腸によって腸管内の便を排出されると腸管内圧が低下し，結果として腹痛がある程度軽減することがある．しかし、虫垂の炎症自体は継続しているため、腹痛は軽減しても完全には消失しない．痛みが持続する場合，再診のタイミングを伝えるようにする．便回数（週2回以下の排便），便性（硬い便），便量（1回量が多い），排便時痛など，慢性機能性便秘症を疑う徴候がある場合は，生活・食事指導，薬物治療が小児科定期外来で必要と考えられ，受診を勧める．

Q10 成人との腹痛の違いは？

A10 年齢に応じて想定疾患や診察のしかたが変わる．放射線被曝や鎮静リスクを伴うCT検査の閾値が高い．

これまで記載してきたように，小児では年齢に応じて頻度の高い疾患や緊急性の高いものとして想定すべき疾患が異なる．成人では局在がはっきりしていることが多いのに対して，小児では訴えが曖昧となりうる．また，鎮静や放射線被曝のリスクがありCT撮影の閾値は高い．そのため，年齢や発達に応じた問診，診察方法をマスターし，事前確率を意識して，病態把握と診断への近道を最短で駆け抜けられるようにトレーニングするべきである．

Point

- 年齢，発達に応じた疾患を想定すべし！
- 消化管疾患以外の腹痛の原因を見抜ける目を養おう！
- よくある腹痛の原因：虫垂炎，便秘症などの診療に慣れよう！

memo

精巣捻転では，下記のTWIST scoreが有名．感度・特異度ともに高いため有用である．

精巣の腫脹	2点
触診で精巣の硬結がある	2点
嘔気・嘔吐	1点
精巣挙上（患側が高位になる）	1点
精巣挙筋反射の消失	1点

2点以下：低リスク 感度98.4％，5点以上：高リスク 特異度97.5％
文献5より引用

・卵巣捻転では，感度・特異度の高いスコアはない．突然発症の下腹部痛では要注意！ 超音波検査で腫大した卵巣や大きな卵巣嚢腫などを認めれば，診断につながる．

確認問題

冒頭の患者を診察しはじめた（5歳，男児，体重18 kg）．
診察室でも5～10分おきに痛みが強くなるようだ．ABCDEは安定していた．

❶行うべき腹部以外の診察は？
❷行うべき腹部診察は？
❸行うべき治療は？

解答

❶咽頭，胸部，鼠径部・陰嚢/精巣を含めた全身の診察を行う．皮膚所見に着目し，紫斑や特徴的な皮疹がないか確認する．咽頭発赤がないか，肺ラ音が聴取されないか，にも注意する．

❷診察に関係のない質問などをして，リラックスさせながら診察する．可能な限り痛みの局在を見つける．病歴から虫垂炎の可能性は低いが否定できないので，虫垂炎診断に有用な診察所見はルーチンに行う．

❸絞扼性腸閉塞や消化管穿孔など急性腹症を疑う所見がなければ，頻度が高い便秘症を想定して便秘についての病歴を聴取し浣腸の実施を検討する．本人の拒否が強ければ配慮し，鎮痛薬や緩下剤で代用することを許容する．家族へ虫垂炎の初期経過の可能性について説明し，再診のタイミングを伝える．

参考文献

1）「小児救急標準テキスト -basic編-」（日本小児救急医学会/監），pp57-58，中外医学社，2023
2）「Fleisher & Ludwig's Textbook of Pediatric Emergency Medicine 8th Edition」（Shaw KN & Bachur RG），pp354-361，Wolters Kluwer，2021
3）「小児慢性機能性便秘症診療ガイドライン」（日本小児栄養消化器肝臓学会，日本小児消化管機能研究会/編），診断と治療社，2013
4）Matthew Fields J，et al：Accuracy of Point-of-care Ultrasonography for Diagnosing Acute Appendicitis：A Systematic Review and Meta-analysis. Acad Emerg Med，24：1124-1136，2017（PMID：28464459）
5）Qin KR & Qu LG：Diagnosing with a TWIST：Systematic Review and Meta-Analysis of a Testicular Torsion Risk Score. J Urol，208：62-70，2022（PMID：35238603）

7 嘔吐

瀧口　舞

症例

- 0歳10カ月，女児，体重8 kg
- 受診前日のみ嘔吐あり．当日には嘔吐はなく，水様便が5～6回，哺乳は良好
- 同胞（5歳）が3日前から，両親が患児と同日から嘔吐，水様便あり．同胞の登園先で胃腸炎の流行あり

Q1 嘔吐で起きるABCDEの変化は？

A1 嘔吐が主訴で来院した場合，ABCDEいずれの異常も生じうる！

嘔吐はwalk-inで受診することが多い主訴である．walk-inでも救急車でもABCDEで緊急性を評価する点は同じである（**表1**）．

Q2 嘔吐の鑑別は？

A2 緊急性の高い疾患のうち消化管以外の疾患から鑑別をあげる．心臓，頭，内分泌・代謝の3つが大事．消化管では腸重積を含む腸閉塞が大事

嘔吐が主訴の場合，消化管疾患を考えてしまいがちだが，消化管以外の心血管，中枢神経を緊急性の高い疾患として想起し，次いで内分泌・代謝，腹腔内の実質臓器疾患，最後に消化管疾患の順で考えるとよい（**表2**）．嘔吐は小児外来患者の主訴としてcommonだが，鑑別にあげるべき緊急疾患が複数臓器にまたがるのに加えて，非特異的な症状しか示さない疾患も多く初診でこれらの疾患を除外するのは困難である．その最たるものが**心筋炎**と考える．小児の心筋炎はきわめて稀だが致死的な疾患である．ウ

表1　嘔吐で起きるABCDEの変化

A（気道）	吐物による窒息，舌根沈下（中枢神経疾患）
B（呼吸）	crackles（肺水腫），徐呼吸・不規則な呼吸（脳出血などによる頭蓋内圧亢進，脳幹機能異常）
C（循環）	ショック（心原性，敗血症，脱水），徐脈・高血圧（Cushing症候群）
D（神経）	意識障害 頭蓋内圧亢進徴候（瞳孔散大，大泉門膨隆），けいれん，麻痺など
E（全身観察）	紫斑，粘膜出血，外傷痕（出血傾向，虐待）

表2　嘔吐の鑑別疾患

Critical	common
心血管（心筋炎，心不全）	胃腸炎
中枢神経（髄膜炎，出血，腫瘍） 内分泌・代謝（糖尿病性ケトアシドーシス，副腎不全）	

イルス感染が原因となることが多く，基礎疾患がなくても心筋炎を発症する．初期症状は咳，鼻水，嘔吐，腹痛などで，初回受診では「かぜ」や「胃腸炎」の誤った診断となることがある．心筋炎のなかでも劇症型心筋炎は急速に進行し致死率が高い．心筋炎と診断した場合は小児のECMO：extracorporeal membrane oxygenation（人工肺とポンプを用いた体外循環による治療）を実施できる専門施設への迅速な転院が必要となる．心筋炎は特異的な症状も検査所見もなく稀だが致死的な疾患であり，小児救急外来を診療する医師にとって最も恐れられている疾患の1つである．

Q3 どのような問診をする？

A3 緊急性の高い疾患を除外するための問診を行う．安易に胃腸炎と診断しない

1）心筋炎

心筋炎は軽微な感冒症状や嘔吐などから発症する．その他の初期症状として息切れや腹痛があり，経口摂取不良，活気不良，顔色不良，意識消失やけいれんのエピソードを確認する．発熱はみられないことも多い．

2）中枢神経疾患・頭蓋内出血

中枢神経疾患については普段との変化がないか保護者に確認する．例えば意識レベル，歩行や姿勢（歩けなくなった），視線が合うか，会話がかみ合うか，などである．「普段よりよく寝ている」「ミルクの時間になっても起きない」は意識障害を示唆するエピソードととらえる．本人には頭痛や視野障害・視野欠損につき聴取する．特に髄膜炎に関しては予防接種歴，新生児・乳児は周産期母体感染（特にGBS）につき聴取する．随伴症状として発熱，頭痛，不機嫌がある．頭蓋内出血については頭部打撲や転倒のエピソード，皮膚・粘膜の出血傾向がないか聴取する．

3）腫瘍・その他

腫瘍については後頭部の頭痛や早朝の頭痛がキーワードとなることがある．糖尿病性ケトアシドーシスと副腎不全はいずれも知らなければ疑わない疾患である．小児ではどのような主訴（内因系・外因系）でも虐待をいったんは鑑別にあげるようにする．

4）胃腸炎の診断には注意

小児の診療に慣れない若手医師の多くが嘔吐のみで胃腸炎と診断する傾向がある．そもそも胃腸炎と診断するメリットが少なく，デメリットすらある．胃腸炎と診断するメリットは感染対策がとれることくらいであり，デメリットは安易に誤った診断名を保護者に伝えることにより適切な再受診を妨げる可能性があることである（アンカリングと呼ばれる）．胃腸炎と診断するためには典型的経過を知っておく必要がある．胃腸炎を生じるノロウイルスやロタウイルスは，気道感染を生じる多くのウイルスと異なり潜伏期間が1～4日と短い．胃腸炎を生じると，嘔吐のあとに水様便を伴う．嘔吐の期間は1～2日程度と短く，水様便は1～2週間続く．腹痛を伴うことがある．発熱もみられるが，40℃を超えることは稀である．

Q4 どのような身体所見をとる？

A4 "嘔吐＝消化管の異常"から卒業！ 鑑別疾患を想定しながら"全身を診る"

PALSのsecondary assessmentに従い頭からつま先まで診察する．緊急性の高い疾患を思い出しながら診察する．心筋炎を考慮した場合は心音（心音減弱，3音・4音の出現）だけでなく呼吸音も聴取し，肺水腫によるcoarse crackleはないか，頸静脈怒張や浮腫がないかも診る．ただし，身体所見に異常がないだけで心筋炎は除外してはいけない．中枢神経疾患では瞳孔，対光反射，項部硬直，jolt accentuationや神経診察（脳神経，運動神経，感覚神経，協調運動，腱反射）を診る．糖尿病性ケトアシドーシスではKussmaul呼吸，脱水によるツルゴール低下を診る．副腎不全や尿路感染症は特異的な身体所見がない．身体所見ではないが，意識障害を少しでも疑ったら，Dの項目にある血糖測定を行い，低血糖，糖尿病性ケトアシドーシスの除外をする．

Q5 帰宅時に伝えることは？

A5 血性や胆汁性嘔吐，活気不良，意識障害を伴うときは再診．経口補水療法も併せて説明を

嘔吐の性状は重要である．血性を想定して「赤」や「黒」の吐物，胆汁性を想定して「緑色」や「黄色」の嘔吐の際は再診してくださいと説明する（胃液は黄色ではなく透明である）．例えば心筋炎では初回受診時に胃腸炎や上気道炎の診断でいったん帰宅し，再診時に心筋炎と診断されることがしばしばある．帰宅させる際にも緊急性の高い疾患を見逃しているかもしれないと考え，「元気がない，顔色が悪いなどがみられればその時点で再受診してください」「けいれんや，呼びかけても反応がないなどの際は救急車を呼んでください」といった形で説明し再受診のタイミングを逃さないようにする．**「何かあったら」「悪くなったら」といった曖昧な表現は使わない**（経口補水療法については**第1章-7**「輸液，経口補水療法」および本項の確認問題の解答❺を参照）．

Point

- **嘔吐は消化管以外から鑑別！ 心血管，中枢神経疾患をまず除外する**
- **胃腸炎と安易に診断しない！**
- **嘔吐の性状（血性，胆汁性）を問診する際は色（赤，黒，緑，黄色）を尋ねる！**

Q6 成人との嘔吐の診かたの違いは？

A6 小児と同様の消化管以外の心血管，中枢神経，内分泌から除外していくと漏れが少ない

成人の嘔吐の診療は小児と同様に大きく分けた臓器別カテゴリーで鑑別を挙げていく点では進め方は同じである．小児と異なるのは，成人では**動脈硬化性疾患**が主な鑑別疾患となることである．例えば心血管疾患であれば心筋梗塞や大動脈解離が鑑別に挙がる．嘔吐を訴える成人においては，中枢神経では髄膜炎，頭蓋内占拠性病変（腫瘍，膿瘍）の他，頭蓋内出血（内因性・外因性）も考慮する．外因系と

して薬物中毒や異物誤飲も考慮する．小児では稀な鑑別疾患として緑内障発作が挙げられる．疑った場合には瞳孔や対光反射を診る．

確認問題

冒頭の患者が到着した．嘔吐は止まって保護者の抱っこで眠っている．

❶到着したらまず何をする？

❷全身状態が落ち着いているときは，どのように問診していく？

❸緊急性の高い疾患がいずれも考えられないときは，次に何を考える？

❹食物残渣の嘔吐と水様便のみ，舌の乾燥がみられたが活気は良好．診断はどうする？

❺帰宅の際にどのような指導をするか？

解答

❶どんな主訴でもABCDEから評価する．

❷問診は，主訴に対する鑑別を挙げ，緊急性の高い疾患を1つずつ考えながら聞いていく．顔色不良がないか，ぐったりしていなかったか，ずっと眠ったままでなかったか，などである．吐物の色は必ず聴取する．鮮血，茶色，黒色はいずれも出血を意味する．便も同様に聴取する．胃液は本来透明である．緑色や黄色の吐物である場合は胆汁性嘔吐であり，消化管の閉塞を示唆する．

❸次に，症状が悪化した場合にどのような悪いことが出てくるか考える．嘔吐や水様便の回数や量が多ければ乳幼児では特に脱水症や低血糖の可能性がある．水様便の量や間隔，排尿量や回数，色が濃くないかなどである．尿が少ない，間隔が空いている，尿の色が濃い，はいずれも脱水を示唆する訴えである．脱水が軽度の際に，傾眠や不機嫌などの意識障害を示唆する所見がなく，嘔吐の後に経口摂取できている場合は経口補水療法が可能となるためこれらを問診で確認しておく．そうでない場合は輸液療法を考慮する．

❹sick contactと潜伏期間，嘔吐の後に水様便が続いていることからウイルス性胃腸炎の典型的な経過に当てはまるが，胃腸炎と診断するメリットは感染対策ができるということくらいである．くり返すが，嘔吐のみの場合は安易に胃腸炎と診断しない．また，脱水症としては軽症だろう．傾眠やツルゴール低下がある場合は中等症以上となる．登園先や健診等で発症前に体重測定を行っている場合は，体重減少が脱水の程度の参考となる．

❺3点に分けて説明する．1）感染対策，2）経口摂取の進め方，3）再受診のタイミングと症状である．

1）胃腸炎については接触および飛沫感染対策が必要である．吐物や便を素手で触らずに処理する．また，手の消毒についてはアルコールが無効のため石鹸で行い，汚物の消毒は次亜塩素酸ナトリウム（家庭用塩素系漂白剤）もしくはアイロンや煮沸による加熱で行う．

2）軽症から中等症の脱水に対しては経口補水療法を勧める．具体的な方法を後述する．1回摂取量はスプーン1杯もしくはペットボトルのふた3/4杯からはじめる．ティースプーン，注射器，スポイトやコップを用いる．5分ごとに与え，嘔吐がなければ間隔を短くしていく．与えるものは，ミルクもしくは経口補水液（オーエスワン®やアクアライト）である．母乳も可である．嘔吐する場合は5〜10分ほど間をあけ，ゆっくりと進める．3〜4時間かけて50〜100 mL×体重（kg）を与えるため，本児では400〜800 mLを目標とする．

3）ぐったりしている，顔色が悪い，意識が悪い，吐くものが赤，黒，緑，黄色になる，のいずれかの場合は再受診が必要であると伝える．

参考文献

1）Holland JA & Jardine C：Vomiting.「Textbook of Paediatric Emergency Medicine 4th Ed 2023」（Cameron P, et al），pp153-158, Elsevier, 2024

2）「エビデンスに基づいた子どもの腹部救急診療ガイドライン2017」（日本小児救急医学会診療ガイドライン制作委員会/編），日本小児救急医学会，2017

8 発疹

児玉和彦

症例

- 1歳，男児，体重10 kg
- 発疹に気づいたので夜間救急外来を受診した
- 機嫌が悪く泣いている

この症例についてもし○○だったらどうするか，という形式で考えていきたい

Q1 小児が発疹を主訴にして受診したときにまずするべきことは何？

A1 緊急度の評価

小児救急外来では，発疹を伴う症例は日常的に診療するが，その原因や対応は多岐にわたる．単純なウイルス発疹症から重篤な敗血症（髄膜炎菌感染症など），アナフィラキシー，毒素性ショック症候群（TSS），中毒性表皮壊死症（TEN）までスペクトラムは広い．発疹を呈する小児患者が来院した際に，皮疹そのものの特徴に目を奪われがちだが，最初に重視すべきは全身状態の評価である．**第2章-1**を参照し，バイタルサインを含むABCDEを評価する．

症例パターンA もし，「バイタルサインに異常」があったら

- 身体所見：発熱あり，血圧低下傾向，頻脈，頻呼吸，CRT延長あり
- 顔色不良．全身に膨疹（蕁麻疹）あり．呼吸音清明
- 既往歴：卵白アレルギー
- 現病歴：アレルギーのため卵白を除去していたが，きょうだいにつくった卵焼きを患児が誤って食べてしまった．食後すぐから全身に発疹が出現しかゆがって機嫌が悪い

→診断：アナフィラキシーショック（卵白の誤食を考える）

→治療：気道確保，酸素吸入，静脈路確保し輸液，アドレナリン筋注

Point

- **単なる蕁麻疹に見えても全身状態が不安定ならアナフィラキシーなどの重症疾患を疑う**
- **全身状態が不安定なら診断より治療的介入を優先する**

Q2 小児の発疹で，気を付ける病歴は何？

A2 摂食歴，既往歴，アレルギー歴，内服歴，予防接種歴，発熱の有無，流行状況（全国，地域）など

前述のように摂食歴によって食物アレルギーによる蕁麻疹やアナフィラキシーを強く疑うことができる．既往歴ではアトピー性皮膚炎に注意する．アトピー性皮膚炎は有病率が高い慢性疾患であるだけでなく，微生物感染による合併症（伝染性膿痂疹，カポジ水痘様発疹症など）をきたしやすい．内服歴では，抗菌薬，抗てんかん薬，感冒薬など薬疹を起こしやすい薬に焦点を当てて聴取する．予防接種については，薬剤自体のアレルギー反応のほか，生ワクチンによる皮疹を考えるうえで参考になる．発熱の有無は鑑別疾患に大きくかかわる．流行状況は，地域での流行，特に集団生活している保育所や学校などでの流行が重要であるが，旅行など人の行き来が多い最近では全国的な流行も知っておくべきである．

症例パターンB もし，「麻疹の流行」があったら

- 身体所見：高熱あり，頻脈あり．顔色良好であるがしんどそう．咳嗽あり．全身に融合傾向のある斑状紅色丘疹あり．口腔所見として頬粘膜にやや隆起した粟粒大の白斑がある（Koplik斑）．呼吸音清明
- 既往歴：特記無し
- 予防接種歴：両親の方針で接種していない
- 現病歴：2週間前から1週間，麻疹流行がある国に海外旅行をしていた．数日前に鼻水咳などがあり，いったん解熱したようにみえたが今日から高熱になり発疹が出てきた．

→診断：麻疹

→対応：空気感染対策（陰圧個室隔離），PCR用検体（咽頭ぬぐい液，血液，尿）採取し保健所に連絡する．

Point

- 皮疹での見分けに自信がなければ上級医や皮膚科医にコンサルトをする
- 麻疹や水痘は皮疹から疑ってすみやかに空気感染隔離しなければいけない
- 麻疹は5類全数把握疾患として臨床診断後24時間以内に管轄の保健所に届け出ないといけない

Q3 重症疾患を疑わなければいけない皮疹は何？

A3 皮下出血（紫斑，点状出血），粘膜疹，強い痛みを伴う紅斑，ニコルスキー現象陽性の皮疹

皮下出血は，**紫斑**と**点状出血**に分けて記載する．紫斑は赤紫色の皮下の出血斑で，硝子板法で圧迫しても消褪しないことで紅斑と区別する（**図1**）．皮下出血のうち直径が2～3 mm未満のものを点状出血という．大きめの紫斑は外傷や血友病，髄膜炎菌性髄膜炎などで起こり，点状出血は免疫性血小板減少性紫斑病（ITP）などでよくみられる．IgA血管炎は両者が混在していることもある．出血傾向がある

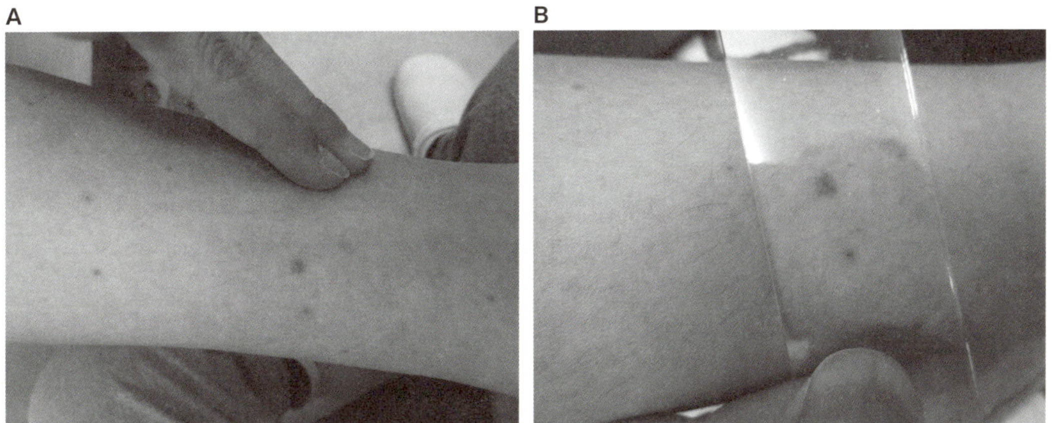

図1　下肢の点状出血（硝子板法陽性）
A：みためは点状のやや盛り上がった紅斑にみえる
B：スライドグラスで圧迫しても色調が消褪しない
（Color Atlas❻）

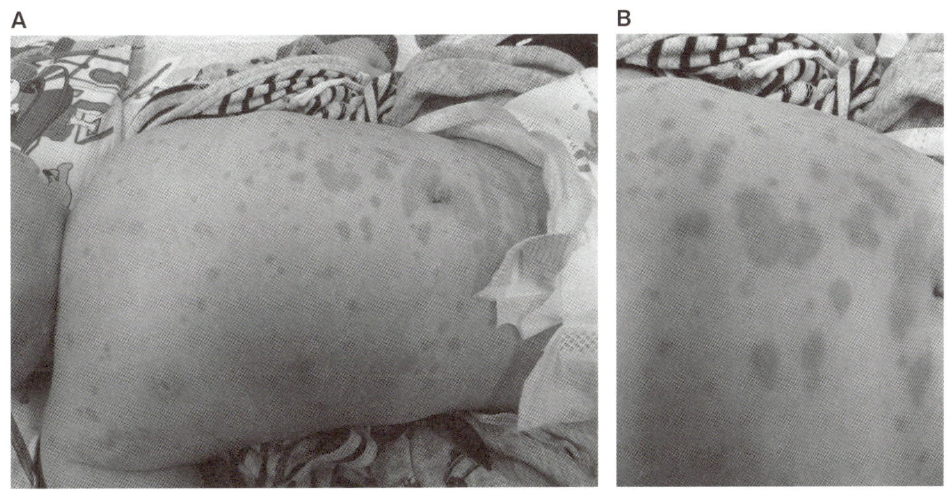

図2　多形滲出性紅斑
B：拡大すると中心が白っぽい，いわゆるtarget legionがみられる
（Color Atlas❼）

場合には，粘膜にも出血したり，重症例では頭蓋内出血を起したりするので慎重に診療しなければいけない．

粘膜疹は，口腔粘膜や口唇，結膜などにみられる水疱やびらんなどが重症疾患を示唆する．例えば，多形滲出性紅斑（EM）（**図2**）に，発熱や粘膜疹（**図3**）を伴うと，重症EM，スティーブンス・ジョンソン症候群（SJS），TENの可能性が高く，すばやく介入する必要がある．強い痛みを伴う紅斑は，壊死性筋膜炎を疑う所見であるが，特に，紅斑の範囲を超えて圧痛が強いものは要注意である．ニコルスキー現象（memo参照）を伴う紅斑はTSSやTEN，ブドウ球菌性熱傷様皮膚症候群（SSSS）など全身管理が必要な感染症を想定して治療する．

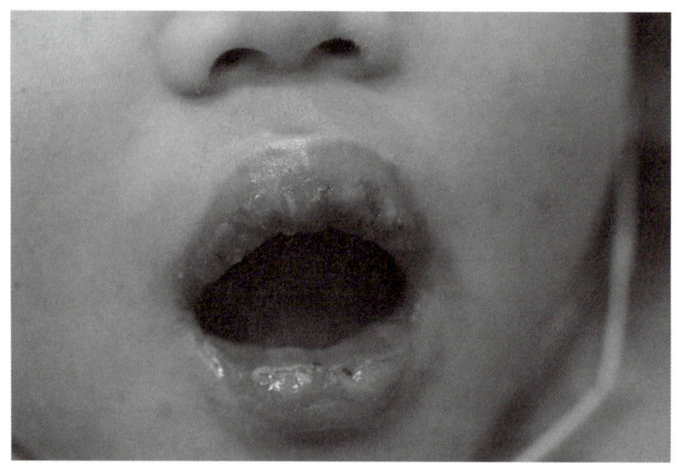

図3　口唇のびらんと痂皮（図2とは別症例）
（Color Atlas❽）

症例パターンC　もし，「粘膜疹」があったら

- 身体所見：高熱あり，頻脈あり．ぐったりしている．顔面と体幹を中心に全身の皮膚に散在性の融合傾向がある紅斑がある．結膜充血あり．口唇のびらんと出血痂皮あり，口腔内にも粘膜疹あり
- 既往歴：てんかん
- 予防接種歴：月齢に応じて適切に接種している
- 現病歴：1カ月前にてんかん発作あり，2週間前に抗てんかん薬の処方を受けた．昨日から，紅斑があったが，本日悪化してきて機嫌が悪く経口摂取できないので受診した．

→診断：重症薬疹（TENの疑い）

→対応：静脈路確保し輸液，皮膚科コンサルト，ステロイド全身投与

memo

救急外来で頻用する皮膚科特有の身体診察

・硝子板法：スライドグラスを皮疹に押しあてて，色が退縮しないものは皮下出血の可能性が高い

・ニコルスキー現象：一見正常な皮膚をこすると表皮剥離が生じる

Point

虐待に注意

- 紫斑の場所が臀部など皮膚の柔らかい場所にでているときや，新旧の紫斑が混在しているときには，虐待を鑑別疾患に挙げておく（第1章-8参照）

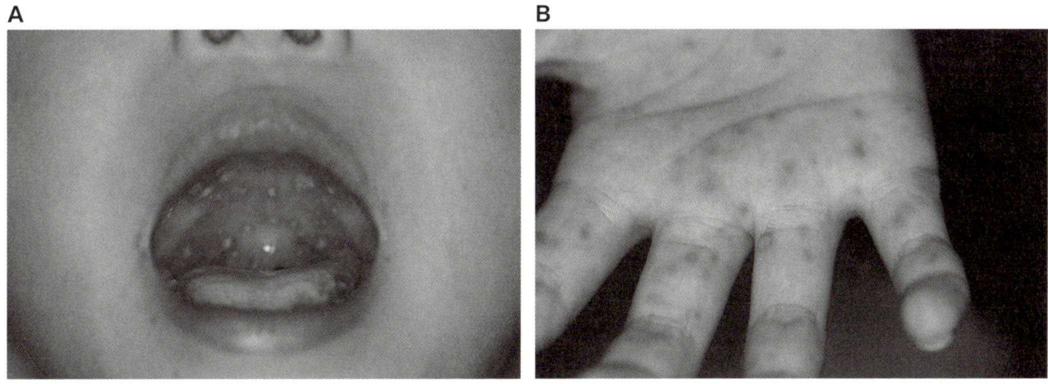

図4　手足口病
A：口腔内の水疱
B：水疱は通常つぶれにくい
（Color Atlas ❾）

Q4 救急外来で治療して帰宅可能な皮膚疾患には何がある？

A4 蕁麻疹，伝染性膿痂疹，軽症の蜂窩織炎，水痘，手足口病など

全身状態が落ち着いていて，重症疾患の除外ができれば，帰宅可能である．蕁麻疹には抗ヒスタミン投与，伝染性膿痂疹は皮疹が少なければ抗菌薬外用のみでよく，軽症の蜂窩織炎は抗菌薬の全身投与をする．水痘には抗ウイルス薬の適応がある．手足口病などのウイルス疾患は解熱鎮痛剤などを用いた対症療法しかない．

症例パターンD もし，「手足に小水疱」があったら（図4）

- 身体所見：微熱あり，全身状態良好で元気，口腔内に水疱あり，手掌，足底，四肢伸側，臀部に小水疱多発
- 予防接種歴：月齢に応じて適切に接種している
- 現病歴：今日保育所から帰ってきたら痛がって食べようとしないことに気づいた．保育所で手足口病が流行している

→診断：手足口病
→対応：解熱鎮痛剤（アセトアミノフェン）を頓服として処方

Q5 救急外来から帰宅させるときの保護者への説明は？

A6 今後注意するべき症状をあらかじめ伝えておく

救急外来でみる皮疹は発症初期であることも多いため，確定診断ができない症例もある．鑑別疾患に応じた今後注意しておく症状を説明して帰宅させるべきである．軽症の蜂窩織炎を帰宅させるときは皮疹の場所をマーキングして広がりを確認できるようにしておく．

Point

帰宅時の説明例

- 蕁麻疹→「頻回の嘔吐，息が苦しい，咳がひどい，顔色が悪いなどがあればすぐに救急車で受診してください」
- 原因不明の発熱を伴う紅斑→「発熱が続く，眼が赤くなる，手や足が腫れぼったくなる場合は川崎病かもしれませんので，まず明日かかりつけ医を受診してください」
- 麻疹・水痘→「まだ予防接種をしていないきょうだいがいれば，緊急で予防接種を打てば発症が予防できるかもしれません．明日かかりつけ医で相談してください」

memo

- 「静止画」的情報と「動画」的情報の両方を記載する
- 「静止画」的情報：発疹の部位，形態，大きさ，皮膚科的な皮疹の表現（紅斑，丘疹，水疱など）
- 「動画」的情報：発疹の出現順序，時間経過，拡大速度，発熱などの随伴症状の経過

Q6 成人の皮膚疾患との違いは？

A6 小児ではウイルスや細菌，食物など外因性のものがほとんどである

その他の違いは以下のようである．

- 基礎疾患の有無：小児は，感染症による発疹や川崎病が多いが，成人では，薬疹や自己免疫性疾患などの皮疹が多い．成人では糖尿病やがんなど基礎疾患による重症化も考慮するべきである
- 病歴聴取：成人では，自覚症状や内服歴などを正確に情報収集しやすいが，小児では全身状態から重症度を把握することが重要である．アレルゲンや生もの摂食歴はよく聞かないと聴取できないことがある
- 薬剤歴：小児では体重体格に応じた薬剤選択が必要であり，成人では現在の内服薬との相互作用を考慮した薬剤選択をしなければならない

確認問題

❶発疹を訴える小児が受診したときには，まず（　）を確認する
❷麻疹を臨床的に診断したときには（　）に届け出る
❸重症疾患を疑う皮膚所見には（　）（　）（　）（　）がある
❹硝子板法が陽性の皮疹は（　）である
❺蕁麻疹の小児でまず聞くべき病歴は（　）である

解答

❶緊急度
❷保健所

❸皮下出血（紫斑，点状出血），粘膜疹，強い痛みを伴う紅斑，ニコルスキー現象陽性の皮疹
❹皮下出血（紫斑，点状出血）
❺アレルギー歴，特に食物アレルギー歴

参考文献

1）「治療 Vol. 105 No. 4 達人に学ぶ 小児の発熱・皮膚疾患」（児玉和彦/編集幹事），南山堂，2023
2）「小児科診療 Vol. 87（春増刊号）子どもの皮膚診療を極めるために」（大嶋勇成/編），診断と治療社，2024

9 不機嫌

瀧口　舞

症例

- 0歳2カ月，男児，体重5 kg
- 夕方頃から泣きはじめ，ミルクをあげておむつを替えたが泣き止まない．同日23時過ぎに救急外来へ受診
- 待合では保護者の抱っこで眠っている．両親は憔悴している

Q1 赤ちゃんが泣いているのは元気な証拠？

A1 「機嫌が悪い」「泣き止まない」は立派な主訴，疾患が隠れている可能性がある！

不機嫌，泣き止まないは小児特有の主訴だが，**来院時泣き止んでいるからといって診察を行わずに帰宅させるのは厳禁**である．たまたま泣き止んでいるところを見ているだけの可能性がある．意識障害の鑑別を進めるとともに，乳幼児にしばしばみられる不機嫌の原因となる病態がないか，おむつも含めて脱衣のうえで診察することが必要である．やみくもに検査のみを行っても原因をつきとめることは難しく，丁寧な問診と診察が必要となる．

Q2 不機嫌で起きるABCDEの変化は？

A2 不機嫌はDの異常ととらえる！

不機嫌はDの異常である．不機嫌の原因が気道感染であればA，Bに異常が生じることがあり，敗血症が原因となっている場合はCの異常がみられることがある．Dの異常では大泉門膨隆があれば外傷や内因系による頭蓋内圧亢進が合併している可能性があり，瞳孔や対光反射の異常は頭蓋内病変の他に薬物中毒が原因となっている可能性がある．**Dで忘れがちなのが血糖**である．意識障害の原因検索にも含まれており，哺乳不良や嘔吐などのエピソードから疑った場合には簡易血糖をチェックする．虐待が原因であれば紫斑や打撲痕がみられることがあり，これはEの異常である．

表1　不機嫌の鑑別

Critical	common
敗血症 虐待 腸重積	黄昏泣き（コリック）

Q3 不機嫌の鑑別は？

A3 不機嫌の鑑別は「意識障害」と「泣き止まない」の2つの方向から行う

乳幼児の不機嫌は「意識障害」ととらえ，AIUEOTIPSで鑑別を行う．小児のAIUEOTIPSでは虐待（Abuse）と腸重積（Intussusception）も忘れずに加える（**表1**）．また，「泣き止まない」の鑑別としてヘアターニケット（指趾・陰茎・陰核），ヘルニア（鼠経径・臍），胃食道逆流症などがあげられる．ヘアターニケットとは髪の毛や細い繊維などが手や足の指，陰核などに巻き付いて血流障害をきたす疾患である．巻き付いて時間が経過すると浮腫を生じ，食い込んで痛みを生じる．

Q4 どのような問診をする？

A4 普段の様子を聴取し，普段とどこがどう異なるのかを明確にすることからはじめる

保護者が不機嫌ととらえる根拠を詳細に聴取する．泣き止まないことを不機嫌ととらえている場合は泣く時間の長さなのか，時間帯なのか，泣き方なのか，である．他に不機嫌になりはじめたときの状況，きっかけと思われることがあったのか，姿勢などを尋ねる．間欠的啼泣ならば間隔も重要であり15～20分間隔で啼泣し間が徐々に短くなってきているならば腸重積を考える．骨折ならば転倒，転落や打撲の後で不機嫌が出現する．例えば大腿骨骨折ならばおむつを替えようとして足を持ち上げた際に不機嫌となり，下ろすと泣き止む，ということがある．肘内障ならば寝返りを打った後で不機嫌となり，手を持ち上げると啼泣する，といったエピソードが得られることがある．

Q5 どのような身体所見をとる？

A5 おむつも含めて脱衣しての診察が基本．指先や外陰部，鼠径部もくまなく診る

診察開始時点で泣き止んでいる場合は前胸部および腹部のみ露出し呼吸音や心音の聴診を先に行う．それから脱衣して視診と触診を行う．手指や足趾の1本ずつを観察し，ヘアターニケットがないか確認する．手足の腫れや赤みの左右差がないか，しわの左右差がないか診る．手足を持ち上げた際に啼泣する際は骨折の可能性がある．鼓膜や口腔内は外傷の可能性もあるため観察する．頭皮や背部も紫斑，皮下血腫や発赤がないか視診を行う．おむつを脱がせて，臍ヘルニア，鼠径ヘルニア，精巣捻転，陰茎や陰核のヘアターニケットがないか診る．

表2　PURPLE Crying

P	Peak of crying：生後２カ月がピーク，生後３～５カ月まで続くことも
U	Unexpected：予測できない
R	Resists smoothing：泣き止ませることがときに困難
P	Painlike face：痛みを伴わないにもかかわらず痛いような表情
L	Long-lasting：１日に５時間以上泣くことも
E	Evening：夕方や夜に泣くことが多い

Q6 帰宅時に伝えることは？

A6 不機嫌が続く場合，活気低下，哺乳低下，睡眠の異常がある場合は再診してもらう．PURPLE Cryingについて必ず説明する

診察上ABCDEの異常がなく不機嫌が落ち着いている場合は帰宅となる．保護者の心配が強い場合，病院までのアクセスが悪い場合，不機嫌が落ち着いて間もない場合は病院の待合室などで1～2時間経過観察することも考慮すべきである．身体に異常のない啼泣の原因として「**たそがれ泣き**」が知られている．PURPLE Cryingとは乳児を泣き止ませるために保護者が乳児を揺さぶらないようにするための普及活動である．乳児が泣き続けることへの理解を深めること，乳幼児揺さぶられっこ症候群の予防をすることが目的となっている．PURPLEは頭文字になっており，どのようなときにたそがれ泣きが生じやすいかを説明している（**表2**）．泣き止むためのいくつかの方法（哺乳，おむつを替える，抱っこする）のほかに，泣き止まない場合は安全な場所に寝かせていったんその場を離れてリラックスする，症状が続けばいったん受診するなどの説明を行う．子ども家庭庁ホームページに保護者の閲覧用の動画や配布資料がある[3]．

Point

- **不機嫌の診察は腕の見せ所！ 意識障害ととらえる！ 丁寧な問診と診察が必須！**
- **保護者の疲労から虐待につながらないよう，丁寧な説明を！**

Q7 成人の意識障害の診かたとの違いは？

A7 成人では，病歴や処方歴が意識障害の原因検索のヒントになる！

小児と高齢者では，意識障害の診かたに大きな共通点がある．もともとの意識レベルを確認する作業があるということである．基礎疾患がなく認知症のない成人は普段の意識レベルはJCS 0であるため，もともとの意識レベルを確認する必要はない．小児に関しては月齢・年齢に応じて発達が想定されるため，例えば1歳半であれば「普段の発語は単語がいくつか出ますか？」や「小走りはできますか？」などと保護者に尋ねることで普段の発達を確認することができる．普段と同じことができれば意識障害は改善したと判断できる．高齢者の場合は，JCSに基づき普段の様子を確認するとともに，ADLを聴取する．例えば，普段から氏名は答えられるか，年齢や日付は答えられるか，付き添っている家族や施設職員の名前を認識しているか，といった具合である．

成人の意識障害はAIUEOTIPSに基づいて鑑別していくが，基礎疾患，既往歴，常用薬などが意識障

害の原因を検索するうえでヒントになることがある．例えば糖尿病の患者で常用薬にインスリンがあり，低血糖が意識障害の原因となっていることはしばしばみられる．

成人救急では意識消失と意識障害は鑑別疾患が大きく異なることからその区別が厳格だが，小児においてもそのスタンスは同じである．意識消失のなかでも脳血流の低下による意識と姿勢緊張の可逆的な消失を失神といい，意識消失の時間は短時間で普段通りに回復する．失神の場合は心血管系疾患が小児・成人とも鑑別にあがる（**第3章-3**「けいれん」の A10 を参照）．

確認問題

冒頭の患者が到着した．

❶到着したらまず何をする？

❷診察上の異常はなく患児は抱っこで眠っている．どのように説明する？

解答

❶PALSに基づきABCDEを評価

❷現時点で介入すべき異常がないことを伝え，両親へ「心配なこと，気になること，聞き逃したことや確認したいことはありますか？」と尋ねる．不機嫌を主訴に受診するのは夜間が多く，診察するほうも眠い時間だが，一つひとつの質問に丁寧に答える．それでも不安が強い場合には無理して帰さず待合室で1～2時間経過観察することを提案する．帰宅する場合は，再診の目安となる症状を伝える．不機嫌の再燃のほか，顔色不良，哺乳不良，活気不良がみられれば受診するよう伝える．それから，泣き止まない場合の自宅でのケアのしかたをPURPLE cryingに沿って説明する．例えば以下の通りである．「泣き止まないときは，顔色が悪いなどその他の症状がなければ，おむつ，ミルク，抱っこをやってみます．それでも泣き止まなくて親御さんが疲れてきたら，お子さんをベビーベッドかベビー布団に寝かせて，いったん別の部屋に移動してお茶でも飲みましょう．気持ちが落ち着いたところでお子さんのところに戻りましょう．それでも泣き続けて心配でしたら，いつでも病院に連れてきてもらっていいですよ」

参考文献

1）Freedman SB, et al：The crying infant：diagnostic testing and frequency of serious underlying disease. Pediatrics, 123：841-848, 2009（PMID：19255012）

2）Fujiwara T, et al：Effectiveness of educational materials designed to change knowledge and behavior about crying and shaken baby syndrome：a replication of a randomized controlled trial in Japan. Child Abuse Negl, 36：613-620, 2012（PMID：22954642）

3）こども家庭庁：赤ちゃんが泣きやまない～泣きへの理解と対処のために～ https://www.cfa.go.jp/policies/jidougyakutai/nakiyamanai（2025年3月閲覧）

10 アナフィラキシー

野澤正寛

症例

4カ月の男児，哺乳後の寝かしつけをしようとしたら突然泣き出して，咳とともに嘔吐をくり返すようになったと救急外来に受診した．受診時は泣き止んでいるが，むしろ反応に乏しく顔色不良な印象を受けた．

体重6 kg，乳児湿疹と思われる顔面の乾燥と掻爬痕が目立つ．体に発疹あり．呼吸数48回/分，努力呼吸あり，呼気性の喘鳴あり，SpO_2 92％（室内気），心拍数148回/分，末梢冷感強くCRT 3秒，収縮期血圧は72 mmHg，呼びかけるとかろうじて目を開ける．体温は37.8℃．

微熱があるためCOVID-19とインフルエンザの抗原検査を施行（いずれも陰性）．呼吸窮迫と代償性ショックを認識できたと考えた担当医は敗血症性ショックと考え，静脈路確保と急速輸液，血液培養2セットを採取，尿検体の提出も行い抗菌薬の投与を行った．ここまでに40分を要したが，抗菌薬投与時点で呼吸状態はさらに悪化し，収縮期血圧は64 mmHgまで低下，痛み刺激がないと反応しなくなってきた．

たまたま通りがかった上級医に相談すると，普段の哺乳と今回の哺乳が違うかを聞くように言われた．これまで母乳だったが，帰省に向けて今回はじめて人工ミルクを試してみたとのことであった．アナフィラキシーと診断しなおし，アドレナリンを筋注したところすみやかに症状は改善した．

Q1 アナフィラキシーの診断基準は？

A1 皮膚/粘膜＋気道/呼吸or循環or消化器，もしくは，アレルゲン曝露＋気道or呼吸or循環

アナフィラキシーの診断基準についてはガイドラインが変わるごとに少しずつ変化しているため，以前のアナフィラキシーガイドラインとの変更点を確認しておく方がいいだろう．2025年1月時点で日本アレルギー学会が発出している最新のガイドラインはアナフィラキシーガイドライン2022[1)]である．これによれば**図1**に示す2つの状態がアナフィラキシーと定義されている．ガイドライン2014[2)]に比べると定義が簡素化されており，**よりアドレナリン投与の閾値が下がっている**ことに注意する．

①

皮膚／粘膜の症状が急速に発症

全身の蕁麻疹・瘙痒／紅潮・口唇／口腔内の腫脹など

＋

以下のいずれか1つを伴う

重度の呼吸器症状
呼吸困難・吸気性喘鳴・呼気性喘鳴・低酸素血症など
血圧低下もしくは脳血流低下症状
筋緊張低下・失神・失禁・意識障害など
重度の消化器症状
重度の腹痛・反復する嘔吐など

②

皮膚／粘膜の症状はないが，アレルゲンと思われるものに暴露

＋

以下のいずれか1つを急速に発症

重度の呼吸器もしくは喉頭症状
吸気性喘鳴・呼気性喘鳴・変声・嚥下痛など
血圧低下

図1　アナフィラキシーの定義
文献1を元に作成

memo

日本のアナフィラキシーガイドライン2014と2022の相違点

アナフィラキシーの診断とアドレナリン筋注の適応が大きく変更された．ガイドライン2014では3段階の重症度分類を重視しており，グレード1（軽症）の症状が複数あるのみではアナフィラキシーと判断しないこと，グレード3（重症）の症状を含む，複数臓器の症状，グレード2以上の症状が複数ある場合はアナフィラキシーと診断すると記載されており，アナフィラキシーと診断する閾値がガイドライン2022よりも高かった．また，アドレナリン筋注の適応についても，

1. グレード3の症状がある，
2. 過去の重篤なアナフィラキシーの既往がある場合や症状の進行が激烈な場合はグレード2でも投与することもある，
3. 気管支拡張薬吸入でも改善しない呼吸器症状もアドレナリン筋注の適応となるなど，ガイドライン2022よりも制約が多かった．ガイドライン2022では重症度分類は同様に記載されているが，重症度によらず図1に示した診断基準を満たせば，アナフィラキシーと診断しアドレナリンをすぐに投与するように記載されている．アドレナリン投与がより適応され，かつ理解しやすいように改訂されたと言えるだろう．

Q2 アナフィラキシーの治療薬は？

A2 アドレナリン筋注の一択！

上記の定義に該当し，アナフィラキシーを疑うときにはすみやかにアドレナリンの投与を行う．アドレナリンについては，エピペン®が処方されている場合には患者，患者家族，保育士，教職員，救急救命士などが投与を行う場合がある．その際には日本小児アレルギー学会から発出されている「一般向けエピペン®の適応」[3)]が使用されていることが多い（図2）．エピペン®処方患者においては，少なくとも図2の症状があれば使用するように指導されていることを知っておくといいだろう．アナフィラキシー

エピペン®が処方されている患者でアナフィラキシーショックを疑う場合，
下記の症状が一つでもあれば使用すべきである．

消化器の症状	・繰り返し吐き続ける	・持続する強い（がまんできない）おなかの痛み	
呼吸器の症状	・のどや胸が締め付けられる ・持続する強い咳込み	・声がかすれる ・ゼーゼーする呼吸	・犬が吠えるような咳 ・息がしにくい
全身の症状	・唇や爪が青白い ・意識がもうろうとしている	・脈を触れにくい・不規則 ・ぐったりしている	・尿や便を漏らす

図2　一般向けエピペン®の適応

表　アドレナリン投与薬

アドレナリン投与薬の簡素化			アドレナリン原液（1 mg/mL）
1歳まで	（乳児）	0.01 mg/kg	(0.01 mL/kg)
1～5歳まで	（就学前）	0.15 mg	(0.15 mL)
6～12歳	（小学生）	0.3 mg	(0.3 mL)
13歳以上	（中学生以上）	0.5 mg	(0.5 mL)

の場合，気道，呼吸，循環に問題があることが多い．アドレナリンが遅滞なく投与されることが最も重要であるが，気道，呼吸，循環のすみやかかつ絶え間ない評価と対応が重要であることも改めて付記しておく．

Q3 アドレナリンの投与方法は？

A3 投与部位は大腿部中央の前外側を選択する．

アドレナリンの投与量は0.01 mg/kg（通常0.01％アドレナリン製剤は1 mg/mLであり，0.01 mL/kgとなる）である．ただし，総投与量として成人は0.5 mg（0.5 mL），小児（12歳以下）は0.3 mg（0.3 mL）を超えないようにする．アナフィラキシーガイドライン2022では表のように簡素化してもよいとしている[1)]．

体重が10 kg未満の場合，アドレナリンの原液を使用すると投与量が0.1 mL以下となり，実際に投与することが難しくなる．したがって，生理食塩水で10倍希釈（アドレナリンの原液1 mg（1 mL）を生理食塩水9 mLと合わせて合計10 mLとすると0.1 mg/mLとなる）してから使用するとよい．4 kgの児に投与する場合，原液であると0.04 mLとなるが，10倍希釈すると0.4 mLが投与量となる．筋肉注射は皮下注射に比べて，より早期に血中濃度を上げることが可能であり，血中濃度は10分程度で最高になるとされる．針の長さによっては皮下注射になってしまうことがある．筋肉に到達するだけの十分な針の長さがあることに留意する必要がある．

Q4 抗ヒスタミン薬は投与した方がいい？

A4 アナフィラキシーの治療としては使用しない

皮膚症状の軽減目的以外には必要ない．アナフィラキシーはまずアドレナリンの筋注が必要である．H_1，H_2抗ヒスタミン薬は皮膚以外の症状への効果はなく，急速に静注した場合には血圧低下を引き起こす可能性すらある[1)]．小児において発熱時にけいれんを起こしやすい患者が発熱を促進因子としてアナフィラキシーを起こした場合に第一世代の抗ヒスタミン薬を投与するとけいれん発作を惹起する可能性もある．これらを理解したうえで，皮膚症状を改善させたい場合に限り使用する．

Q5 ステロイドの投与は？

A5 アナフィラキシーの急性期の治療としては使用しない

二相性反応を予防する目的で使用することがある．ただし，その効果が立証されているわけではない．作用発現に数時間を要するため急性期の救命効果はない．くどいようだが，アナフィラキシーはまずアドレナリンの筋注が必要である．ステロイドの急速静注は喘息発作などの過敏症状の発現の可能性もあり好ましくないとされている[1)]．なお，ソル・メドロール®の40 mgバイアルは乳糖を含有しており，牛乳アレルギーの患者では注意が必要である．

Q6 β_2受容体刺激薬の吸入は？

A6 下気道閉塞には有効だがアドレナリンが優先

喘鳴，咳嗽，呼気性喘鳴の軽減にのみ有効．効果は気管支平滑筋の拡張のみであり，吸気性喘鳴や嗄声などの上気道症状には効果がないことを理解する．もちろん救命には役立たない．

Q7 アドレナリンを筋注してもよくならない！ どうする？！

A7 5〜15分ごとにアドレナリン筋注

16〜36％に複数回のアドレナリン注射を要したという報告がある[4)]．1回の投与で安心せず，5〜15分間隔で再評価を行い必要に応じてアドレナリン筋肉注射の再投与を行う．3回投与しても（同時に他の治療も施行されている状況で）改善が得られなければアドレナリンの持続静脈注射やショックがあれば輸液負荷を考慮する．さらに，アドレナリンの使用によっても上・下気道閉塞が改善しない場合には気管挿管が必要になる場合がある．

しかし，上気道閉塞の場合は小さな口腔環境で患者の舌および咽頭粘膜が腫脹し，血管浮腫および多量の粘液分泌のため難易度は高い．加えて，気管挿管の失敗は上気道の浮腫を助長し，さらなる状況の悪化につながる．よって，小児重症患者の気道確保では最も経験が豊富な医師が施行する必要がある．施設にそのような医療従事者がいるとは限らず自施設で無理をしないことが肝要である．

アドレナリンの複数回投与で気道，呼吸，循環症状が改善しない場合にはアドレナリンの持続投与，血管収縮薬の持続投与，グルカゴンの使用，ECMO（extracorporeal membrane oxygenation：体外式膜型人工肺）の使用が必要になってくる．その後の迅速な治療移行を考慮すれば，アドレナリンを2回投与しても改善の兆しがない時点で院内外を問わず小児救急や集中治療に慣れた医師に連絡し，これらの医師の指示を受けながら搬送の準備を行う必要がある．

Q8 どんなときに入院させるのがいい？

A8 二相性反応のリスク（特に，重症 or 複数回アドレナリン筋注）と救急へのアクセスなどをふまえて検討する

二相性反応を起こした患者の76％が4時間以内に発症している[5]．よって，少なくともアドレナリンを投与した場合には4時間の院内での経過観察が必要である．さらに，7.4％は10時間以内に発症しており[5]，発症までの中央値は11時間という報告[6]もある．したがって，入院かどうかは症状発現時の救急へのアクセス環境（地理的要因，家族要因など）や保護者の理解度などを考慮して決定する必要がある．重症患者の転院についてはA7に準じる．

Q9 成人とどう違う？

A9 小児領域でも成人と同じガイドラインを使用しており，違いを強く意識する必要はない

気道，呼吸，循環の危機が回避されないときに，十分に対応できる医師や施設が極端に少なくなるため早めに転院を考慮する必要があることが大きな違いであろう．また，初発のアナフィラキシー患者に遭遇する確率が高い．よって**「過去のアレルギー歴」だけでなく「はじめて経験したもの」がないかを問診し，アナフィラキシーを積極的に想起する**必要がある．アナフィラキシーと全く想起していなかった場合に，敗血症性ショックとして治療が開始されている報告が本邦でも散見される．特に乳児の場合，母乳からはじめてのミルクを与えたタイミングなど問診上の盲点があるため注意が必要である．

確認問題

❶アナフィラキシーの診断基準は（　）個ある．

❷1つ目は（　）の症状が急速に発症し，重度の（　）症状，（　）もしくは（　）の低下症状，重度の（　）症状のいずれか1つを伴う場合である．

❸2つ目は，皮膚/粘膜の症状はないが，（　）と思われるものに曝露し，重度の（　）もしくは（　）症状や（　）をきたした場合である．

❹アドレナリンの投与部位は（　）の（　）である．

❺投与量は（　）であり，成人の最大投与量は（　），12歳以下の最大投与量は（　）である．

解答

❶2

❷皮膚/粘膜，呼吸器，血圧，脳血流，消化器

❸アレルゲン，呼吸器，喉頭，血圧低下

❹大腿部中央，前外側

❺0.01 mg/kg, 0.5 mg, 0.3 mg

参考文献

1)「アナフィラキシーガイドライン 2022」（日本アレルギー学会/監，Anaphylaxis 対策委員会/編），日本アレルギー学会，2022 https://www.jsaweb.jp/uploads/files/Web_AnaGL_2023_0301.pdf（2025年3月閲覧）

2)「アナフィラキシーガイドライン」（日本アレルギー学会/監，Anaphylaxis 対策委員会/編），日本アレルギー学会，2014 http://jspca.kenkyuukai.jp/images/sys%5Cinformation%5C20170303124105-6ADB5A6C21477368A623E0A5F834E-2327800C19E5FF8EEAFDBC6609EBBBCC2E9.pdf（2025年3月閲覧）

3) 日本小児アレルギー学会：一般向けエピペン®の適応（日本小児アレルギー学会アナフィラキシー対応ワーキンググループ），2013 https://www.jspaci.jp/gcontents/epipen/（2025年3月閲覧）

4) Lieberman PL：Recognition and first-line treatment of anaphylaxis. Am J Med, 127：S6-11, 2014（PMID：24384138）

5) Brown SG, et al：Anaphylaxis：clinical patterns, mediator release, and severity. J Allergy Clin Immunol, 132：1141-1149.e5, 2013（PMID：23915715）

6) Lee S, et al：Time of Onset and Predictors of Biphasic Anaphylactic Reactions：A Systematic Review and Meta-analysis. J Allergy Clin Immunol Pract, 3：408-16.e1, 2015（PMID：25680923）

1 外傷の評価

鉄原健一

症例

9カ月，男児，体重7 kg，自宅の階段13段から転落し救急要請．転落を目撃しておらず，どんという音がした方に家族が行くと階段の下で仰臥位で啼泣していた．

Q1 救急車到着後，まずは何をする？

A1 JATEC（Japan Advanced Trauma Evaluation and Care）に従い，第一印象の評価に続いて，Primary SurveyでABCDEを評価し，致命的な病態に介入する

外傷の初期診療としてJATECがある[1]．**外傷であっても第一印象とABCDEアプローチで緊急度の評価をすることは同じ**である．

第一印象は，内因系（**第2章-1**参照）では出会って数秒だけで見た目で評価するが，外傷では違いがある．救急車から初療室までに移動する間に，声をかけ反応をみる．発声があればAとDはクリア．胸の動きで呼吸の速さと努力呼吸を見てBを評価する．橈骨動脈を触知しながら触れの強さ，速さ，冷汗を見てCを評価する．

外傷では内因系のABCDE（**第2章-1**参照）の評価項目に追加がある．成人と小児では解剖学的，生理学的に違いはあるが評価項目は同じである．外傷で評価する項目を**表**に示す．赤字が外傷で追加される項目である．**表**には記載していないが，**頸椎保護**も重要である．頸椎カラーを付けている場合はすぐに外さずSecondary Survey以降で頸椎カラーを外す基準を満たしてから外す（JATECテキスト参照[1]）．それまでは，頸部の観察や気管挿管の際は頭部保持をして頸椎カラーを外す．

Q2 内因系のABCDEと評価項目に違いがあるのはなぜ？

A2 致死的な外傷を念頭に項目が設定されているから

Cでは外傷によるショックは多くが出血性ショックで，出血部位は外出血の他に，体腔内〔胸腔内，腹腔内，後腹膜腔（骨盤骨折）〕がある．出血の他は，心タンポナーデ，緊張性気胸による閉塞性ショックがある．これらを早期に発見するための評価項目になっている．気管偏位・皮下気腫・打診での鼓音は緊張性気胸，頸静脈の怒張は緊張性気胸と心タンポナーデ，FAST（focused assessment with sonog-

表　外傷のABCDEアプローチ

A（気道）	発声があれば完全閉塞はない 　嗄声，吸気性喘鳴，口腔・鼻腔内の出血・分泌物は上気道閉塞に注意 発声がなければ「見て，聴いて，感じる」 　胸の動きを「見て」，口元からの気流を「聞いて」，自分の頬や手で気流を「感じる」
B（呼吸）	視診 　胸部：呼吸数，胸郭の動きの左右差，努力呼吸（シーソー呼吸，鼻翼呼吸，陥没呼吸（胸骨上窩，鎖骨上窩，肋間，肋弓下） 　頸部：頸静脈の怒張 聴診 　呼吸音の左右差（腋窩で聴診），副雑音 触診 　胸部：圧痛，動揺，皮下気腫 　頸部：皮下気腫，気管偏位 打診 　鼓音，濁音 SpO_2
C（循環）	皮膚色，皮膚温 毛細血管再充満時間（Capillary Refill Time：CRT） 脈の強さ 心拍数 血圧 外出血 意識 単純X線写真（胸部，骨盤） FAST
D（神経）	意識レベル（GCS） 瞳孔 片麻痺，Cushing徴候
E（脱衣と保温）	脱衣（活動性の外出血，開放創） 保温 体温

赤字は外傷で追加される項目．文献1を元に作成

raphy for trauma）は血胸・腹腔内出血・心タンポナーデ，EFAST（extended FAST）で気胸，胸部X線写真では肺挫傷を伴う多発肋骨骨折（フレイルチェスト）・大量血胸，骨盤X線写真では不安定型骨盤骨折を見る．

Dでは致命的な頭部外傷を見つけるために**「切迫するD」の有無を評価**する．GCS 8点以下，Glasgow Coma Scale（GCS）2点以上の急激な意識レベルの低下，瞳孔不同・対光反射消失，片麻痺，Cushing徴候があれば切迫するDと判断する．

Q3 介入は何をする？

A3 ABCDの異常があれば気管挿管をする．

C：循環虚脱，初期輸液の反応がなければ，輸血，気管挿管，止血を行う．緊張性気胸であれば，X線写真撮影を待っていると遅いため身体所見，EFASTで診断して胸腔穿刺，胸腔ドレナージを行うなど病態に特異的な介入を行う．

D：「切迫するD」があれば，気管挿管，Secondary Surveyの最初に頭部CT，脳神経外科コンサルトの3点を行う．

E：観察のために脱衣をするが，低体温は凝固障害を招くため同時に保温を積極的に行う．

Q4 外傷診療で小児と成人の違いは？

A4 成人との解剖学的，生理学的な違いに注意する．虐待を常に鑑別に入れる．

1）ABCDEの成人との違いと注意すること

A：頭部が大きいため，2歳頃まで仰臥位にすると頸部が前屈し，気道閉塞のリスクとなる．前屈する場合は肩枕を入れる．頸椎カラーがなければタオルを用いて頸椎保護をすることもある．

B：胸郭が強くないため肺挫傷を起こしやすい．横隔膜の動きが換気に大きく影響するため，腹腔内出血などで腹部が膨隆すると換気が悪化する．

C：ショックのときの初期輸液は20 mL/kgとし，投与後にショックが続くなら気管挿管，輸血，止血を行う．乳幼児では頭部挫創や頭蓋内出血でも出血性ショックをきたすことがある．

D：乳幼児は頭が相対的に大きく頭部外傷が多い．また，外傷による死亡例のなかでは頭部外傷が最も多い．未熟性によりびまん性脳腫脹が起こりやすく，急激に脳圧亢進をきたす．

E：小児は体重当たりの体表面積が大きく皮下脂肪が少ないため低体温になりやすい．

2）虐待

外傷では常に虐待を考慮する（**第1章-8**参照）．虐待といえば加害者探しをイメージするかもしれないが，そうではなく子どもが安全かどうか（“Child First”）の視点が重要である．冒頭の症例では，意図した虐待（例：泣き止まないのでイラっとして階段から落とした）ではなく，予防可能な対策の不足，育児に手が回らない，といった原因が背景にあるかもしれない．もちろん，虐待は身体的虐待だけではないため，健診を含めた子どもと接するあらゆる機会で子どもが安全に暮らせているかを検討する必要がある．

虐待の場合は，病歴が信頼できないため，受傷機転でリスクを層別化して介入が変わる場合は注意が必要である（例：**第4章-2**「頭部外傷」）．外傷と思っていなかったが後で外傷とわかった場合〔例えば，嘔吐で受診して，外傷の病歴も打撲痕もないため外傷と思っていなかったが頭部CTを撮影したら外傷による頭部外傷（Abusive Head Trauma）と考えた〕は，外傷とわかった時点で再度外傷のABCDEの評価を行う．

Q5 ABCDが安定していたら次はどうする？

A5 Secondary Surveyを行う

Primary Surveyでは生理学的評価を行った．Secondary Surveyでは解剖学的評価を行い，治療を要する損傷をすべて探し出すことを目標とする．まず最初に切迫するDがあれば頭部CTを行う．次に，AMPLE聴取（**第2章-1**参照）を行うが，E（出来事）のところで受傷機転が重要である．3つめに，頭の先からつま先まで，背部も詳細に診察を行う．

確認問題

❶外傷のABCDEと内因系のABCDEの項目の違いは？

解答

❶B：視診（頸静脈の怒張），触診（胸部：圧痛，動揺，皮下気腫，頸部：皮下気腫，気管偏位），打診（鼓音，濁音）

C：外出血，意識，胸部・骨盤単純X線写真，FAST

D：GCS，片麻痺，Cushing徴候

E：脱衣，保温

文献

1）日本外傷学会，日本救急医学会 監修．外傷初期診療ガイドラインJATEC改訂第6版．へるす出版．2021.

2 頭部外傷

関根一朗

症例

- 0歳11カ月，男児，体重9 kg
- 親が立って抱っこ紐で抱えていたが，そこから滑り落ちて頭部を地面に打った
- 不機嫌に啼泣が続くため，親が連れて受診した

Q1 意識状態の確認はどのように行う？

A1 Pediatric GCSで客観的評価を行い，経時的変化を観察する

頭部単独外傷と思われる受傷機転であったとしても，まずは命にかかわる生理学的な異常がないか，いわゆるABCDEアプローチを行う．意識状態の確認は，外傷ではGlasgow Coma Scale（GCS）で評価するのが一般的である（**表1**）．乳児および幼児～学童で，成人とは一部評価の指標が異なる．乳児の意識レベルを評価するときに「あやしたときに笑うか」などを確認するのは小児診療特有のものかもしれない．V5やM6に関して年齢相応の反応があるかどうかが評価を左右するため，判断に迷うときは保護者などから普段の様子との違いを確認することも有効である．

Q2 軽症頭部外傷でCT検査の要否をどう判断する？

A2 PECARNルールを用いて方針決定する

北米の小児救急医リサーチネットワーク（Pediatric Emergency Care Applied Research Network：PECARN）が提唱した，GCS14～15の軽症頭部外傷の小児に，臨床的に重要な頭部外傷（clinically important traumatic brain injury：ciTBI）が隠れているかどうかを評価するPECARNルールが有用である（**図1**）．2歳未満か2歳以上かで年齢を区分し，フローチャート形式でCT検査を行うかどうかを判断するものである．

Q3 PECARNルールを日本で使用してもよい？

A3 日本での外的妥当性も研究されており，使用可能

PECARNルールは米国で開発された頭部外傷評価基準であるが，日本での外的妥当性も確認されてお

表1　Glasgow Coma Scale

評価項目	スコア	成人	Pediatric coma scale	
			幼児〜学童	乳児
E：開眼 (Eye opening)	4	自発的に		
	3	音により		
	2	身体圧迫刺激により		
	1	開眼しない		
	NT	測定不可		
V：言語音声反応 (Verbal response)	5	見当識あり	年齢相応の会話	笑い・喃語
	4	混乱した会話	混乱した会話	持続的な啼泣・叫び声
	3	発語のみ	不適当な発語	身体圧迫刺激で啼泣
	2	発声のみ	うめき声	身体圧迫刺激でうめき声
	1	発声なし		
	NT	測定不可（JATECでは気管挿管時・気管切開時はVTと表記，1と換算）		
M：最良の運動反応 (Best motor response)	6	命令に応じる		自発的に目的をもって動く
	5	刺激部位に手足を持ってくる		接触（触れる/つかむ）から逃避する
	4	正常逃避屈曲		
	3	異常屈曲		
	2	異常伸展		
	1	まったく動かない		
	NT	測定不可		

文献3より転載

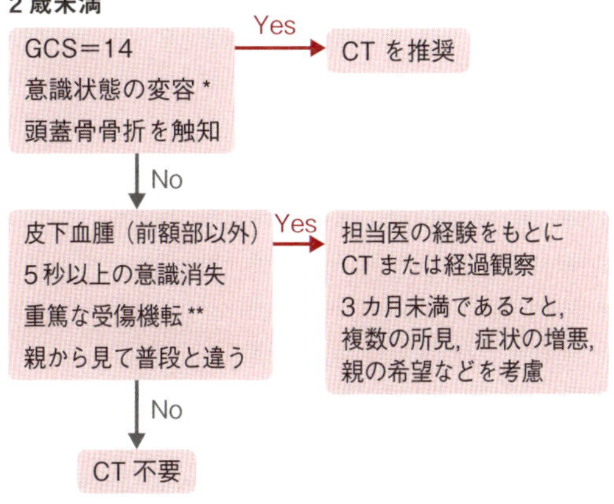

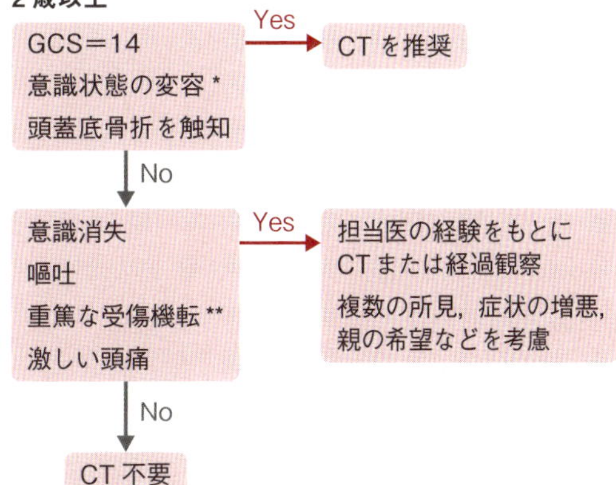

図1　PECARNルール

り，臨床で有用とされる．また，外的妥当性を検討する際に，PECARNルールに関するオリジナルの研究では対象から除外されていた「歩いていて転んだ」や「静止しているものにぶつかった」など，軽微な受傷機転も含めて研究が行われた．これらは実臨床でもよく遭遇する受傷機転であり，軽症頭部外傷の小児に対する不要なCT検査を削減するという意味で，より日本の実情に合わせて良好な結果が示されたと考えられる．

memo

外的妥当性ってなに？

外的妥当性とは，ある研究結果や基準が，研究対象とした集団以外の異なる集団や環境においても適用できるかどうか，つまり「どれだけ広く使えるか」を示す概念である．有用そうな結果を示した研究があったとして，それの結果を自分が診療している環境や自分がいま診ている患者に当てはめてよいかどうかは，慎重に判断しなくてはならない．

Q4 重篤な受傷機転とは？

A4 衝撃が大きなものの衝突にも注意

重篤な受傷機転というと，生命を脅かす可能性があるいわゆる「高エネルギー外傷」を想像するだろう．例えば，高いところからの転落や交通事故で同乗者が死亡するような場合である．しかし，それら以外にも，**衝撃が大きく頭部へ直接的な影響が及ぶ場合**も含まれる．「head struck by a high-impact object（**図1**では「衝撃の強いものによる衝突」）」と表現され，揺れるブランコの角，友人が振ったバットや投げた石など，衝撃が大きな物が頭部に衝突した場合である．このような場合もCT撮影を含む精査を検討する必要がある．

Q5 ciTBIに含まれる頭部外傷とは？

A5 少量の頭蓋内出血や特別な治療を要さない頭蓋骨骨折は含まれていない

CTでは急性期管理に無関係な軽微な外傷性変化も見つかることがある．逆に，CTでは他の検査でしか捉えられない損傷を見逃す可能性もある．さらに小児では検査で異常所見がなくても，臨床症状から外傷性脳損傷として入院加療を要することもある．よって，PECARNルールのアウトカムは，CTの異常所見の有無ではなく，ciTBI（臨床的に重要な頭部外傷）の有無となっている．ciTBIには，TBIによる死亡，脳外科的手術，24時間以上の挿管管理，2泊以上の入院が含まれるが，少量の頭蓋内出血や自然治癒が期待される線状骨折は対象外である．ciTBIを見逃さずに，過剰な検査を抑えることができるようになるのは臨床上も大切だが，「骨折はない」や「頭蓋内出血はない」と言い切れるわけではないので，保護者への説明の際は注意が必要である．

Q6 中等度リスク群でCT or 経過観察をどのように決める？

A6 本人や保護者とも協議し，Shared Decision Makingを行う

中等度リスク群では，CTを撮るか経過観察を行うかの判断が難しいケースが多く，患者や保護者と協議のうえ，Shared Decision Making（SDM）が重要である．症状や懸念事項を共有し，CTのリスク

（放射線被曝や鎮静）やメリットを説明したうえで，慎重に選択する．信頼関係を築きながら決定することで，安心して治療方針に合意できるようにする．

memo

Shared Decision Making（SDM）とは？

患者や家族と医療者が協力して治療方針を決定するプロセスである．具体的には，医療者が治療の選択肢やそれぞれのメリット・デメリットをわかりやすく説明し，患者や家族の希望や価値観を聴きながら最適な治療法を選ぶことをめざす．すなわち，患者や家族の「意思決定を支援する」方針決定である．救急外来診療では，確定診断に至らない場合や予後予測が難しい状況も多い．特に検査や治療にリスクが伴う場合や，複数の選択肢がある場合にSDMの考え方が役立つ．

Q7 いつまで慎重な経過観察が必要？

A7 受傷後24時間，特に受傷後4〜6時間は注意

どのくらいの時間経過観察すれば安全かは，明確なエビデンスはない．一般的には，受傷から24時間の経過観察が推奨され，特に受傷後4〜6時間は頭蓋内出血の兆候が出やすいため，慎重な観察が必要である．この期間は特に嘔吐，意識変容，行動異常に注意し，症状が出た場合には迅速な対応が求められる．24時間以降も，異常があればすぐに受診するよう保護者に指導する．

Q8 帰宅時の説明はどのように行う？

A8 具体的な再受診のタイミングを帰宅指示書を用いて説明

帰宅後に気を付けるべき症状や再受診のタイミングを明確に伝えるため，帰宅指示書を活用する（**図2**）．具体的には，くり返す嘔吐，意識障害，けいれんなどがあれば，再受診が必要である．帰宅指示書にはこれらのサインとその際の連絡先も記載し，不安があればいつでも問い合わせできることを強調し保護者の理解を得る．

Q9 受傷機転に不可解な点がある場合はどうすればよい？

A9 虐待の可能性の判断は緊急度・重要度ともに高い

PECARNルールの日本での外的妥当性を検討した研究でも，対象から**非偶発的外傷**（Non-accidental trauma：NAT）は除外されている．NATとは親や養育者などからの意図的な外傷を指し，要は「虐待を疑う外傷」である．子どもの頭部外傷を診るうえで，重症頭部外傷が隠れていないかどうかの判断だけでなく，NATかどうかを見極めることも大切である．不可解な受傷機転がある場合は，虐待の可能性を念頭に置き，保護目的の入院の要否を判断したり，速やかに院内での情報共有や児童相談所などへの報告を検討したりする．

頭部打撲で受診されたお子さんのご家族様へ

●CT検査で何がわかりますか？

頭の中で出血していないか，頭の骨が折れていないかがわかります．
ただし，小さな異常はCT検査を行ってもわからないことがあります．

●CT検査を受けた方が良いですか？

頭を強く打って具合が悪くなると，手術や入院などが必要になることがあります．
具合が悪くなる危険性が高いと判断した場合には，CT検査で確認した方が良いと考えます．
ただし，CT検査による放射線の被曝を考慮して検査が必要かどうか判断する必要があり，
その判断には国際的に認められている基準を参考にしています．

●CT検査を受ける基準に当てはまらなければ，もう大丈夫ですか？

100%安心できる基準はなく，症状の変化に注意することがとても大切です．
そのため，自宅に帰宅後も注意深く，お子さんを見ていただき，以下の症状がでた場合には
再度受診もしくは病院へ連絡してください．

□ けいれんする
□ 機嫌が悪い
□ 普段と様子が違う，意識が悪くなる
□ 顔色が悪い
□ ミルクの時間になっても起きない
□ 手足や体の動きがおかしい，うまく歩けない
□ 物が見にくい
□ 吐いてしまう
□ 頭や首の痛みが悪くなる

◆自宅で症状の変化に注意をお願いしたい期間◆

受傷から6時間は目を離さずに，24時間は大人の近くでの経過観察をお勧めします．
大きな事故でも比較的症状が軽く，急に悪化することがあります．
何かおかしいと感じたりするお子さんの場合は，当院にご相談ください．

お大事になさってください．

図2　湘南ERの帰宅指示書

Q10 小児の頭部外傷の特殊性は？

A10 骨折線を伴わない陥没骨折や頭蓋内出血が多い

全身に占める頭部の比率が大きいため，小児は頭部外傷の頻度が高い（転んだら頭を受傷しやすい）．頭蓋骨は薄く軟らかく，骨縫合も脆弱であり，内板・外板の途絶がない陥没骨折や縫合離開などが特徴的である．外力によって頭蓋冠が変形しやすく，成人と比して受傷直下の直撃損傷（coup injury）が多い．小児では板間静脈や硬膜血管などが豊富であり，成人では中硬膜動脈などの動脈損傷によるものが

多い急性硬膜外血腫が，静脈性出血で生じることも多く，症状をきたすのに時間を要する場合もある．CTで異常所見がなくても，受傷直後から意識障害が遷延する場合は，びまん性軸索損傷の可能性があるため，安易に「泣き疲れて寝ているだけだろう」などと判断せず，**意識レベルの評価は慎重に行う必要がある**.

確認問題

冒頭の患者が到着した（0歳11カ月，男児，体重9 kg）．来院時，自発開眼し，合目的な動きがあるが，不機嫌で持続的に啼泣している．

❶意識レベルGCSは何点？

❷1 m程度の高さから転落し，側頭部に皮下血腫あり，親は普段と様子が違うと訴えている．CT検査は行うか？

❸CT検査で外傷性変化はなかった．自宅で経過観察方針としたが，どのように説明するか？

❹帰宅時，本人は泣き疲れて寝ている．そのまま帰宅してよいか？

解答

❶GCS14：E4V4M6

❷PECARNルール（2歳未満）において，前額部以外の皮下血腫，重篤な受傷機転（0.9 m以上からの転落），親から見て普段と違うは，中等度リスクに分類される．複数のリスクがある場合や親の希望がある場合は，CT検査を考慮する．

❸帰宅指示書を用いて，再受診のタイミングや経過観察期間を具体的に説明する．

❹夜間の受診などでは，小児は寝ている状態で保護者が抱き抱えて帰宅することがある．それゆえ，意識障害の覚醒度低下を単に寝ているだけと判断してしまうリスクがある．寝ているのか，意識障害なのか判断できない場合は，本人を起こして再診察を行うなど慎重に判断する．

Point

- **頭部外傷後の意識レベル評価はPediatric GCSで客観的指標を用いる！**
- **CT検査の要否判断にはPECARNルールを用いる！**
- **PECARNルールの中等度リスク群は，保護者も含めてShared Decision Makingで方針決定！**
- **帰宅指示書を用いて，受傷後24時間は慎重な経過観察を行うように指導！**

参考文献

1）Kuppermann N, et al：Identification of children at very low risk of clinically-important brain injuries after head trauma：a prospective cohort study. Lancet, 374：1160-1170, 2009（PMID：19758692）

2）Ide K, et al：Validation of the PECARN head trauma prediction rules in Japan：A multicenter prospective study. Am J Emerg Med, 38：1599-1603, 2020（PMID：31522928）

3）「改訂第6版 外傷初期診療ガイドラインJATEC」（日本外傷学会，日本救急医学会/監，日本外傷学会外傷初期診療ガイドライン改訂第6版編集委員会/編），へるす出版，2021

3 骨折

関根一朗

症例

- 12歳，男児，体重40 kg
- サッカー中に左足関節を内反し受傷
- 左外果に限局する腫脹と圧痛がある

Q1 小児の骨折を見逃さないためのポイントは何？

A1 保護者とともに，児の行動や反応を丁寧に観察することが大切！

小児の骨折を診断するのは難しい．その難しさの要因はなんだろう？ 小児は目撃者がいなければ明確な受傷機転がわからないこともある．それどころか，どこが痛いのか，そもそも痛みがあるのかすらわからないこともある．その障壁を乗り越えるには，保護者と協力し，どのような動作を避けているのか，身体診察時の反応は左右差があるかなど，丁寧な観察をすることが大切である．

Q2 小児の骨折診断にはどのような画像撮影が推奨される？

A2 X線撮影は2～3方向＋健側の比較で正確な診断を！

小児の骨折診断では，単純X線撮影で患部の正面・側面・斜位の2～3方向を撮影する．さらに，健側も撮影して左右を比較し，骨折や骨片の転位を検出しやすいようにする．また，骨端線（成長板）に損傷の疑いがある場合は健側との左右差を参考にし，骨折の状態を正確に把握することが推奨される．

Q3 小児に特有の骨折パターンにはどのようなものがある？

A3 小児の骨折パターンはバックル・若木・弓状変形に要注意！

小児の骨折には柔軟性や骨膜の強さから特有のパターンがある（**図1**）．例えば，隆起骨折（buckle fracture），若木骨折（angled buckle fracture），急性塑性変形（plastic bowing fracture）がある．強靭な骨膜により，骨折しても転位が起きにくい．典型的な画像所見を知らないと見逃しうる．

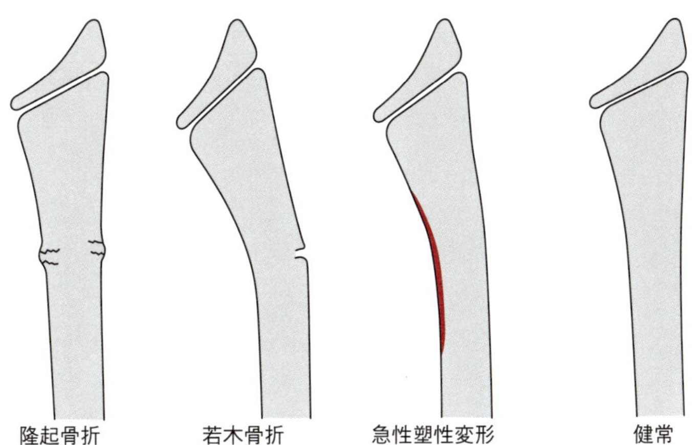

図1　小児に特有の骨折パターン
隆起骨折：長軸方向に圧迫力がかかることで発生．橈骨・尺骨の遠位部が好発部位．
若木骨折：角度のついた力で発生．片側の皮質が破綻し，反対側の皮質は保たれている．
急性塑性変形：明らかな皮質の破綻なく骨が弯曲．橈骨・尺骨に好発．大腿骨，脛骨，腓骨，鎖骨などの長管骨にも起こる．
文献1より引用

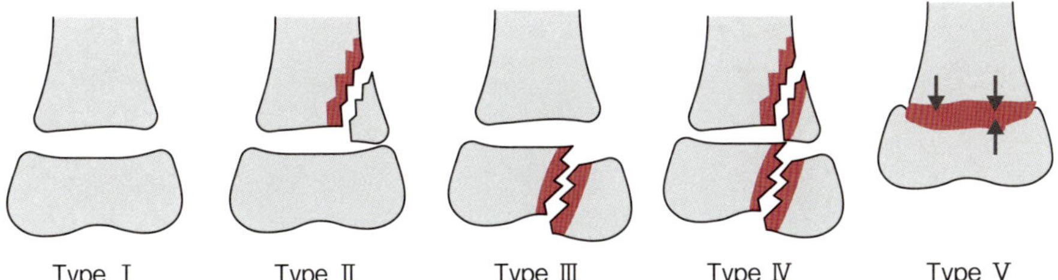

図2　骨端線損傷：Salter-Harris分類を活用し，適切な診断・治療・フォローを行う．
1. Salter-Harris分類を用いて，骨端線損傷の重症度を評価
   - Type Ⅰ・Ⅱは保存的治療で予後良好
   - Type Ⅲ・Ⅳは関節面整復が必要→手術適応
   - Type Ⅴは診断困難であり，成長障害に注意
2. 画像診断（X線，超音波，CT・MRI）を適切に使い分ける
   - Type Ⅰは理学所見や超音波が有用
   - Type Ⅲ・ⅣはCTで関節面を評価
   - Type ⅤはMRIで成長板を評価
3. 長期的なフォローアップを徹底
   - 成長障害の早期発見が重要
   - 定期的なX線フォローで骨端線の状態を評価

Q4 骨端線損傷（成長板骨折）はどのような影響を及ぼす可能性がある？

A4 骨端線損傷は成長障害のリスクが高くフォローアップが必須！

骨端線に損傷があると骨の成長障害や変形が発生するリスクがある．Salter-Harris分類（**図2**）を使

用し，骨折の重症度を評価し，高度な損傷では成長停止や骨の左右差のリスクを考慮．成長板の損傷は将来の骨成長に重大な影響を与えるため，慎重なフォローアップが不可欠である．

Q5 見逃しやすい骨折にはどのようなものがある？

A5 Toddler' s fracture やSalter-Harris Ⅰ型は見逃しやすいので経過観察を！

Toddler' s fracture（脛骨の非転位らせん骨折）やSalter-Harris Ⅰ型骨折など，一部の小児の骨折は初回のX線で確認しにくい（memo参照）．症状や受傷機転から骨折が疑われる場合は，身体所見に基づいた経過観察を行い，追跡画像も視野に入れて診断精度を高める．

memo

Toddler's fracture

歩きはじめたばかりの幼児に多くみられる脛骨のらせん骨折で，通常は転倒など軽微な外力で発生する．骨がまだ柔らかいため，骨折しても転位が少なく目立った変形がないことが多い．痛みがあるため患児は足を引きずるか歩きたがらなくなるが，X線では骨折線が見えにくく，診断が難しいこともある．疑わしい場合には，臨床所見と経過観察を重視し，数日後の再撮影で骨折が確認されることがある．

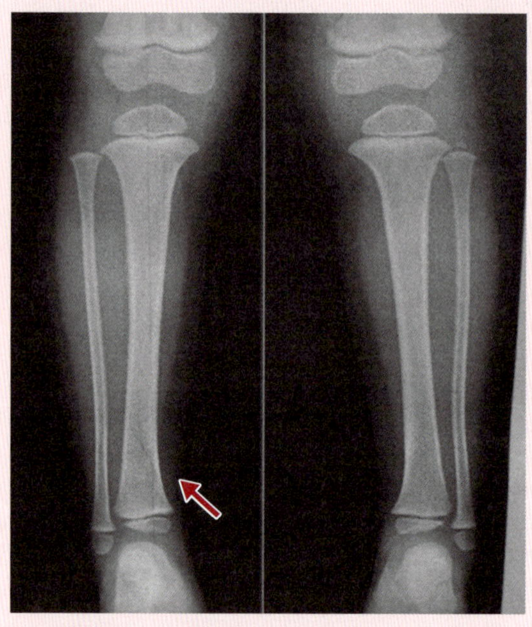

図3　自験例：3歳女児

ソファから飛び降りた後，歩かなくなったため受診．診察時も下肢は腫脹や圧痛はないが，右下肢を地面につくのを嫌がる様子．X線写真では転位のない右脛骨骨幹部らせん骨折あり（←）．

memo

Salter-Harris Ⅰ型骨折

小児の骨端線に発生する骨折で，骨端線のみが損傷を受け，骨自体には損傷がないタイプである．この骨折は転位を伴うことが多いが，治癒が早く，通常は後遺症が残りにくいとされる．臨床所見では痛みや腫れがみられるが，X線では骨折を指摘できないこともあるため，骨端線周囲の圧痛などで診断する．早期の整復や固定が重要で，適切な治療で予後は良好とされる．

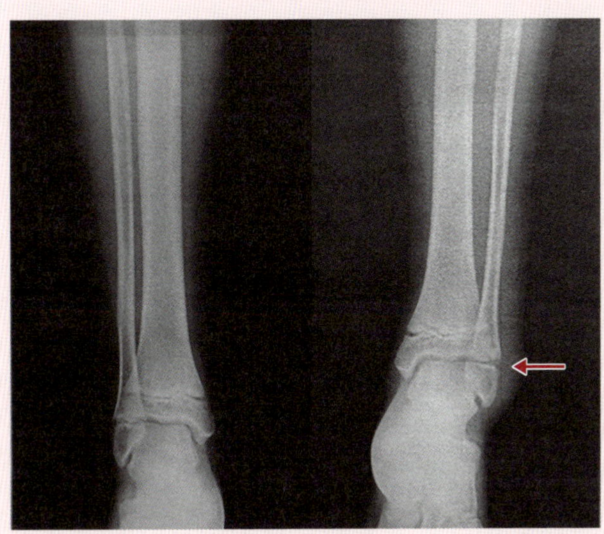

図4　自験例：12歳男児
サッカー中に左足関節を内反し受傷．左外果に限局する圧痛と腫脹あり．X線写真でも明らかな骨折は指摘できなかったが，Salter-Harris Ⅰ型の骨端線損傷（←）として，シーネ固定と松葉杖での免荷を行った．

Q6　X線で確認しにくい骨折を診断するにはどうすればよい？

A6　追加のX線やCT・MRIを検討し，症状が続く場合は再評価を！

「X線で骨折を指摘できない」≠「骨折がない」を肝に銘じる．初回のX線で骨折が確認できない場合でも，骨折が疑われる場合は経過観察が必要であり，具体的なフォローアッププランをたて，患部の固定や免荷も検討する．症状が続く場合や新たな徴候が現れる場合には，追加のX線撮影やCT・MRIでの評価を検討する．

Q7　肘内障はどのように発生しやすい？

A7　肘内障は腕を引っ張る動作で発生しやすく，2～5歳で頻発！

肘内障は小児に特有の外傷で，特に2～5歳で多くみられる．発生の原因として，手を引っ張ったり，不意に腕を引き上げたりする動作が関係する．小児の肘の靱帯が未発達であるため，軽い力でも橈骨頭がずれやすいことが肘内障の原因である．親や保護者が日常の育児や遊びのなかで手を引く際に発生し

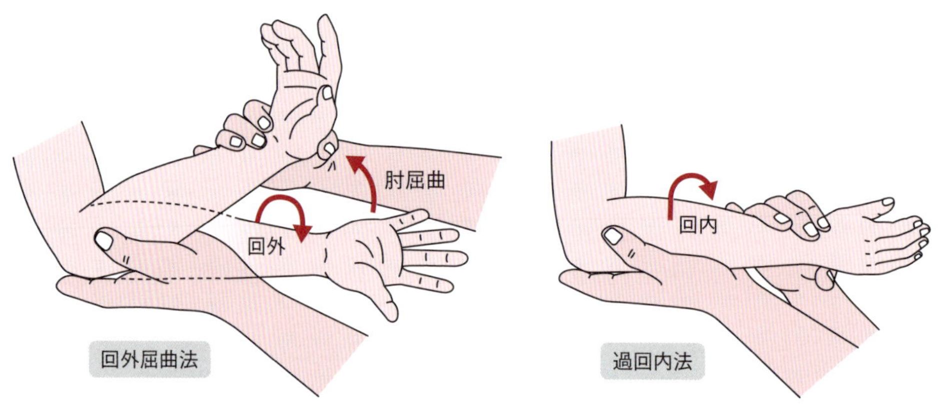

図5　肘内障の徒手整復
ゆっくりと整復動作を行うと痛い時間が長いため，愛護的かつスムーズに行う．成功のコツは，回外や過回内の動きを中途半端にせず，しっかりとやり切ることである．
文献2より引用

やすいため，予防のためには腕を引っ張らず，関節に無理な力がかからないよう注意が必要である．

Q8 肘内障の診断と治療でのポイントは？

A8 診断は徒手整復が主で，画像診断は通常不要！

肘内障は徒手整復で治療でき，整復後には痛みが軽減し，すぐに腕を動かせるようになることが多い（**図5**）．一般的に，画像診断（X線など）は必要とされず，整復が診断と治療を兼ねる形で行われる．整復後も痛みや腕の動きに問題がある場合は，鎖骨骨折など他の外傷の可能性を考慮し，追加の検査を行う．治療後は患肢の固定は不要であり，保護者に病態や再発予防を指導する．

Q9 小児と成人の骨折診療で，特に注意が必要な点は何か？

A9 成人では骨密度や合併症リスクを考慮し，治療法を選択！

小児と異なり，成人の骨は柔軟性が低く骨密度も年齢とともに減少するため，完全骨折や粉砕骨折が多く，治癒に時間がかかる．また，高齢者では骨粗鬆症や併存疾患により，骨折に伴う合併症や回復の遅れが生じやすいため注意が必要である．本邦の報告で，大腿骨近位部骨折は生命予後不良因子であり，術後1年死亡率は14.1％，5年生存率は63.5％であった[3]．小児診療では骨の成長に配慮し成長板の保護が最優先だが，成人診療では骨密度や全身状態を考慮し，全身的な影響を見据えた治療方針が求められる．

確認問題

冒頭の患者が到着した（12歳，男児，体重40 kg）．診察で左外果以外に異常所見はないが，疼痛で左下肢に荷重できない．

❶X線写真の撮影条件は？

❷X線写真で左腓骨の骨端線が健側よりもやや離開しているように見えるが明らかな骨傷は指摘できない．捻挫として様子見る？

❸X線写真で骨折所見がない場合は，本人や保護者に「骨折なし」と説明する？

解答

❶健側と比較するため両側を，2～3方向（正面＋側面＋斜位）で撮影．

❷骨端線に限局する圧痛は，Salter-Harris Ⅰ型の可能性あり．シーネ固定，松葉杖免荷を行い，整形外科に紹介する．

❸小児は転位を伴わない骨折が多く，初回X線写真で指摘できないことが珍しくない．X線写真所見のみで骨折を否定せず，疼痛の程度や理学所見にも重きを置いて方針決定や説明を行う．

Point

- **レントゲンは患側も撮影して比較する！**
- **骨端線損傷はSalter-Harris分類を意識し，骨折線が見えないことで損傷を否定しない！**
- **肘内障整復は“過”回内を意識し，愛護的だがしっかりとねじりきることがコツ！**

参考文献

1)「Accident & Emergency Radiology, 3rd ed」(Raby N, et al), pp41-50, Saunders, 2015

2)「こどもの外科救急」(鉄原健一/編著), 日本医事新報社, 2019

3) 金丸由美子, 他：65歳以上の大腿骨近位部骨折手術症例の生命予後および予後因子の検討. 整形外科と災害外科, 59：601-605, 2010

4 熱傷

石原唯史

症例

- 1歳2カ月，女児，体重10 kg
- 自宅にてテーブルの上に置いてあったカップラーメンをひっくり返して受傷，救急要請
- 前胸部から左上肢にかけて水泡を伴う熱傷
- 児は啼泣しており，SpO_2 100％，心拍数180回/分，体温37.0℃

Q1 熱傷患者が来る前に保護者へ指示することは？

A1 熱傷部位を水でしっかり洗い流し，保温

熱傷を受傷した際に，すみやかに原因となるものを除去することが大事である．衣服に熱湯がかかった場合にはすみやかに衣服を脱がせる必要があるが，難しければその上からでも水でしっかり洗い流す．また，乳幼児では衣服を脱がした際には体温が下がりやすいので，**流水で洗い流した後は，必ず保温**する．

Q2 熱傷によるABCDEの評価の注意点は？

A2 気道熱傷によるAirwayとBreathingの慎重な評価と小児特有のCirculationの評価に留意し，CO中毒および熱傷面積と深度の評価が重要

熱傷におけるABCDEで最も重要なのはAにかかわる**気道熱傷の評価**である．小児の熱傷では熱湯等による事故が多いため気道熱傷は稀であるが，火災等に巻き込まれて受傷した場合には気道熱傷の有無，および一酸化炭素（CO）中毒の評価も忘れてはならない．

熱傷面積やその深度，受傷原因についても聴取する必要がある．熱傷の局所治療の前に，ABCDEアプローチに基づき介入の必要がないかを評価する（**表1**）．

A：気道の評価

火事や爆発，熱風等で受傷した場合は気道熱傷による咽頭浮腫の評価が重要である．鼻腔や口腔内のススの付着や鼻毛の消失や嗄声などから評価する．必要に応じて喉頭鏡での観察も実施する．

B：呼吸の評価

火災現場では高温の気体や有毒ガスの吸入により急性肺障害や急性呼吸窮迫症候群を併発することがあり，酸素化や呼吸回数・努力呼吸の有無などを慎重に判断しなければならい．

表1　熱傷時のABCDEアプローチ

A（気道）	気道熱傷による喉頭浮腫
B（呼吸）	痛みによる頻呼吸，有毒ガスの吸入による化学性肺炎・急性呼吸窮迫症候群
C（循環）	痛みや循環血液量の相対的な減少による頻脈，血圧低下
D（神経）	CO中毒による頭痛や意識障害，痙攣など
E（全身観察）	熱傷面積および深度の評価

C：循環の評価

小児では細胞外液量の占める比率が高く，不感蒸散も多いためショックに陥りやすい．熱傷面積や深度から重症度を評価し，心拍数や皮膚色，末梢冷感など循環動態の評価を継続して行う．

D：神経学的評価

火災などではCOやシアン化物などの有害物質により神経症状が出現するため血中濃度や身体所見により，意識障害を評価する．

E：体表

体重あたりの体表面積が大きいため，容易に低体温になりやすいため保温に努める．熱傷だけでなく，打撲痕などその他の外傷がないかも丁寧に評価しなくてはならない．

Q3 熱傷患者の診察で熱傷面積の評価をどうする？

A3 9の法則，5の法則，Lund & Browerの法則，手掌法が推奨されている

熱傷診療ガイドラインでは，エビデンスレベルは低いが9の法則，5の法則，Lund & Browerの法則が推奨されており，広く臨床的に用いられている（**図1**）．また，局所的な推定方法として手掌法（1手掌面積あたり1％と考える）も簡便で使いやすい．

Q4 熱傷患者の診察で熱傷の深度をどのように判断する？

A4 肉眼的観察が最も広く臨床的に用いられている

熱傷面積および熱傷の深度は初診時には確定することは困難であり，受傷後48～72時間程度で面積と深度がはっきりしてくる．肉眼的な創面の色調や状態から熱傷深度を判断する（**表2**）．また，定期的に写真を撮り，経時的に評価を継続することが重要である，

Q5 熱傷患者の輸液の適応と輸液量は？

A5 熱傷面積が10％TBSA（Total body surface area）を超える場合には，すみやかに（遅くとも2時間以内）輸液療法を開始する．輸液量の決定には，Parkland の公式やABLS（Advanced Burn Life Support）に基づいたものがある

小児熱傷患者では，初期輸液が遅れることで敗血症や腎障害，死亡率が増加するという報告もあり，少なくとも2時間以内に輸液療法を開始した方がよい[3,4]．

従来のParklandの公式では，受傷後24時間の輸液量を【4 mL × kg × % TBSA】として最初の8時間

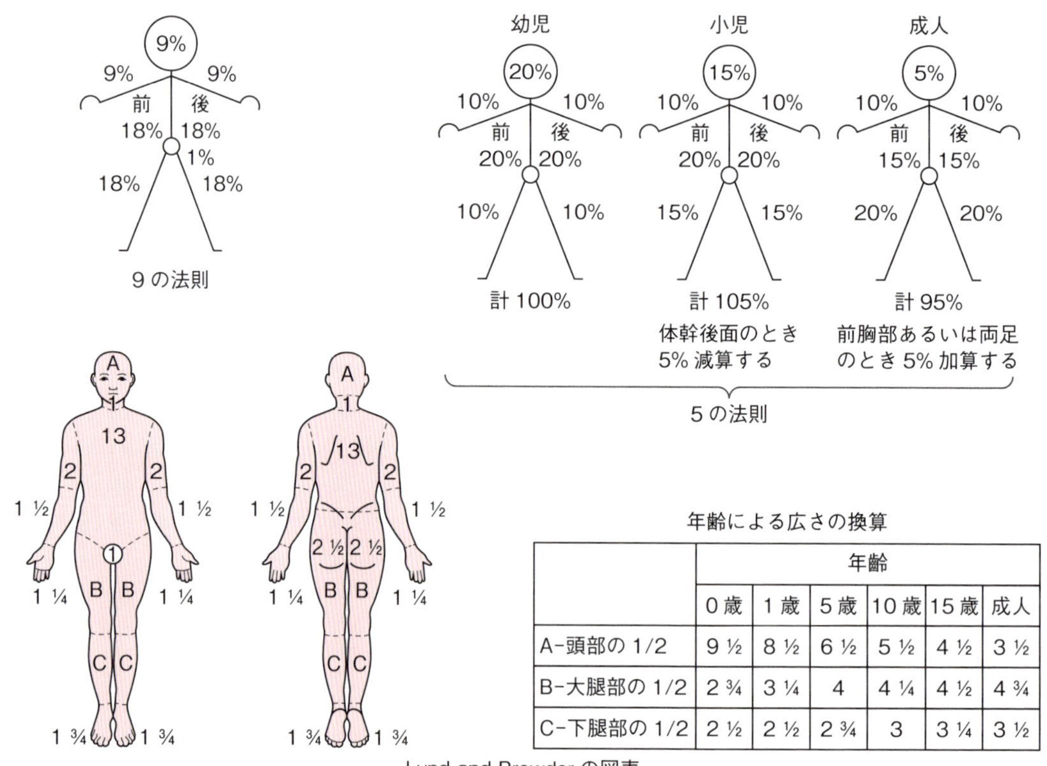

	年齢					
	0歳	1歳	5歳	10歳	15歳	成人
A-頭部の1/2	9 ½	8 ½	6 ½	5 ½	4 ½	3 ½
B-大腿部の1/2	2 ¾	3 ¼	4	4 ¼	4 ½	4 ¾
C-下腿部の1/2	2 ½	2 ½	2 ¾	3	3 ¼	3 ½

図1　9の法則，5の法則，Lund & Browerの法則
文献1より引用

表2　臨床症状による深度分類

分類	臨床症状
Ⅰ度熱傷 (epidermal burn)	紅斑，有痛性
浅達性Ⅱ度熱傷 (superficial dermal burn)	紅斑，水疱，有痛性 水疱は圧迫で発赤が消失
深達性Ⅱ度熱傷 (deep dermal burn)	紅斑，紫斑～白色，水疱， 知覚鈍麻 水疱は圧迫しても発赤が消失しない
Ⅲ度熱傷（deep burn）	黒色，褐色または白色 水疱（－），無痛性

文献2より引用

にその1/2の量，残りの1/2を16時間で投与する，とされている（**図2**）．しかし，近年では過剰輸液による弊害も報告されるようになり，Brookeの公式として，【2 mL × kg × % TBSA】の輸液量を最初の8時間に1/2の量，残りの1/2を16時間で投与する方法が使用されることもある．Parklandの公式とBrookeの公式の優劣については，エビデンスが不足している．

また，ABLSの輸液量および輸液方法について**表3**に示す．ABLSの公式では，維持輸液についても示されており，参考にできる[6]．また，いずれの公式を使用する場合でも，Ⅰ度の熱傷面積は除外して考える．

Parklandの公式	**受傷後24時間の蘇生輸液（例：Parklandの公式・細胞外液）** 総輸液量：4 mL × kg × %TBSA 2 mL × kg × %TBSA　最初の8時間 2 mL × kg × %TBSA　次の16時間
	＋
Brookeの公式	**維持輸液（糖入り細胞外液）** 0～10 kg　4 mL × kg/h 10～20 kg　10 kg超えた分を2 mL × kg/h追加 20～ kg　20 kg超えた分を1 mL × kg/h追加

図2　Parklandの公式とBrookeの公式

表3　ABLSの輸液量・輸液方法

熱傷面積算定前の開始速度	熱傷面積算定後	幼児と体重＜30 kgの小児
5歳以下：125 ml/hr，6～13歳：250 ml/hr，14歳以上：500 ml/hr	13歳以下は3 ml/kg/％TBSA burn，電撃傷の場合は4 ml/kg/％TBSA burn，半量を最初の8時間で，残り半分を次の16時間で投与． 開始後は体重＜30 kgの小児で時間尿量1 ml/kg，体重＞30 kgの小児で0.5 ml/kgとなるよう輸液速度を1時間ごとに調整．	5％デキストロースを含んだ維持輸液を投与．投与量は，体重の初めの10 kgに対しては4 ml/kg/hr，次の体重10 kgに対しては2 ml/kg/hr，残りの体重分に対しては1 ml/kg/hrを合算．

文献5より引用

どの公式が優れているかに関するエビデンスは不足しており，どの公式を用いるかは，**患児の状態や熱傷面積，深度を総合的に評価**して判断する．重要なのは尿量をはじめとした循環動態の指標を定期的に評価することである．尿量は2～3時間ごとに評価し，1 mL/kg/時を下回るようであれば，輸液の増量を検討すべきである．また十分な尿量を得られている場合には輸液を減量するなど，細やかな調整が必要である．

成人と比較してグリコーゲン貯蔵量が少ないため低血糖に陥りやすい．そのため，小児においては蘇生輸液に加えて，維持輸液を加えるというtwo figure formulaという考え方が重要である．

Q6 熱傷患者の入院適応の基準は？

A6 熱傷面積や深度，合併症などをもとにしたArtzの基準が広く用いられている

小児の熱傷患者でも，Artzの基準（**表4**）に沿って入院適応を考えるが，自宅での処置が困難な場合や受傷状況が曖昧で虐待などを疑う場合も入院加療を考慮する．重症熱傷においては，高度救命救急センターをはじめとした熱傷専門施設への搬送を考える．

Q7 熱傷患者の局所療法は？

A7 熱傷の深度により局所療法は異なるため，熱傷深度に合わせた治療が必要である

1）Ⅰ度熱傷

保湿と冷却が基本．保湿にはワセリンなどの油脂性基剤が用いられる．発赤や疼痛が強い場合にはステロイドを使用してもよいが，受傷早期（2日間程度）の短期間の使用に留める，非固着性ガーゼ等を

表4　Artzの基準

重症熱傷	
Ⅲ度が10％以上 Ⅱ度が30％以上 顔面，手，足のⅢ度熱傷 気道熱傷の合併，CO中毒の可能性 軟部組織の損傷や骨折の合併 電撃症/化学熱傷	集中治療室 専門医療施設
中等度熱傷	
Ⅲ度が10％以下（顔面，手，足を除く） Ⅱ度が15～30％	一般病棟
軽症熱傷	
Ⅲ度が2％以下 Ⅱ度が15％以下	外来

文献7より引用

使用して保護する．

2）浅達性Ⅱ度熱傷（superficial dermal burn：SDB）

ワセリンなどの油脂性基材を用いられることが多い．また，潰れていない水疱蓋に関しては，早期に除去しないことが推奨されている．潰れた水疱については感染源となりうるので除去する．熱傷面積や滲出液の量により創傷被覆材（フォーム材やウレタン材，コロイド材など）を使用する[6]．

3）深達性Ⅱ度熱傷（deep dermal burn：DDB）

小児のDDBの局所療法においては，創面の上皮化を保存的に図るか，手術を選択するかが治療の論点になっている．手術を選択した場合は，治療期間の短縮が得られるが，過剰な面積の採皮/植皮をしてしまう懸念がある．一方で保存的加療を行った場合，入院期間延長による保護者や患児の精神的負担の増加や，感染による全身状態の悪化も懸念される．治癒後に肥厚性瘢痕を形成することもある．治療法の選択については，形成外科や皮膚科，救急科などの熱傷専門医と相談することが重要である．

処置は連日洗浄を行い，ワセリンなどの油脂性基材やヨウ素含有軟膏などを使用する．トラフェルミン（bFGF製剤）を使用することで，肥厚性瘢痕の改善，治癒期間の短縮などが得られる．創傷被覆材には銀含有ハイドロファイバーや銀含有ポリウレタンフォーム創傷被覆材が推奨される．

4）Ⅲ度熱傷（deep burn：DB）

早期の壊死組織の除去（デブリードマン）が必要である．熱傷専門施設での治療が勧められられる．また，感染のリスクも高く創傷被覆材で密閉してはならない．四肢や前胸部でコンパートメントが疑われる場合には早急に減張切開をする必要がある．

Q8　熱傷患者の予後評価はどうするか？

A8　熱傷面積（total body surface area：％TBSA）やBI，PBIが用いられる．

- BI（Burn Index）：1/2×Ⅱ度TBSA＋Ⅲ度TBSA）
- PBI（prognostic burn index）：年齢＋BI

上記に加え，気道熱傷の有無や自殺企図による受傷なども予後を規定する因子となる．**BI＞15は重症とされ，年齢を加味するとPBI≧80で重症**とされている．

Q9 熱傷における成人との違いは？

A9 虐待の有無や傷害予防についての保護者の教育も重要である

熱傷の受傷機転と子どもの発達段階に矛盾がないか判断する必要がある．熱傷以外の虐待を示唆する所見（打撲痕や皮下出血など）や母子健康手帳の確認などを行うことを忘れてはならない．

子どもが発達するにつれ行動範囲も広がり，好奇心も旺盛になってくる．一方で乳幼児では危険なものに対する認知や判断は未熟であり，平時より保護者が傷害予防に意識を向けることが重要であり，病院を受診した際には傷害予防について保護者に啓発することで，以後の事故防止につながる．

確認問題

冒頭の患者が来院した（1歳2カ月，女児，体重10 kg）．自宅にてシャワーで洗い流され，保温され搬送されてきた．

❶まず何をするか？

❷初期評価をしてからの次の介入は？

❸初療が終わった後の患者のディスポジションをどうするか？

解答

❶まずはABCDEの評価を行う．

❷次に熱傷面積と深度の評価．必要に応じて末梢静脈路を確保し，輸液を行う．ParklandやBrookeの公式を利用した蘇生輸液と維持輸液を実施する．

❸BIやPBIで評価し，Artzの基準もふまえ自施設で管理可能か，熱傷専門施設へ搬送すべきかを判断する．

Point

- 熱傷面積と深度から重症度やディスポジションを判断！
- 蘇生輸液と維持輸液のtwo figure formulaで！
- 虐待の鑑別と傷害予防の啓発！

参考文献

1)「熱傷治療マニュアル（改訂2版）」（田中　裕/編著），中外医学社，2013

2)「皮膚科治療学　皮膚科救急」（玉置邦彦/編），中山書店，2003

3) Pisano C, et al：Variation in acute fluid resuscitation among pediatric burn centers. Burns, 47：545-550, 2021（PMID：33707085）

4) Barrow RE, et al：Early fluid resuscitation improves outcomes in severely burned children. Resuscitation, 45：91-96, 2000（PMID：10950316）

5)「Advanced Burn Life Support Course PROVIDER MANUAL 2018 UPDATE」（American Burn Association eds），American Burn Association, 2018

6) 佐々木淳一，他：熱傷診療ガイドライン〔改訂第3版〕．熱傷，Suppl 47：S1-108，2021

7)「The Treatment of Burns, 2nd ed」（Artz CP, et al, eds），WB Saunders, 1969

5 中毒

石原唯史

症例

- 1歳，男児，体重10 kg
- 祖母が服用している降圧薬（カルシウム拮抗薬）が児の周囲に散在していた
- そのうちの2つの薬包が空になっており，間違えて内服したと思い，慌てて救急外来を受診した
- 第一印象良好，SpO_2 100％，心拍数140回/分，体温36.0℃

Q1 来院前に保護者にお願いすることは？

A1 間違って内服したもしくは意図的に内服したと思われる薬包やその空になった薬包をすべてもってきてもらう

乳幼児が家族の処方薬を誤って内服する事故は後をたたない．誤って摂取した薬剤の種類や量により治療法は変わってくるため，可能な限り保護者や救急隊に空の薬包や誤って飲んだと思われる薬包を持ってきてもらうように依頼する．

Q2 胃洗浄の適応は？

A2 摂取後1時間以内に手技ができるのであれば胃洗浄の適応となる

原則，摂取してから1時間以内に胃洗浄を実施するのがよいとされている[1)]．その一方で，以下のような場合は，胃内に停留していることもあり，数時間経過していても考慮してもよい．

- サリチル酸や抗コリン薬など，腸管蠕動を抑制する薬物や毒物
- 三環系抗うつ薬やカルシウム拮抗薬などの少量でも致死的になりうる薬物
- CT検査で胃内に薬塊が多数確認される場合（過量内服後など）

Q3 胃洗浄の禁忌は？

A3 石油製品や酸・アルカリなどの腐食性物質を内服した場合は禁忌である

石油製品や有機溶剤など，粘度が低く，揮発性の高い物質は化学性肺炎を引き起こすリスクがあるため，胃洗浄は禁忌である．酸やアルカリなどの腐食性物質は，逆流することで口腔内や咽頭，食道粘膜

障害を引き起こすことがあるため，禁忌となる．また，基礎疾患や術後など，**消化管穿孔や出血のリスクが高い場合**も禁忌となる．

Q4 胃洗浄の方法は？

A4 静脈路を確保し，パルスオキシメーターや心電図・血圧計などしっかりモニタリングできる環境で実施する

静脈路を確保し，しっかりとモニタリングすることで不測の事態に備えることが重要である．また，複数のスタッフを集め，頭位保持と気道確保，体位の保持，処置の実施，全体を見渡すリーダーと，役割分担を明確にする．

実際には以下の手順で行う．

①患児を左側臥位にし，頭部を15～20度下げ，両下肢を屈曲させる（腹壁の緊張が和らぎ，胃の幽門側が高い位置となり，異内容の流出を防ぎ，洗浄の効率を高める．また，嘔吐した場合の誤嚥のリスクも軽減できる）．
②胃管の挿入長を決める（眉間から剣状突起まで）．
③胃管に潤滑剤（リドカインゼリー等）を塗り，経鼻的に挿入する．
④胃内容物の吸引や，単純X線などで挿入されていることを確認する．
⑤洗浄する前に，吸引して胃内容物をできるだけ排出する．
⑥38℃程度に加温した生理食塩水を10 mL/kg注入する（嘔吐しないように急速注入は行わない）．
⑦注入した生理食塩水を吸引して排液する．排液がきれいになるまで行うが，1～2 L程度に抑える．
⑧胃管の流れを改善するため，仰臥位にしたり，胃管の位置をずらしたりしてみる．

Point

胃管のサイズの目安

- **乳幼児～学童　8～10 Fr**
- **学童～思春期　10～12 Fr**

Q5 胃洗浄を実施する際の注意点は？

A5 意識障害のある患児では確実な気道確保を実施する．また，保護者の同意はもちろんのこと，患児の同意を得ることも忘れてはならない

眠剤等の急性薬物中毒により意識レベルが低下し，咽頭反射のない患児では誤嚥や窒息のリスクが高いため，**気管挿管などの確実な気道確保を施行してから行う**．

また，自己判断能力のある年齢以降では患児に手技の必要性を十分に説明，理解を得て施行すべきである．自殺企図など心神喪失状態にある場合は，保護者から同意を得るようにする．

表1　活性炭が効果的な薬物

- アスピリン
- アセトアミノフェン
- カルバマゼピン
- フェノバルビタール
- テオフィリン
- フェニトイン
- 三環系・四環系抗うつ薬

表2　活性炭に吸着しにくい薬物

- アルコール類
- 無機酸類・アルカリ類
- 鉄剤
- ヨウ化物・フッ化物
- カリウム
- リチウム
- ホウ酸・ヒ素
- エチレングリコール

Q6 活性炭の適応は？

A6 活性炭に吸着される薬物で実施する

薬物摂取後1時間以内の投与が推奨されるが，体内には吸収されないので投与される頻度は高い．活性炭が効果的な薬物は**表1**のものになる[2]．

また，活性炭に吸着しにくい薬物として**表2**のものがあげられ，活性炭の投与は無効である．

Q7 活性炭の投与方法は？

A7 活性炭0.5～1 g/kg，もしくは10～25 gを38℃程度に加温した生理食塩水10～20 mL/kgで溶解して投与する

経鼻胃管挿入後，胃内容物を十分に吸引する．30～45度のヘッドアップを行い，胃管よりすみやかに注入する．細い胃管で緩徐に注入すると閉塞しやすい．投与後に胃管をクランプしてから抜去する．

緩下剤（ソルビトールなど）との併用は，日本中毒学会では推奨されているが，**乳児では嘔吐や腹痛，高張性脱水などのリスクがある**．

Q8 透析が有効な薬物中毒は？

A8 分布容積が小さく，タンパク結合率の低い薬物は透析で除去されやすい

血液透析では，タンパク結合率が低く，分布容積が小さい薬物が血液透析により除去しやすい．急性薬物中毒で血液透析により除去しやすいものを**表3**に示す．

Q9 何を飲んだのかわからない場合はどうすればよい？

A9 尿検体を用いて薬物定性反応迅速検査やトキシドロームで原因薬物が推定できることがある

尿検体を用いて薬物定性反応迅速検査で推定できる．一般的にPCP（フェンシクリジン類）やBZO（ベンゾジアゼピン類），COC（コカイン類），AMP（アンフェタミン類），THC（大麻），OPI（オピオイド），BAR（バルビツレート類），TCA（三環系抗うつ薬），MDMA（メチレンジオキシメタンフェタミン），OXY（オキシコドン類），PPX（プロポキシフェン類）等を推定できる．

表3　血液透析により除去しやすい薬物

- カフェイン
- フェニトイン
- テオフィリン
- フェノバルビタール
- カルバマゼピン
- メタノール
- エチレングリコールアスピリン
- アセトアミノフェン
- リチウム

表4　トキシドロームから推定される原因薬物

トキシドローム	意識状態	意識レベル	瞳孔	呼吸	心拍数	血圧	体温	他の臨床症状	主な薬剤
交感神経作用薬	幻覚，妄想	↑（過覚醒，興奮）	↑（散大）	↑（多呼吸）	↑	↑	↑	発汗，振戦，反射亢進，けいれん	コカイン，覚醒剤，エフェドリン，フェニルプロパノールアミン，テオフィリン，カフェイン
抗コリン作用薬	幻覚，せん妄～昏睡	↑（過覚醒，興奮）	↑	↑	↑	↑	↑	皮膚の紅潮，口腔粘膜の乾燥，腸蠕動低下，尿閉，不随意運動，けいれん	抗ヒスタミン薬，三環系抗うつ薬，抗パーキンソン病薬，鎮痙薬，フェノチアジン，アトロピン
麻薬	中枢神経抑制，昏睡	↓	↓（縮瞳）	↓↓（徐～無呼吸）				反射低下，肺浮腫，注射痕	麻薬，ジフェノキシラート
催眠鎮痛薬	中枢神経抑制，混乱，混迷，昏睡	↓	↑↓	↓	↓（徐脈）	↓	正常～↓	反射低下	ベンゾジアゼピン，バルビツレート，アルコール，ゾルピデム
コリン作用薬	混乱，昏睡	↑↓	↓	↑～↓	↓	↑～↓		流涎，膀胱直腸障害，下痢，嘔吐，発汗	有機リン，カーバメート，神経毒，ニコチン，アルカロイド
セロトニン症候群	混乱，興奮，昏睡	↑↓（興奮～昏睡）	↑	↑	↑	↑	↑	発汗	SSRIなど

文献3より引用

トキシドロームでは意識状態のほか，呼吸や心拍数，血圧や体温，瞳孔径，発汗や腸管蠕動の増減をもとに原因薬物を推定することができる（**表4**）．

Q10 小児で危険な薬物中毒は？

A10 “One pill can kill”という概念があり，小児にとっては1錠でも死亡例の報告されている薬剤がある

乳幼児の薬物誤飲では，多量に摂取することは稀である．しかし，成人の1回に相当する量の誤飲で，小児の死亡例が報告されている“One pill can kill”という概念がある．代表的なものに以下のものがある[4]．

1）三環系抗うつ薬

強力なNaチャネル阻害作用からQRS幅が延長する．心室細動を引き起こすこともある．

2）カルシウム拮抗薬

徐脈や心停止のリスクがある．徐放製剤もあり，持続時間も長いため入院加療を要する．

3）糖尿病治療薬

症状が遅発性に出てくることがある．ブドウ糖の補充で一時的に症状が改善しても，反応性にインスリン分泌が増加するため，ブドウ糖の持続投与が必要となることもあり，頻回の血糖チェックが必要となる．

上記の薬剤を誤飲した際には，呼吸・循環・意識状態の慎重な観察が必要である．

Q11 中毒の対応がわからない場合は？

A11 日本中毒情報センターの中毒110番を利用する

大阪とつくばに中毒110番があり，有料であるが利用することができる．化学物質や薬物の急性中毒に対して，FAX等で情報提供を行っている．

Point

医療機関専用有料電話

- **大阪中毒110番072-726-9923（365日24時間対応）**
- **つくば中毒110番029-851-9999（365日24時間対応）**

Q12 急性薬物中毒の拮抗薬は？

A12 一部の薬物中毒には拮抗薬がある

使用可能な拮抗薬を次の**表5**に示す．ベンゾジアゼピンの拮抗薬であるフルマニゼルはベンゾジアゼピンよりも半減期が短く，効果がなくなるとすぐに入眠してしまうことがある．

Q13 急性中毒における成人との違いは？

A13 乳幼児期の薬物誤飲は家族の薬物管理不足によるものが多く，傷害予防についての啓発が重要．10代ではSNSなどにより気軽にオーバードーズができることが社会問題となっている

乳幼児の薬物誤飲の大半は自宅内で発症している．乳幼児にとっては少量でも危険な薬物は数多くあるため，乳幼児の手の届かないところに保管するなど，日常からの傷害予防について保護者に啓発することが重要である．

10代においてはSNSなどによりオーバードーズが身近なものになってきている．市販の風邪薬などは気軽に手にいれることができる．家族だけでなく，学校や地域と連携して10代のオーバードーズを防止する取り組みが必要である．

表5　急性薬物中毒の拮抗薬

薬物	拮抗薬
アセトアミノフェン	N-アセチルシステイン
ベンゾジアゼピン	フルマニゼル
β遮断薬	グルカゴン
Ca拮抗薬	カルシウム・グルカゴン・グルコース
シアン	チオ硫酸ナトリウム
麻薬	ナロキソン
有機リン	アトロピン・PAM
メタノール・エチレングリコール	エタノール

確認問題

冒頭の患者が来院した（1歳，男児，体重10 kg）．
薬の空包をもって，母親が患児を連れて受診した．

❶まず何をするか？
❷初期評価の次に何をするか？
❸初療が終わった後の患者のディスポジションをどうするか？

解答

❶まずはABCDEの評価を行う．
❷胃洗浄の適応について検討．リスクの高い薬物であり，活性炭の投与は検討してよい．
❸リスクの高い薬物であり，入院してモニタリングを行う必要あり．

Point

- **治療のスタートは原因薬物の同定！**
- **児の容態に影響を及ぼすリスクの評価！**
- **乳幼児の傷害予防の啓発！**
- **思春期以降は学校・地域を巻き込んだ対策！**

▶参考文献

1）Benson BE, et al：Position paper update：gastric lavage for gastrointestinal decontamination. Clin Toxicol（Phila）, 51：140-146, 2013（PMID：23418938）
2）Hoegberg LCG, et al：Systematic review on the use of activated charcoal for gastrointestinal decontamination following acute oral overdose. Clin Toxicol（Phila）, 59：1196-1227, 2021（PMID：34424785）
3）Levine MD：General approach to drug poisoning in adults. UpToDate, 2023
4）Koren G & Nachmani A：Drugs that Can Kill a Toddler with One Tablet or Teaspoonful：A 2018 Updated List. Clin Drug Investig, 39：217-220, 2019（PMID：30443871）

6 傷害予防

岸部 峻

症例①

- 2歳女児．自宅で直径3 cm大のブドウを丸呑みし，窒息状態となり，救急要請
- 救急隊により，背部叩打法で異物除去され，救急外来搬送．来院時，意識清明，呼吸状態安定

症例②

- 1歳男児．自宅の階段を2階から1階まで転落して受傷
- 側頭部に血腫あり，左上肢を動かすと痛がるため，救急外来受診．意識清明，腹部所見なし

Q1 救急外来対応で，医療者に求められている役割とは？

A1 診断，治療，そして「予防」である

救急外来では，詳細な病歴聴取をもとに丁寧な身体診察を行い，必要な検査・治療を実施する．症例①であれば，低酸素による影響や，陰圧性肺水腫などの評価を行う．症例②であれば，頭部CTの適応を判断し，鎖骨骨折などの評価を行い，必要であれば治療を行う．

そのうえで，AHA 2020ガイドラインのなかで心肺蘇生に重要な「救命の連鎖」で一番はじめに位置づけられている**「予防」**がある[1)]．心肺蘇生法や異物除去法の指導などの啓発活動だけでなく，救急外来などでも，次に同様な子どもの事故や傷害がくり返されないように養育者らに説明することが大切である．一般的に，医師や看護師などからの健康管理に関する情報をより信頼しやすいと報告されており，私たちから積極的に「予防」にかかわることが求められている．

Q2 子どもの事故は，親が目を離さずに見ていれば，予防できる？

A2 多くの場合，「見守り」だけでは予防は難しい．“あっという間”は0.5秒

子どもの不慮の事故の報道をみると，「母親がちょっと目を離した隙に」「父親が居眠りをしている最中に」などという文字が並び，SNSなどで保護者への誹謗中傷がされることが当たり前になっている．「保護者が気をつけて見ていれば防げるので，子どもから目を離さないように注意しましょう」という保健指導が行われ，世間一般でもそのような認識が多い．

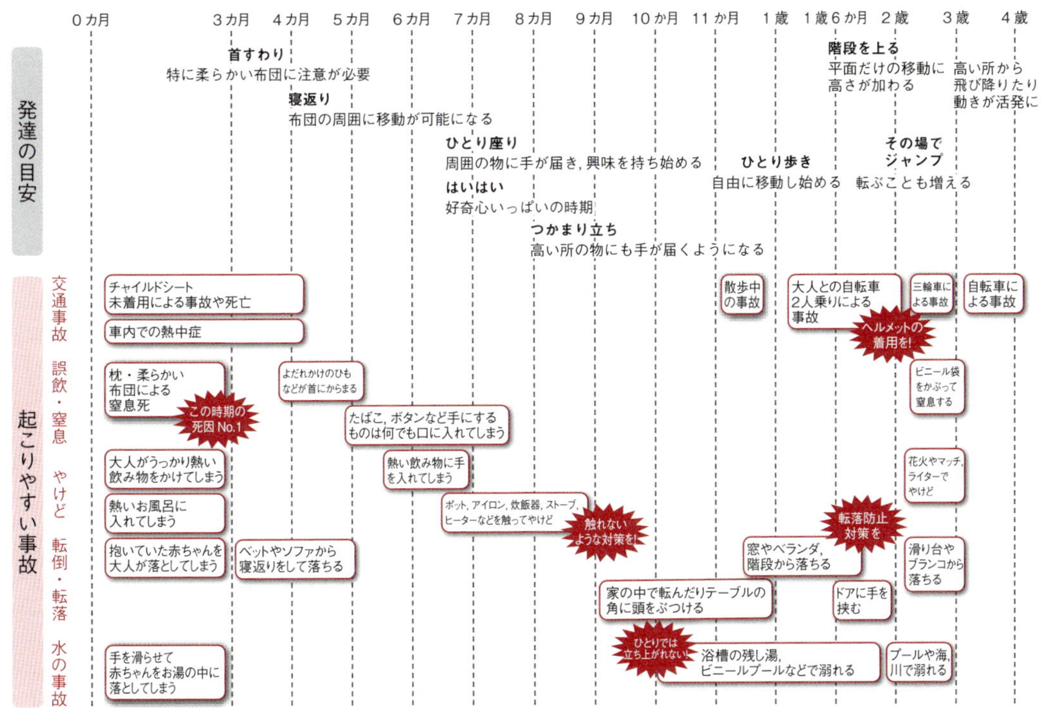

図1　子どもの発達と事故例

文献4より引用

しかし，保護者が24時間子どもを見守ることは不可能で，見ている目の前で起こるのが子どもの事故である．WHO（世界保健機関）も「保護者による見守りの効果は証明されておらず，そもそも何が見守りなのか定義も曖昧である」と報告している[2)]．また，子どもの事故は“あっという間”と言われているが，産業技術総合研究所の西田らの研究グループが科学的に検証している[3)]．彼らは，19人の子どもの転倒シーンを合計105回測定し，転倒してから平均0.5秒でどこかに接触していることをデータで示し，見守りによる事故予防が困難であることを伝えている．

Q3　子どもの傷害は，予測できる？

A3　予測できるものも多く，それらは予防可能である

“傷害”（injury）とは身体に外力が加わって負傷した状態を指す．一方で，“事故”（accident）は突発的に偶然起きた出来事によって身体に外力が加わった事象を指し，「避けることができない運命的なもの」という意味を含む．子どもは毎日のように成長・発達をして，できることが増えていくなかで，家庭のなかで起こる“傷害”の種類が変化していくが，そのパターンはある程度決まっている（**図1**）[4)]．また，子どもの手の届く範囲なども同様である（**図2**）．3歳までの傷害は半数以上が家庭内，それ以降は家庭外が多いが，それらも子どもの行動範囲の変化と一致している．その一方で，「昨日までできなかったのに」「まさかそんなことをするとは」という思いがけない予想外の行動に遭遇することもあるが，それ自体も子どもの個別の発達においては，ある意味想定内のことである．そのため，**予測可能な**

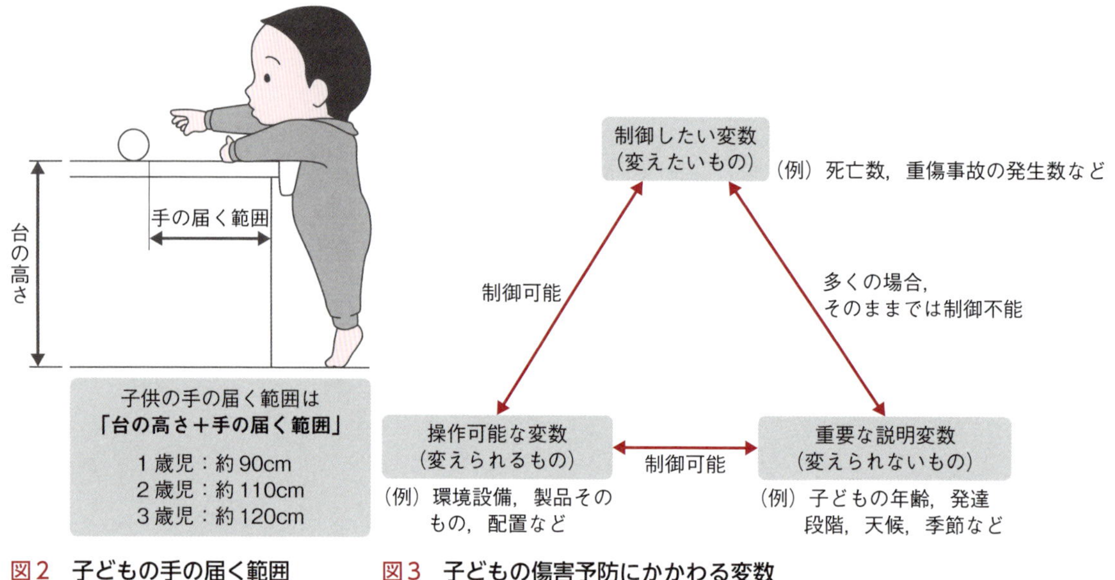

図2　子どもの手の届く範囲
文献5より引用

図3　子どもの傷害予防にかかわる変数

子どもの“傷害”は「preventable：予防可能」で，“事故”ではないという考えが欧米では主流になっている[6)].

Q4 傷害予防の基本原則とは？

A4 「変えられるもの」を変えることである

子どもの傷害を考えるために必要な要素を，以下の3つの変数に分けて考えると整理しやすい（**図3**）[7)].

- A）制御したい変数（変えたいもの）
- B）操作可能な変数（変えられるもの）
- C）操作不能であるが重要な説明変数（変えられないもの）

傷害予防のためには，これら3つの因果関係を分析し，操作可能な変数を用いて制御するモデルを構築していく必要がある．つまり，傷害予防の原則は，傷害にかかわる要因のなかから，「変えられるものを見つけ，変えられるものを変える」ことである．

Q5 傷害予防のアプローチに必要な「3つのE」とは？

A5 Enforcement，Engineering/Environment Modification，Educationである

WHOの報告で，Q4のB）操作可能な変数（変えられるもの）の要素として，①Enforcement：法律・安全基準作成，②Engineering/Environment Modification：製品・環境改善，③Education：教育があげられており，その実例が紹介されている[2)]（**表**）．

表　「3つのE」

Enforcement （法律・安全基準作成）	飲酒運転禁止，シートベルト着用，チャイルドシート着用，ヘルメット着用，火災報知器設置，給湯温度設定，プールの周辺のフェンス，チャイルドレジスタンス機能つきライター，遊具の安全基準
Engineering Environment Modification （製品・環境改善）	蒸気レス炊飯器，喉つき防止機能つき歯ブラシ，転倒時湯漏れ防止機能付き電気ケトル，フードなしの服，柵の幅の狭い階段の手すり，穴あきペンキャップ，薬瓶ケースのチャイルドロック
Education （教育）	予防や環境改善を促す教育，家庭訪問，安全装置の普及，ツールの使い方の教育

Q6 救急外来は，傷害予防教育にふさわしい場所である？

A6 危機意識が高まっている保護者の行動変容を起こしやすい

Educationの1つが保護者の教育であるが，平時の状態での成人の行動変容は実際にはなかなか難しい．日本の予防接種や健診などのタイミングでは，他に優先される事項が多く，傷害予防教育は後回しにされがちである．

子どもの外傷で受診した救急外来にいる時間帯は，程度の差があるとはいえ，保護者にとってはストレスのかかった危機的状態にある．一般に，危機的状態はネガティブなものとして受け取られやすいが，その状態は長く続くものではなく，むしろ転換期としての重要性をもっている[7]．危機をターニングポイントとして捉えて見極め，保護者をうまく予防という行動変容につなげることで，ポジティブな成長に導くことができる．

また，救急外来に受診する子どもの外傷の多くが軽症であるため，その背景に潜む重症な外傷のリスクを予防することは，ヒヤリハットの考え方に基づいても重要である（図4）[9]．重症で入院が必要な場合は，予防教育のタイミングとして，時間が経って保護者が落ち着いてからで十分である．

Q7 具体的に救急外来でどのように傷害予防をすればよい？

A7 すぐに対応できそうな具体的な予防策を1つだけ，一緒に考える

アギュララの問題解決型危機モデルによると，危機的状態を問題解決に導くために必要な要素として，

- A）出来事に関する現実的な知覚
- B）適切な社会的支持
- C）適切な対処機制

があげられている[10]．具体的には

A）として，子どもの傷害の特徴を共有することである．既述だが，子どもの発達との関連があること，目撃がなくあっという間に起こること，見守りや注意喚起だけでは予防ができないことを説明し，そのうえで「今回は軽症ですんだけど，重大な事故の可能性も潜んでいた」ことを伝える．

B）として，保護者への社会的な支援・支持の存在を伝える．決して保護者を責め立てず，他の家族や医療者（必要があれば保健所やソーシャルワーカーなども）のサポートがあることを説明し，傷害予防について一緒に考える姿勢を示す．必要十分の適切なサポートがあることは，保護者個人の精神面にポジティブな影響を及ぼすこともある．

C）はコーピングのことだが，copeとは一緒にうまく対処していくという意味である．保護者に対して，受傷機転の詳細を確認して一緒に分析したうえで，すぐに対応できそうな具体的な傷害予防策を1つ

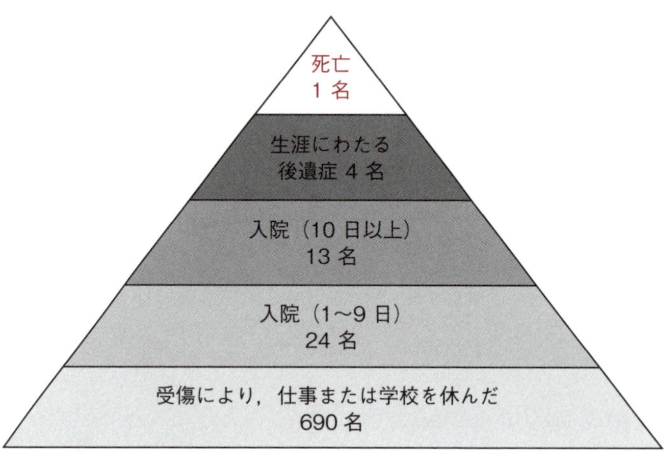

図4　子どもの外傷ピラミッド

だけでもいいのでアドバイスしていく．

Q8 その他にできることはある？

A8 ホームケアパンフレットの配布，傷害予防関連のwebサイトを紹介

今後の子どもの発達に合わせて起こりうる他の傷害予防について，**パンフレットを渡したりインターネットのサイトを紹介したりする**とよい．小児科学会のHPに無料配布できる傷害予防パンフレットが掲載されたので活用されたい．

Point

参考オススメwebサイト

- 日本小児科学会 子どもの予防可能な傷害と対策（保護者用のpdfあり）
  https://www.jpeds.or.jp/modules/general/index.php?content_id = 23

- Safe Kids Japan事故事例と対策
  https://safekidsjapan.org/share/
- 子どもに安全をプレゼント　事故防止支援サイト
  https://www.niph.go.jp/soshiki/shogai/jikoboshi/public/index.html
- 教えて！ドクタープロジェクト
  https://oshiete-dr.net

確認問題

「変えられるものを見つけて変える」という傷害予防の原則に基づき，危機意識の高まった保護者に行動変容を起こしてもらうためにできることはなにか．

❶冒頭の症例①で具体的な予防策は？

❷冒頭の症例②で具体的な予防策は？

解答

❶ブドウやミニトマトの丸呑みは5歳以上から．それまでは1/4のサイズにカットして与える．異物除去法の手順を知っておく．

❷階段にはベビーゲートを設置する．コルク踏み台や角カバーなどを利用して滑りにくい階段にする．

第4章 外因系救急

参考文献

1）「AHA心肺蘇生と救急心血管治療のためのガイドライン2020」（American Heart Association/著），シナジー，2021

2）Gallagher SS, et al：The incidence of injuries among 87,000 Massachusetts children and adolescents：results of the 1980-81 Statewide Childhood Injury Prevention Program Surveillance System. Am J Public Health, 74：1340-1347, 1984（PMID：6507685）

3）Kakara H, et al：Development of childhood fall motion database and browser based on behavior measurements. Accid Anal Prev, 59：432-442, 2013（PMID：23911614）

4）「起こりやすい事故早見シート 事故の危険度チェックシート（50枚綴り）」（山中龍宏/監），母指衛生研究会，2022

5）政府広報オンライン：赤ちゃんやこどもを誤飲・窒息事故から守る！万一のときの対処法は？ https://www.gov-online.go.jp/article/202408/entry-6450.html（2025年3月閲覧）

6）Davis RM & Pless B：BMJ bans " accidents". BMJ, 322：1320-1321, 2001（PMID：11387166）

7）西田佳史，他：子どもの傷害予防工学－日常生活を科学し，傷害を制御する工学的アプローチ．国民生活研究，50（3）：84-126, 2010

8）山勢博彰：危機理論と危機介入．救急医学，26：5-9，2002

9）Peden M, et al eds：World Report on Child Injury Prevention. World Health Organization, 2008（PMID：26269872）

10）「危機介入の理論と実際」（アギュララDC/著，小松源助，荒川義子/訳），pp24-32，川島書店，1997

索引

■編者プロフィール

鉄原健一（Kenichi Tetsuhara）
兵庫県立こども病院　総合診療科

2008年山口大学医学部卒業．北九州総合病院で初期研修，飯塚病院で総合診療科後期研修、国立成育医療研究センターで小児科後期研修後，同センターで小児救急のトレーニングを行った．その間，国立病院機構　災害医療センターで成人救急を学んだ．その後，九州大学病院　救命救急センター小児科，福岡市立こども病院　集中治療科を経て2025年から現職．専門は小児救急，小児集中治療．

苦手を今すぐ解消します！小児救急の基本Q&A

成人との共通点・相違点をタイパよく学び、適切な緊急度評価と対応力が身につく

2025年4月25日　第1刷発行

編　集	鉄原健一
発行人	一戸裕子
発行所	株式会社　羊　土　社
	〒101-0052
	東京都千代田区神田小川町2-5-1
	TEL　03（5282）1211
	FAX　03（5282）1212
	E-mail　eigyo@yodosha.co.jp
	URL　www.yodosha.co.jp/
装　幀	Malpu Design（宮崎萌美）
装　画	かわいみな
印刷所	三報社印刷株式会社

ISBN978-4-7581-2435-5